妇产儿科临床常见病诊疗与护理研究

张小珍 成桂兰 林新宇 孙平 李振菊 李冰馨 主编

云南科技出版社

·昆明·

图书在版编目（CIP）数据

妇产儿科临床常见病诊疗与护理研究 / 张小珍等主编. -- 昆明：云南科技出版社, 2024. -- ISBN 978-7-5587-5956-7

I. R71 ; R72 ; R473

中国版本图书馆 CIP 数据核字 2024LZ7062 号

妇产儿科临床常见病诊疗与护理研究
FUCHAN ERKE LINCHUANG CHANGJIANBING ZHENLIAO YU HULI YANJIU

张小珍　成桂兰　林新宇　孙 平　李振菊　李冰馨　主编

| 出 版 人：温 翔 |
| 责任编辑：杨志能 |
| 封面设计：刊 易 |
| 责任校对：秦永红 |
| 责任印制：蒋丽芬 |

书　　号：ISBN 978-7-5587-5956-7
印　　刷：云南金伦云印实业股份有限公司
开　　本：889 mm × 1194mm　1/32
印　　张：19.75
字　　数：400 千字
版　　次：2025 年 3 月第 1 版
印　　次：2025 年 3 月第 1 次印刷
定　　价：59.00 元

出版发行：云南科技出版社
地　　址：昆明市环城西路 609 号
电　　话：0871-64101969

版权所有　侵权必究

妇产儿科临床常见病诊疗与护理研究
编委会

主 编
张小珍（山东第二医科大学附属医院）
成桂兰（重庆市万州区妇幼保健院）
林新宇（潍坊市人民医院）
孙 平（高密市妇幼保健院）
李振菊（潍坊市第六人民医院）
李冰馨（北京市门头沟区妇幼保健院）

副主编
董晓飞（西湖大学医学院附属杭州市第一人民医院）

参 编
黄惠琴（深圳市儿童医院）

前言

《妇产儿科临床常见病诊疗与护理研究》是一部集科学性、实用性和前瞻性于一体的综合性医学专著，旨在全面、系统地阐述妇产儿科领域常见疾病的诊疗与护理技术，以及最新的研究进展和未来发展趋势。本书由多位在该领域具有深厚造诣和丰富临床经验的专家学者共同编撰，凝聚了他们的智慧与心血，是广大医务工作者不可或缺的参考书和工具书。

内容概览

本书主要包括妇科肿瘤、儿科常见疾病、新生儿科、妇科常见疾病以及儿童早期综合发展与保健等篇章。每章均围绕其主题，深入探讨了相关疾病的病因、病理、临床表现、诊断方法、治疗原则及护理措施，力求为读者提供全面而深入的知识体系。

妇科肿瘤章：该章从妇科肿瘤的基础知识入手，详细介绍了各类妇科肿瘤的流行病学特征、病理类型、分期标准以及常用的诊断技术。随后，针对子宫颈癌、子宫内膜癌、卵巢癌等常见妇科肿瘤，分别阐述了其手术治疗、放疗、化疗及靶向治疗等综合治疗手段，并探讨了最新的研究进展和临床应用情况。此外，还关注了妇科肿瘤患者的心理支持和生活质量改善问题，体现了以人为本的医疗理念。

儿科常见疾病章：此章聚焦于儿科领域的常见病和多发病，如呼吸道感染、消化道感染、神经系统疾病等。通过详细的病例分析和诊疗流程介绍，帮助读者掌握这些疾病的诊断要点和治疗原则。此外，还强调了预防接种在儿科疾病防治中的重要性，以及家庭护理和健康教育在促进患儿康复中的积极作用。

新生儿科章：新生儿作为特殊群体，其疾病的诊疗与护理具有高度的专业性和复杂性。本章详细阐述了新生儿常见生理与病理状态、感染性疾病以及重症监护等方面的内容。通过介绍呼吸机管理、循环支持等高级生命支持技术，展示了新生儿科在危重症救治方面的最新进展。此外，还关注了早产儿、低出生体重儿等特殊群体的生长发育与并发症管理问题，为新生儿科医护人员提供了宝贵的参考。

妇科常见疾病章：该章涵盖了月经失调、生殖内分泌疾病、妇科炎症与性传播疾病等妇科常见疾病的诊疗与护理。通过深入分析这些疾病的发病机制、临床表现和治疗方法，帮助读者掌握其规范化诊疗流程。此外，还介绍了辅助生殖技术在不孕症治疗中的应用情况，为生殖健康领域的发展提供了有力支持。

儿童早期综合发展与保健章：此章是本书的一大亮点，它全面关注了儿童早期生长发育、营养膳食、心理行为发展、口腔健康、眼保健以及免疫接种等方面的内容。通过介绍儿童保健的基本原则和具体措施，帮助家长和医护人员共同促进儿童的健康成长。此外，还关注了有特殊保健需求儿童群体的管理与支持问题，如残疾儿童的康复与特殊教育、肥胖儿童的体重管理等，体现了对儿童全面发展的高度重视。

二、特色与亮点

全面性与系统性：本书覆盖了妇产儿科领域的多个方面，从基础理论到临床实践再到最新研究进展均有所涉及，形成了完整的知识体系。

实用性与指导性：书中内容紧密结合临床实际，通过详细的病例分析和诊疗流程介绍，为医务工作者提供了实用的诊疗指南和护理建议。

前沿性与创新性：本书紧跟医学科技发展的步伐，介绍了许多最新的研究成果和技术进展，如精准医疗、个体化治疗、远程医疗等，为读者提供了前瞻性的视角和思考空间。

人文关怀与心理支持：在介绍疾病诊疗与护理的同时，还强调了人文关怀和心理支持的重要性。通过关注患者的心理需求和生活质量改善问题，体现了医学的人文精神和社会责任感。

三、未来发展前景

随着医学科技的不断进步和医疗模式的不断转变，《妇产儿科临床常见病诊疗与护理研究》所涵盖的领域将不断拓展和深化。未来，我们期待看到更多跨学科的合作与交流，推动妇产儿科领域的创新发展。我们也希望本书能够成为广大医务工作者的重要参考指南，为他们的临床实践和学术研究提供有力支持。我们相信，在全体医务工作者的共同努力下，妇产儿科临床常见病诊疗与护理水平将不断提高，为人类的健康事业作出更大的贡献。

《妇产儿科临床常见病诊疗与护理研究》一书的编写是一项艰巨而光荣的任务。我们深知，医学是一门不断发展的学科，尤其是在妇产儿科领域。我们在编写过程中始终秉持着严谨、科学、创新的态度,力求为读者呈现一本高质量、高水平的专著。我们相信,通过本书的出版和发行,能够为临床医护人员提供有益的参考和借鉴,推动我国妇产儿科医学事业的持续健康发展。我们也期待广大读者能够提出宝贵的意见和建议,共同推动妇产儿科领域的研究进步发展。在未来的日子里,我们将继续努力探索和实践,为人类的健康事业贡献更多的智慧和力量。

目 录

第一章 引 言 ... 001
第一节 背景与意义 ... 001
第二节 研究现状与进展 ... 007
第三节 专著的编写目的与特色 ... 012

第二章 妇科肿瘤 ... 014
第一节 妇科肿瘤基础 ... 014
第二节 子宫颈癌 ... 042
第三节 子宫内膜癌 ... 057
第四节 卵巢癌 ... 065
第五节 外阴与阴道肿瘤 ... 077

第三章 儿科常见疾病 ... 089
第一节 儿童生长发育与营养 ... 089
第二节 儿童感染性疾病 ... 100
第三节 儿童神经系统疾病 ... 107
第四节 儿童呼吸系统疾病 ... 120

第四章 新生儿科 ... 133
第一节 新生儿常见生理与病理状态 ... 133
第二节 新生儿感染性疾病 ... 143
第三节 新生儿重症监护 ... 152

第五章 妇科常见疾病 ... 165
第一节 月经失调与生殖内分泌疾病 ... 165
第二节 妇科炎症与性传播疾病 ... 177
第三节 子宫内膜异位症与子宫腺肌病 ... 194

第四节 宫颈疾病与宫颈上皮内瘤变 …………………………… 199

第五节 妇科盆底功能障碍性疾病 ……………………………… 210

第六节 妇科疾病预防 …………………………………………… 225

第六章 儿童早期综合发展与保健 …………………………………… 237

第一节 儿童生长发育监测与评估 ……………………………… 237

第二节 儿童营养与膳食指导 …………………………………… 250

第三节 儿童心理行为发展 ……………………………………… 258

第四节 儿童口腔保健 …………………………………………… 266

第五节 儿童眼保健与视力保护 ………………………………… 273

第六节 儿童免疫接种与疾病预防 ……………………………… 284

第七节 儿童伤害预防与安全教育 ……………………………… 292

第八节 儿童特殊保健需求 ……………………………………… 305

第七章 未来前景发展 ………………………………………………… 315

第一节 精准医疗与个体化治疗 ………………………………… 315

第二节 多学科协作与综合治疗 ………………………………… 320

第三节 远程医疗与智能化管理 ………………………………… 324

第四节 健康管理与疾病预防 …………………………………… 329

参考文献 ………………………………………………………………… 333

第一章 引言

在医学的浩瀚星空中，妇产科学与儿科学犹如两颗璀璨的明珠，不仅承载着生命的诞生与成长的奇迹，也汇聚了无数医学工作者的智慧与汗水。随着医学科技的飞速发展，我们对女性生殖健康、妊娠分娩过程、儿童生长发育及疾病防治的认识不断深化，诊疗手段与护理技术也日益精进。《妇产儿科临床常见病诊疗与护理研究》一书，正是在这样的背景下应运而生，旨在全面梳理和总结妇产儿科领域常见病的诊疗与护理经验，为临床医护人员提供一本兼具科学性、实用性和前瞻性的参考书。

第一节 背景与意义

一、妇产儿科的重要性

妇产科学与儿科学作为医学领域的重要分支，共同承担着守护生命起点与成长的重任。在未来的发展中，我们需要不断探索与创新以应对新的挑战与机遇，为母婴安全与儿童健康成长贡献更多的力量。

（一）妇产科学——生命之舟的启航

在浩瀚的医学领域中，妇产科学如同一艘引领新生命启航的巨轮，承载着无尽的希望与责任，不仅关注女性生殖系统的健康与功能，更是人类繁衍后代的重要保障。从青春期的懵懂初潮，到育龄期的孕育准备，再到妊娠、分娩及产后的每一个细微环节，妇产科学都以其独特的视角和专业知识，为女性提供全方位的健康守护。

1. 女性生殖系统的奥秘与守护

女性生殖系统，作为生命孕育的摇篮，其复杂而精妙的结构与功能令人叹为观止。妇产科学家们通过深入研究，不仅揭示了这一系统的生理与病理机制，还发展出了一系列有效的诊断与治疗手段。从常见的妇科炎症、子宫肌瘤、卵巢囊肿等良性疾病，到威胁女性生命安全的恶性肿瘤，如子宫颈癌、子宫内膜癌等，妇产科学以其专业的技术和深厚的经验，为女性患者带来希望与康复的曙光。

2. 妊娠与分娩的奇迹之旅

妊娠与分娩，是女性生命中最为神圣而艰辛的旅程。妇产科学在这一过程中扮演着至关重要的角色。从孕前检查、孕期保健，到分娩方式的选择、产程的管理，每一个环节都凝聚着妇产科学家的智慧与汗水。他们运用先进的医疗技术和人文关怀文化，力求确保母婴安全，让每一个新生命都能在爱的呵护下顺利降临。

3. 产后恢复的温柔关怀

产后的恢复阶段，对于女性来说同样重要。妇产科学不仅关注产妇的生理恢复，如子宫复旧、恶露排出等，还重视其心理与情感的调适。通过科学的饮食指导、适度的运动锻炼以及必要的心理干预，妇产科学家帮助产妇迅速恢复体力与精神状态，重拾生活的美好与自信。

（二）儿科学——童年的守护者

如果说妇产科学是生命之舟的启航者，那么，儿科学则是孩子们成长道路上的守护者。它专注于儿童生长发育的每一个阶段，致力于疾病的预防与治疗，为儿童的健康成长保驾护航。

1. 儿童生长发育的奥秘

儿童的生长发育是一个复杂而奇妙的过程。儿科学家们通过长期的研究与观察，揭示了儿童在不同年龄段的生长规律与特点。从新生儿期的迅速增长到青春期的性发育成熟，每一个阶段都充满了未知与挑战。儿科学以其专业的视角和科学的态度，为家长们提供了丰富的育儿知识与指导，帮助孩子们健康成长。

2. 儿童疾病的预防与治疗

儿童由于其生理与心理发育的特殊性，往往更容易受到疾病的侵袭。儿科学在这一领域发挥了不可替代的作用。从常见的感冒、发烧、腹泻等感染性疾病，到复杂的遗传性疾病、神经系统疾病等，儿科学家们运用先进的诊断技术和治疗手段，为患儿提供及时、有效的治疗与护理。此外，他们还注重疾病的预防工作，通过疫苗接种、健康教育等措施，降低儿童疾病的发病率和死亡率。

3. 心理健康的关怀

随着社会的进步和人们对健康认识的提高，儿童的心理健康问题也日益受到关注。儿科学家们不仅关注儿童的身体健康，还重视其心理健康的发展。他们通过心理评估、心理咨询等手段，帮助孩子们解决成长过程中遇到的心理困扰与问题，促进其全面、健康的发展。

（三）妇产儿科的紧密合作与共同使命

妇产科学与儿科学虽然各有侧重，但二者之间却存在着紧密的联系与合作关系。它们共同构成了人类生命延续与繁衍的基石，承担着保障母婴安全、促进儿童健康成长的共同使命。

1. 妊娠期的母婴监护

在妊娠期间，妇产科学家与儿科学家密切合作，共同关注母婴的健康状况。通过定期的产前检查、胎儿监护等措施，及时发现并处理潜在的母婴问题。儿科学家还参与新生儿出生后的初步评估与护理工作，确保新生儿的健康与安全。

2. 高危儿与早产儿的救治

对于高危儿与早产儿等特殊群体来说，妇产科学与儿科学的紧密合作显得尤为重要。这些孩子由于种种原因面临着更高的生命风险与发育挑战。通过两科医生的共同努力与协作，可以为他们提供更加全面、细致的救治与护理服务，降低并发症的发生率并改善预后效果。

3. 母婴健康教育与指导

除在临床治疗方面的合作外，妇产科学与儿科学还共同致力于母婴健康教育与指导工作。通过举办讲座、发放宣传资料等方式，向公众普及母婴健康知识，提高人们的健康素养与自我保健能力。这种合作不仅有助于预防疾病的发生与传播，还促进了医患之间的沟通与信任。

（四）面向未来的挑战与展望

随着医学科技的不断进步和社会的发展变化，妇产儿科领域也面临着新的挑战与机遇。为了更好地履行其守护生命的使命，我们需要不断探索与创新以应对未来的挑战。

1. 精准医疗与个体化治疗

随着基因组学、蛋白质组学等生物技术的快速发展，精准医疗已成为医学领域的重要发展趋势之一。在妇产儿科领域，精准医疗的应用将有助于提高疾病的诊断准确率和治疗效果，减少不必要的医疗干预和药物副作用。个体化治疗也将成为未来医疗发展的重要方向之一，根据患者的具体情况制定个性化的治疗方案以更好地满足其需求并提高其生活质量。

2. 多学科协作与综合治疗

面对复杂的临床病例和多元化的医疗需求，多学科协作与综合治疗已成为医学领域的重要策略之一。在妇产儿科领域，多学科协作将有助于提高疾病的诊治水平和患者满意度。通过不同学科之间的交流与合作，可以形成更加全面、系统的治疗方案以应对复杂的临床问题。

3. 远程医疗与智能化管理

随着信息技术的不断发展，远程医疗与智能化管理已成为医学领域的重要发展方向之一。在妇产儿科领域，远程医疗将有助于提高医疗服务的可及性和效率，使得偏远地区的患者也能享受到优质的医疗资源。智能化管理也将有助于优化医疗资源配，置提高医疗服务的效率和质量。

二、临床挑战与需求

面对妇产儿科领域的诸多挑战与需求，护理研究在推动临床实践创新方面发挥着重要作用。通过引入新的护理理念和技术、优化护理流程、提高护理质量等措施，护理研究为临床医护人员提供了更多的工具和方法来应对复杂多变的临床问题。未来，随着医学科技的不断进步和社会的发展变化，护理研究将继续发挥重要作用，为妇产儿科领域的健康发展贡献更多智慧和力量。

（一）传统疾病的持续挑战与应对策略

在妇产儿科领域，传统疾病（如妇科炎症、子宫肌瘤、产后出血及新生儿黄疸等）虽然历史悠久，但其影响力和挑战并未因此而减弱。这些疾病不仅发病率高，且在不同地域、不同人群中呈现出不同的特点，使得临床诊疗工作面临诸多挑战。

1. 妇科炎症的精准治疗与预防

妇科炎症作为女性常见病之一，其种类繁多，病因复杂。随着微生物检测技术的进步，临床医生能够更准确地识别病原体，实现精准治疗。然而，如何有效预防复发、提高患者的生活质量，仍是亟待解决的问题。护理研究在这一领域发挥了重要作用，通过健康教育、生活方式指导等措施，帮助患者养成正确的卫生习惯，降低感染风险。

2. 子宫肌瘤的个体化治疗策略

子宫肌瘤是育龄期女性常见的良性肿瘤，其治疗方法多样，包括药物治疗、手术治疗等。然而，不同患者的肌瘤大小、位置、症状及生育需求各异，要求临床医生制定个体化的治疗策略。护理研究在此过程中的作用不可忽视，通过术前、术后的心理护理、饮食指导及康复锻炼，促进患者康复，减少并发症的发生。

3. 产后出血的紧急救治与护理

产后出血是分娩期严重的并发症之一，直接关系到母婴的生命安全。快速识别出血原因、及时采取救治措施是降低产后出血死亡率的关键。护理研究在产后出血的救治中发挥了重要作用，通过制定紧急救治流程、优化护理资源配置等措施，提高救治效率，保障母婴安全。

4. 新生儿黄疸的综合管理与护理

新生儿黄疸是新生儿期常见的症状之一，其发生与胆红素代谢异常有关。对于轻度黄疸的患儿，通常采用光照疗法等非药物治疗手段；而对于重度黄疸的患儿，则需及时采取药物治疗或换血疗法等。护理研究在新生儿黄疸的综合管理中同样重要。通过密切观察患儿病情、提供舒适的环境、指导家长正确喂养等措施，促进患儿早日康复。

（二）新兴疾病的崛起与应对挑战

随着社会的进步和人们生活方式的改变，妇产儿科领域也涌现出了一批新兴疾病，如不孕不育、妊娠期高血压疾病、儿童肥胖症及心理行为问题等。这些疾病不仅发病率逐年上升，且对患者及其家庭的生活质量产生了深远影响。

1. 不孕不育的诊疗与心理护理

不孕不育是近年来备受关注的医学难题之一。其病因复杂多样，包括遗传因素、生殖器官异常、内分泌失调等。临床医生需通过详细的病史询问、体格检查及实验室检查等手段来明确诊断，并制定个性化的治疗方案。在此过程中，心理护理同样重要。不孕不育患者往往承受着巨大的心理压力和社会压力，护理研究通过提供心理疏导、情感支持及生殖健康教育等措施，帮助患者缓解焦虑情绪，提高治疗效果。

2. 妊娠期高血压疾病的综合管理

妊娠期高血压疾病是妊娠期特有的并发症之一，其发病率较高且对母婴健康构成严重威胁。临床医生需密切监测患者血压变化，及时调整治疗方案以控制病情进展。护理研究在妊娠期高血压疾病的综合管理中发挥着重要作用，通过制定个性化的护理计划、加强患者健康教育及病情监测等措施，提高患者自我管理能力，降低并发症发生率。

3. 儿童肥胖症的预防与治疗

儿童肥胖症已成为全球性的公共卫生问题之一。其发生与遗传、环境、饮食及生活方式等多种因素有关。预防和治疗儿童肥胖症需要多学科协作和综合治疗。护理研究在此过程中的作用不可忽视，通过制定科学的饮食计划、指导儿童进行适量的体育锻炼及提供心理支持等措施，帮助儿童建立健康的生活方式，控制体重增长。

4. 心理行为问题的识别与干预

随着对儿童心理健康的日益重视，心理行为问题已成为妇产儿科领域关注的重点之一。这些问题包括学习困难、情绪障碍、行为问题等，不仅影响儿童的学业成绩和社交能力，还可能对其未来的成长和发展产生深远影响。护理研究在心理行为问题的识别与干预中发挥着重要作用，通过制定个性化的干预方案、提供心理咨询及行为治疗等措施，帮助儿童克服心理障碍，促进其健康成长。

（三）护理研究的推动与临床实践的创新

面对妇产儿科领域的诸多挑战与需求，护理研究在推动临床实践创新方面发挥着越来越重要的作用。通过引入新的护理理念和技术、优化护理流程、提高护理质量等措施，护理研究为临床医护人员提供了更多的工具和方法来应对复杂多变的临床问题。

1. 人性化护理的推广与应用

人性化护理是一种强调以患者为中心、关注患者心理需求的护理模式。在妇产儿科领域，人性化护理的应用尤为重要。通过加强医患沟通、提供情感支持及营造温馨、舒适的医疗环境等措施，人性化护理能够有效缓解患者的焦虑情绪和恐惧心理，提高患者满意度和治疗效果。

2. 循证护理的实践与发展

循证护理是一种基于证据的护理实践模式。它要求临床医护人员在制定护理计划和实施护理措施时充分考虑现有最佳证据、患者意愿及临床实际情况。在妇产儿科领域，循证护理的应用有助于提高护理决策的科学性和合理性，减少不必要的医疗干预和药物副作用。

3. 家庭参与式护理的探索与实施

家庭参与式护理是一种鼓励家庭成员参与患者护理过程的护理模式。在妇产儿科领域，家庭参与式护理尤为重要。通过加强家庭成员的健康教育、提供家庭护理指导及建立家庭支持网络等措施，家庭参与式护理能够促进患者康复、提高患者生活质量并减轻家庭负担。

4. 护理研究的持续创新与实践

护理研究的持续创新是推动临床实践不断发展的重要动力。在妇产儿科领域，护理研究应紧密结合临床实际需求，关注新兴疾病的防治、传统疾病的优化治疗及护理质量的持续改进等方面，通过案例分析、实证研究及跨学科合作等方法，护理研究能够不断产生新的理论、技术和方法，为临床医护人员提供更加全面、科学的指导和支持。

第二节 研究现状与进展

一、诊疗技术的革新

妇产儿科诊疗技术的革新不仅是科技进步的体现，更是对人文关怀的深刻诠释。追求高精尖技术的我们更应关注患者的实际需求与感受，努力实现技术与人文的和谐共生。未来随着医学科技的不断发展，我们有理由相信，妇产儿科领域将迎来更加辉煌的明天，为患者带来更加精准、安全、舒适的医疗服务体验。我们也应清醒地认识到，技术的革新并非一蹴而就，它需要我们不断探索与实践，不断总结经验与教训，才能推动妇产儿科事业不断向前发展。在这个过程中，我们更应注重跨学科合作与交流以促进医学知识的共享与传承，共同为人类的健康事业贡献智慧与力量。

（一）科技引领下的妇产儿科诊疗新纪元

近年来，医学科技的飞速发展如同一股强劲的东风，吹拂着妇产儿科这片充满生命活力的领域，给其带来了前所未有的变革与突破。从诊断到治疗，一系列高新技术的涌现与应用，不仅极大地提升了妇产儿科疾病的诊疗水平，更为患者带来了更加精准、安全、舒适的医疗服务体验。本部分将概述这一科技引领下的新纪元，探讨其背后的驱动力与重要意义。

1.科技进步的必然趋势

随着人类对生命奥秘的不断探索与理解加深，医学科技作为科技进步的重要组成部分，自然而然地迎来了前所未有的发展机遇。特别是近几十年来，随着生物学、材料科学、信息技术等多个学科的交叉融合，妇产儿科诊疗技术迎来了革命性的变化。这些变化不仅体现在技术本身的创新上，更在于其如何更好地服务于患者，提升医疗质量与安全水平。

2.妇产儿科诊疗技术革新的意义

妇产儿科作为医学领域中的特殊分支，其诊疗技术的革新具有深远的意义。一方面，它直接关乎母婴健康与家庭幸福，是保障人口质量、促进社会和谐的重要基石。另一方面，它也是推动医学科技进步、展现人类文明成果的重要窗口。妇产儿科诊疗技术的每一次进步，都值得我们倍加珍视与庆祝。

（二）诊断技术的飞跃——精准医疗的基石

在妇产儿科领域，诊断技术的飞跃是精准医疗得以实现的重要基石。近年来，高分辨率超声检查、核磁共振成像（MRI）、基因测序等先进技术的应用，极大地提高了疾病的早期发现率和准确诊断率，为患者争取了宝贵的治疗时机。

1.高分辨率超声检查：无创诊断的利器

高分辨率超声检查以其无创、实时、可重复性强等优点，在妇产儿科诊断中占据了举足轻重的地位。通过高分辨率超声技术，医生可以清晰地观察到胎儿在母体内的生长发育情况，及时发现并诊断出胎儿畸形、胎盘异常等问题。该技术还广泛应用于女性生殖系统的检查中，如子宫肌瘤、卵巢囊肿等疾病的诊断与鉴别诊断。

2.核磁共振成像（MRI）：深度洞察的窗口

核磁共振成像技术以其高空间分辨率、多参数成像及无创性等特点，在妇产儿科领域的应用日益广泛。MRI不仅能够清晰地显示胎儿及新生儿的内部结构，为神经系统、心血管系统等疾病的诊断提供重要依据；还能够对女性生殖系统的复杂病变进行精确评估，为临床治疗方案的制定提供有力支持。

3.基因测序：遗传疾病的破译者

基因测序技术的快速发展为遗传性疾病的早期诊断与预防开辟了新的途径。通过基因测序技术，医生可以检测出患者体内是否存在特定的致病基因或基因变异，从而实现对遗传性疾病的精准诊断与风险评估。在妇产儿科领域，这一技术的应用尤为重要，因为它能够帮助医生在孕期或新生儿期及时发现并干预遗传性疾病的发生发展，保障母婴健康。

（三）治疗技术的革新——多元化与个体化的探索

在治疗方面，妇产儿科领域同样迎来了诸多技术革新。微创手术、介入治疗、免疫治疗等新兴治疗手段的应用为患者提供了更多元化、个体化的治疗方案选择。

1. 微创手术：创伤小、恢复快的典范

微创手术以其创伤小、恢复快、并发症少等优点在妇产儿科领域得到了广泛应用。通过腹腔镜、宫腔镜等微创器械进行手术操作，医生可以在保证治疗效果的基础上最大限度地减少对患者身体的损伤。例如，在子宫肌瘤、卵巢囊肿等疾病的手术治疗中，微创手术已成为首选方案；在产科领域，微创手术也被广泛应用于剖宫产、子宫肌瘤剔除等手术中。

2. 介入治疗：精准打击病灶的新途径

介入治疗是一种集影像诊断与治疗于一体的新型治疗手段。通过血管造影等影像技术引导下的导管操作，医生可以精确地将药物或器械送达病灶部位以进行局部治疗。在妇产儿科领域，介入治疗被广泛应用于产后出血、盆腔肿瘤等疾病的治疗中。通过介入治疗技术，医生可以实现对病灶的精准打击与有效控制，减少全身用药带来的副作用与风险。

3. 免疫治疗：激发自身免疫力的新策略

免疫治疗是一种通过调节或增强机体免疫功能来治疗疾病的新型策略。在妇产儿科领域，特别是在针对某些难治性疾病的治疗中，展现出了巨大的潜力与前景。例如，在某些恶性肿瘤的治疗中，通过免疫治疗技术可以激发患者自身的免疫系统来攻击肿瘤细胞；在复发性流产等自身免疫性疾病的治疗中，也可以通过免疫调节手段来降低免疫排斥反应以提高妊娠成功率。

二、护理理念的更新

（一）护理理念的演进与现代化转型

在医学领域中，护理作为一门独立的学科，其发展历程与医学模式的转变紧密相连。随着生物医学模式逐渐向生物—心理—社会医学模式的转变，护理理念也经历了深刻的变革。传统上，护理往往被视为疾病治疗的辅助手段，主要关注患者的生理需求与疾病症状的缓解。然而，在现代医学背景下，护理的边界被大大拓宽，其内涵与外延均发生了显著变化。

1. 从疾病护理到整体护理

现代护理理念的核心在于"以人为本"，强调以患者的整体需求为中心，而非仅仅局限于疾病的治疗。这一转变要求护理人员不仅要关注患者的生理状况，还要深入了解其心理、社会、文化等多方面的需求。在妇产儿科领域，这意味着护理人员需要更加细致地关注孕妇、产妇、新生儿及儿童在不同阶段的心理变化、家庭支持状况及社会环境等因素，以提供更加全面、个性化的护理服务。

2. 心理健康与社会支持的重要性

随着对心理健康问题认识的加深，护理人员在工作中越来越重视患者的心理状况。他们通过有效的沟通技巧、情绪支持及心理干预等手段，帮助患者缓解焦虑、恐惧等负面情绪，增强治疗信心与依从性。社会支持作为影响患者康复的重要因素之一，也受到了护理人员的广泛关注。在妇产儿科领域，家庭作为患者最重要的社会支持系统，其参与与配合对患者的康复至关重要。促进家庭参与、加强家庭与医疗团队之间的沟通与协作成为现代护理的重要方向。

（二）新型护理模式在妇产儿科领域的应用

为了适应医学模式的转变和护理理念的更新，妇产儿科领域涌现出了一系列新型护理模式。这些模式以患者为中心，注重个性化、人性化护理的实践与创新，为患者带来了更加优质、高效的护理服务。

1. 人性化护理

人性化护理是一种强调尊重患者、关爱患者、满足患者个性化需求的护理模式。在妇产儿科领域，人性化护理体现在多个方面。例如，在产房环境中营造温馨、舒适的氛围，通过轻柔的音乐、柔和的灯光等手段减轻产妇的紧张情绪；在新生儿护理中，注重细节关怀，如轻柔的抚触、温馨的包裹等以增进母婴之间的情感联系；在儿科护理中，关注儿童的成长发育特点与心理需求，通过游戏、故事等方式缓解其治疗过程中的恐惧与不安。

2. 循证护理

循证护理是一种基于证据的护理实践模式，它要求护理人员在临床决策中充分考虑患者的实际情况与最佳证据的结合。在妇产儿科领域，循证护理的应用使得护理实践更加科学、规范。护理人员通过查阅最新的科研成果、临床指南及专家共识等文献资料，结合患者的具体情况制定个性化的护理计划；关注护理效果的评价与反馈机制以不断优化护理实践，提高护理质量。

3. 家庭参与式护理

家庭参与式护理是一种强调家庭在患者康复过程中重要作用的护理模式。在妇产儿科领域，这一模式尤为重要。通过加强家庭与医疗团队之间的沟通与协作，促进家庭成员对患者病情的理解与支持；鼓励家庭成员参与患者的日常护理与康复活动以增强患者的归属感与自信心；关注家庭成员的心理需求与压力管理以维护其身心健康。家庭参与式护理的实践不仅有助于患者的康复，还促进了医患关系的和谐发展。

（三）护理理念更新对妇产儿科护理的深远影响

护理理念的更新与新型护理模式的应用，为妇产儿科护理带来了深刻变革。这些变革不仅提高了患者的满意度与康复效果，还促进了护理学科的持续发展与医患关系的和谐。未来，随着医学科技的不断发展与护理实践的持续创新，我们有理由相信，妇产儿科护理将迎来更加美好的明天。

1. 患者满意度与康复效果的双重提升

人性化护理、循证护理及家庭参与式护理等新型护理模式的应用使得妇产儿科护理服务更加全面、细致、个性化。患者在接受治疗的过程中感受到了更多的关爱与尊重，其生理与心理需求得到了更好的满足。这种积极的护理体验不仅提高了患者的满意度，还增强了其治疗信心与依从性，从而促进了康复效果的提升。

2. 护理学科的持续发展与创新

护理理念的更新与新型护理模式的实践，为护理学科的持续发展与创新提供了强大的动力。这些变化要求护理人员不断学习新知识、新技能以适应医学模式的转变与护理实践的发展。护理学科也面临着更多的机遇与挑战，例如，如何更好地整合医疗资源、提高护理效率与质量，如何加强跨学科合作与交流以促进护理学科的整体发展等。这些问题的解决将推动护理学科不断向前发展，为社会提供更加优质的护理服务。

3. 医患关系的和谐与发展

护理理念的更新与新型护理模式的实践促进了医患关系的和谐发展。通过加强患者与护理人员之间的沟通与协作，增进了彼此之间的信任与理解；通过关注患者的整体需求与心理健康，提高了患者的满意度与忠诚度；通过促进家庭参与与支持，加强了患者家庭与医疗团队之间的合作与配合。这些变化使得医患关系更加和谐融洽，为医疗服务的顺利开展提供了有力保障。

第三节 专著的编写目的与特色

一、编写目的

《妇产儿科临床常见病诊疗与护理研究》一书的编纂，承载着深远的使命与愿景。在医学科技日新月异的今天，妇产儿科作为医学领域中极具挑战性与人文关怀的分支，其诊疗与护理技术的精进直接关系到母婴健康、儿童成长乃至家庭幸福。本书旨在通过系统而详尽的方式，全面梳理并整合国内外妇产儿科领域常见疾病的最新研究成果、临床诊疗经验及先进护理理念，为广大临床医护人员搭建一座知识的桥梁。

本书不仅力求覆盖从产前保健、分娩管理、产后康复到儿科常见疾病诊断、治疗及预防的全方位内容，还深入探讨了心理支持、社会干预等综合性护理措施在患者康复过程中的重要作用。我们希望通过这样的编排，使医护人员能够迅速掌握前沿的诊疗技术，理解并实践以患者为中心的护理理念，从而提升个人专业技能以实现医疗服务质量的整体飞跃。

本书还承载着促进学术交流、推动学科发展的重任。我们期待通过本书的出版，激发更多关于妇产儿科临床实践的探讨与研究，促进国内外同行间的知识共享与经验交流，共同为提升全球母婴健康水平、保障儿童健康成长贡献力量，最终实现妇产儿科医学的持续发展，让每一个生命都能在科学与爱的呵护下健康成长。

二、专著特色

（一）全面性

本书在妇产儿科领域展现出了极高的全面性，它不仅系统梳理了领域内广泛覆盖的多种常见病种，如妊娠期高血压、新生儿黄疸、儿童哮喘等，还深入剖析了每种疾病的病因学基础与病理生理机制，为理解疾病本质提供了坚实的科学支撑。在临床表现部分，本书详尽描述了各类疾病的典型症状与体征，以及可能出现的复杂变化，帮助医护人员快速识别与诊断。结合国内外最新的研究成果与临床实践经验，本书在治疗与护理章节中，提供了多种治疗方案与护理策略，既涵盖了传统有效的治疗方法，也引入了前沿的创新技术，确保了内容的全面覆盖与时代前沿的同步性。这种全面的视角不仅有助于提升医护人员的专业素养，也为患者提供了更加全面、科学的医疗服务保障。

（二）实用性

本书注重临床实用性，对每种疾病的诊疗和护理方法进行了详细介绍，并提供了具体的操作步骤和注意事项。此外，还结合临床案例进行分析和讨论，帮助医护人员更好地理解和掌握相关知识。

（三）前瞻性

本书不仅回顾了妇产儿科领域的历史发展脉络和现状，还展望了未来的发展趋势和研究方向。通过介绍新兴技术和护理理念的应用前景，为医护人员提供了前瞻性的思考和启示。

（四）跨学科性

本书强调跨学科合作的重要性，在介绍疾病诊疗和护理方法时，注重与其他相关学科（如内科、外科、影像科、遗传学等）的联系和融合。通过跨学科的综合分析和讨论，为患者提供更加全面、科学的诊疗方案。

第二章 妇科肿瘤

第一节 妇科肿瘤基础

一、肿瘤分类与流行病学

肿瘤作为一类严重威胁人类健康的疾病，其分类与流行病学研究对于疾病的预防、诊断、治疗及预后评估具有重要意义。肿瘤的分类主要基于其生物学特性、组织来源及对患者机体的危害性，而流行病学则关注肿瘤在人群中的分布、病因、流行趋势及预防措施。

肿瘤的分类与流行病学研究对于肿瘤的预防、诊断、治疗及预后评估具有重要意义。随着医学科技的不断发展和人们对肿瘤认识的不断深入，相信未来在肿瘤的分类、诊断、治疗及预防等方面将取得更加显著的进展。我们也应该认识到，肿瘤的预防需要全社会的共同努力和参与，只有从源头上控制肿瘤的发生才能最终实现人类健康的可持续发展。

（一）肿瘤的分类

肿瘤是指机体细胞在内外致瘤因素长期共同影响下，发生基因水平突变和功能调控异常，导致细胞持续不可控地过度增殖而形成的新生物。根据肿瘤的生物学特性及对机体的危害性程度，肿瘤可分为良性肿瘤和恶性肿瘤两大类。

1. 良性肿瘤

良性肿瘤，作为肿瘤家族中相对温和的一员，其生长特性与恶性肿瘤形成了鲜明对比，为临床处理提供了更为宽广的空间。这类肿瘤的生长过程宛如自然界中缓缓绽放的花朵，虽然占据了机体的一部分空间，但通常以一种有条不紊、可预测的方式进行。它们不像恶性肿瘤那样具有侵袭性和转移性，而是倾向于在局部缓慢膨胀，周围被一层完整的包膜所包围，这层包膜仿佛是一道天然的屏障，有效地将肿瘤与正常组织分隔开来，减少了相互间的干扰与破坏。

这种清晰的边界不仅简化了临床诊断的难度，使得医生能够通过影像学检查（如 B 超、CT、MRI 等）较为容易地识别出肿瘤的位置、大小和形态，还预示着治疗方案的相对简单与直接。在大多数情况下，良性肿瘤的生长速度远远不及恶性肿瘤，这意味着患者有更多的时间去考虑治疗方案，也减少了因肿瘤迅速增长而带来的紧急手术风险。

良性肿瘤的存在并非全然无害。尽管它们不直接威胁生命，但其占位效应却可能成为患者生活质量的一大挑战。随着肿瘤的逐渐增大，它可能会压迫邻近的血管、神经或其他重要器官，导致血液循环受阻、神经传导异常或器官功能受损，进而引发疼痛、麻木、肿胀、呼吸困难、吞咽困难等一系列不适症状。这些症状不仅影响患者的日常生活，还可能对其心理健康造成负面影响，如焦虑、抑郁等情绪问题的出现。

对于良性肿瘤的治疗决策，需要综合考虑多方面因素。首先，要评估肿瘤的大小、位置以及生长速度，以判断其是否已经达到了需要干预的阈值。其次，要关注患者的症状表现，特别是那些已经严重影响生活质量的症状，应作为优先处理的对象。最后，还需考虑患者的年龄、身体状况、手术风险及预后等因素，以制定个性化的治疗方案。

在治疗方法上，手术切除是大多数良性肿瘤的首选方案。通过彻底切除肿瘤及其周围的部分正常组织，可以有效消除占位效应，缓解患者症状，并防止肿瘤进一步增大或恶变。然而，并非所有良性肿瘤都需要立即手术，对于一些生长缓慢、无症状或症状轻微的肿瘤，可以采取定期观察、随访的策略，以监测其变化情况，并在必要时再进行干预。

随着医学技术的不断进步，一些非手术的治疗方法也逐渐应用于良性肿瘤的治疗中，如射频消融、冷冻治疗、激光治疗等。这些方法具有创伤小、恢复快等优点，为部分不宜手术或不愿手术的患者提供了新的选择。

良性肿瘤的生长特性决定了其治疗策略的多样性和灵活性。通过综合评估患者的具体情况，制定个性化的治疗方案，可以在确保患者安全的前提下，有效缓解其症状，提高生活质量，实现最佳的治疗效果。

2.恶性肿瘤

恶性肿瘤以其迅猛的生长速度和侵袭性为特点，它们不仅迅速增殖，还无情地侵犯并破坏周围正常组织，与周围组织紧密粘连，使得手术切除变得尤为困难。

其边界模糊不清，增加了诊断的复杂性，并预示着肿瘤具有较高的转移潜力，可迅速扩散至身体其他部位。根据组织起源的差异，恶性肿瘤被细分为癌和肉瘤两大类，前者源自上皮组织，后者则起源于间叶组织，这两大类恶性肿瘤在生物学行为、治疗反应及预后上均存在显著差异。

（1）癌

起源于上皮组织的恶性肿瘤，即癌，占据了恶性肿瘤谱系的主体，其广泛性与多样性不容忽视。这些癌症不仅深刻影响着患者的生命质量，更是全球健康领域面临的重大挑战。以胃癌为例，它源于胃黏膜上皮细胞的异常增生，常与患者长期不良的饮食习惯、幽门螺杆菌感染等因素密切相关。肝癌，则多因肝细胞受损后异常修复所致，常见于肝炎、肝硬化等基础肝病之上。肺癌，作为全球范围内致死率极高的癌症之一，其发生与吸烟、空气污染等环境因素紧密相连。至于乳腺癌，这一女性常见的恶性肿瘤，其发病与遗传、激素水平、生活方式等多种因素交织在一起。这些癌症的命名直观反映了它们的起源部位，为临床诊断和治疗提供了重要的线索。

（2）肉瘤

起源于间叶组织的恶性肿瘤，即肉瘤，展现出一种独特的病理特征和生物学行为。这类肿瘤不仅涵盖了纤维结缔组织、脂肪、肌肉、脉管、骨和软骨组织等多种间叶成分，还因其来源的多样性而显得复杂多变。常见的肉瘤中，骨肉瘤以其对骨骼系统的侵袭性而著称，常导致骨质破坏和疼痛；淋巴瘤则是一类起源于淋巴造血系统的恶性肿瘤，其异常增殖的淋巴细胞可广泛累及全身多个器官和系统；而平滑肌肉瘤，则是由平滑肌细胞恶变而来，多发生于消化道、子宫等富含平滑肌的部位，其生长迅速且易复发。肉瘤的命名紧密关联于其组织起源，这种命名方式不仅便于临床识别与分类，也为深入研究其发病机制和探索治疗策略提供了重要线索。

（二）肿瘤的流行病学特征

肿瘤流行病学作为公共卫生领域的重要分支，致力于深入探究恶性肿瘤在广泛人群中的分布格局、流行趋势及其背后的复杂病因网络。它不仅仅是对冷冰冰的数字——发病率与死亡率的简单统计，更是通过精细的数据挖掘与模式识别，揭示出肿瘤发生发展与社会经济、环境暴露、遗传易感性、生活方式及医疗水平等多重因素的内在联系。这一学科不仅关注当前肿瘤负担的现状，更着眼于未来，通过预测模型与风险评估，为制定有效的肿瘤预防策略、优化资源配置及评估干预效果提供坚实的证据基础。随着大数据、人工智能等技术的融入，肿瘤流行病学正步入一个更加精准、高效的发展阶段。

1. 发病率与死亡率

近年来，全球健康领域面临着一项严峻挑战，即随着人口老龄化的加速进程以及生活方式的深刻变革，肿瘤的发病率与死亡率在全球范围内均呈现出令人担忧的上升趋势。这一趋势不仅反映了现代社会中多种复杂因素交织下健康风险的增加，也凸显了肿瘤防控工作的紧迫性与重要性。

在新发病例方面，恶性肿瘤的排名榜单揭示了某些特定类型癌症的高发态势。肺癌、乳腺癌、结直肠癌、前列腺癌和胃癌，稳居新发病例的前5位，占据了总体新发病例的约63%。这些癌症的频发，不仅对个人健康构成严重威胁，也给全球医疗体系带来了巨大的压力。

而在死亡病例的排名中，恶性肿瘤的杀伤力更是显露无遗。肺癌、结直肠癌、胃癌、肝癌以及女性乳腺癌占据了死亡病例前5位，合计占比高达72%。这一数据令人触目惊心，反映了这些癌症的高致死率以及当前在治疗手段上的局限性。值得注意的是，这些高发与高致死的癌症类型，往往与吸烟、不良饮食习惯、环境污染、遗传因素以及生活方式等多种因素密切相关。要有效遏制肿瘤发病率的上升势头，降低死亡率，必须从源头上入手，加强健康教育，倡导健康生活方式，改善环境质量，并加大科研投入，推动肿瘤预防、早期诊断与治疗技术的不断进步。

2. 流行趋势

不同国家和地区间，由于经济发展水平、居民生活方式、自然环境条件以及遗传背景等多方面的显著差异，肿瘤的流行趋势展现出了鲜明的地域性和多样性。在经济发达的国家，虽然医疗资源相对丰富，但快节奏的生活节奏、高压力的工作环境以及西方化的饮食习惯，如高脂肪、低纤维的饮食结构，可能导致了肺癌、乳腺癌、结直肠癌等"富贵病"发病率的攀升。而在一些发展中国家，由于工业化进程加快、环境污染加剧以及医疗卫生资源的相对匮乏，肿瘤负担同样沉重，且往往伴随着更高的死亡率。

随着全球医疗技术的飞速发展和早期诊断技术的普及，部分癌症的防控形势正在逐步改善。通过先进的筛查手段，如低剂量CT用于肺癌筛查，乳腺钼靶X线摄影及超声检查用于乳腺癌早期发现，结肠镜检查在结直肠癌预防中的应用等，许多癌症得以在更早期阶段被检出，从而大大提高了治疗效果和患者生存率。随着对癌症生物学特性的深入理解和精准医疗技术的不断突破，如靶向治疗、免疫治疗等新型治疗方法的出现，也为部分难治性癌症患者带来了新的希望。

虽然肿瘤的流行趋势在全球范围内仍呈现出一定的复杂性和挑战性，但通过加强国际合作、推动医疗技术创新、改善公众健康意识及生活方式等多方面的努力，我们有理由相信，未来人类将能够更好地应对这一全球性健康威胁。

（三）肿瘤的病因

肿瘤的发生是一个错综复杂的生理病理过程，其根源深植于遗传易感性的土壤，受到环境毒素的侵蚀与生活方式选择的催化。遗传突变累积、环境致癌物的暴露、不良饮食习惯及缺乏运动等，这些因素相互交织，共同编织出肿瘤发生的复杂网络。

1. 遗传因素

遗传因素在肿瘤发病机理中的核心地位，深刻揭示了生物体内部遗传信息对细胞命运及疾病易感性的深远影响。肿瘤，这一复杂的多因素疾病，其发生发展往往植根于遗传背景的微妙变化之中。从分子层面来看，基因作为遗传信息的基本单位，其稳定性和准确性对维持细胞正常功能至关重要。然而，当这些基因遭遇突变、缺失、扩增或重排等异常变化时，细胞的生长与分裂调控机制便可能遭受破坏，从而开启肿瘤形成的潘多拉之盒。

（1）基因突变与肿瘤发生

基因突变是肿瘤发生中最常见的遗传变异之一。这些突变可能源于环境因素（如辐射、化学物质暴露）的诱导，也可能是自发产生的。在肿瘤细胞中，常见的突变类型包括点突变、插入/缺失突变以及基因重排等。这些突变可以影响细胞周期调控基因（如p53、Rb）、DNA修复基因（如BRCA1/2）、生长因子及其受体基因（如EGFR、HER-2）等关键基因的功能，导致细胞增殖失控、凋亡受阻以及基因组不稳定性增加，最终促使肿瘤的形成。

（2）染色体异常与肿瘤

染色体作为基因的载体，其结构的完整性和数量的稳定性对于遗传信息的正确传递至关重要。然而，在肿瘤细胞中，染色体异常屡见不鲜。这些异常包括染色体结构重排（如易位、倒位、重复）、染色体数量增减（如整倍体改变、非整倍体形成）以及染色体不稳定性（如微卫星不稳定性）等。这些变化不仅导致遗传信息的错乱和缺失，还可能激活原癌基因或失活抑癌基因，进一步促进肿瘤的发生和发展。

（3）家族遗传史与肿瘤风险

家族遗传史作为评估个体肿瘤风险的重要指标，其重要性不言而喻。当家族中存在多位肿瘤患者，尤其是患有相同或相关类型肿瘤的成员时，这往往提示该家族可能存在某种遗传易感性。这种易感性可能源于特定基因的突变或染色体异常，在家族成员间以遗传方式传递。然而，值得注意的是，遗传因素并非孤立地发挥作用，它们往往与环境因素、生活习惯等相互作用，共同决定了个体的肿瘤风险。例如，某些家族可能共享特定的环境暴露因素（如职业危害、饮食习惯）或生活习惯（如吸烟、饮酒），这些因素与遗传因素叠加，进一步增加了肿瘤的发生风险。

（4）遗传咨询与预防策略

鉴于遗传因素在肿瘤发病中的重要作用，遗传咨询在肿瘤预防中扮演着越来越重要的角色。通过详细询问家族病史、进行基因检测等手段，医生可以评估个体的肿瘤风险，并为其制定个性化的预防策略。这些策略可能包括改善生活习惯、避免接触致癌物质、加强定期体检以及早期筛查等。此外，随着精准医疗的发展，针对特定遗传变异的靶向治疗和免疫治疗也为肿瘤患者带来了新的希望。

2. 环境因素

环境因素作为肿瘤发生的重要外部驱动力，其复杂性和广泛性不容忽视。这些外部因素通过多种机制与生物体内部系统相互作用，逐步累积并可能触发细胞的恶性转化，最终导致肿瘤的形成。以下是对物理、化学和生物因素如何影响肿瘤发病的进一步扩写。

（1）物理因素：辐射的双刃剑

辐射，尤其是电离辐射和紫外线，是众所周知的肿瘤诱发因素。电离辐射，如X射线、γ射线和放射性同位素，具有足够的能量直接穿透细胞并损伤DNA分子。这种损伤若未能被及时且准确地修复，便可能引发基因突变，进而激活原癌基因或失活抑癌基因，为肿瘤的发生埋下伏笔。紫外线，主要来源于阳光，对皮肤细胞的DNA具有强烈破坏作用，是皮肤癌（尤其是黑色素瘤和非黑色素瘤皮肤癌）的主要诱因之一。因此，合理的辐射防护和紫外线保护措施对于降低肿瘤风险至关重要。

（2）化学因素：无处不在的潜在威胁

化学因素在肿瘤发病中的作用同样显著且复杂。我们的生活中充斥着各种潜在的致癌物质，它们可能来源于空气、水源、食品以及工作场所的化学物质暴露。空气污染，包括工业排放、汽车尾气、室内装修污染等，含有多种致癌物，如多环芳烃、挥发性有机化合物等，这些物质可通过呼吸进入人体，对肺部及其他器官造成损害。水源污染则可能引入重金属、农药残留等有害物质，长期摄入会增加肝、肾等器官的负担并增加肿瘤风险。食品中的添加剂、防腐剂以及某些烹饪方式产生的有害物质（如丙烯酰胺、苯并芘）也被认为与肿瘤的发生有关。此外，某些药物和职业暴露的化学物质，如石棉、苯、氯乙烯等，同样具有致癌性，长期接触可增加特定类型肿瘤（如肺癌、间皮瘤、白血病等）的发病风险。

（3）生物因素：病原体与肿瘤的微妙联系

生物因素在肿瘤发病中的作用同样不容忽视。某些病毒和细菌的感染能够直接或间接地促进肿瘤的形成。以乙型肝炎病毒（HBV）为例，它是导致原发性肝癌的主要病因之一。HBV通过血液、性接触等途径传播，感染后可长期潜伏于肝细胞内，引起慢性肝炎、肝硬化，并最终可能发展为肝癌。HBV的致癌机制包括病毒DNA整合入宿主细胞基因组、激活原癌基因、抑制抑癌基因以及引起炎症反应等。类似地，人乳头瘤病毒（HPV）与宫颈癌的发生密切相关。HPV通过性接触传播，感染后可引起宫颈上皮内瘤变，进而可能发展为宫颈癌。HPV的致癌机制主要涉及病毒E6和E7蛋白与宿主细胞周期调控蛋白的相互作用，导致细胞增殖失控和凋亡受阻

3.生活方式

不良的生活方式，作为现代社会中普遍存在的健康隐患，其对肿瘤发生的推动作用日益受到科学界的关注。这些不良习惯，如同温水煮青蛙，悄无声息地侵蚀着人体的健康防线，使得肿瘤这一可怕的疾病在不知不觉中悄然降临。

（1）吸烟：呼吸之间，癌魔潜伏

吸烟，这一历史悠久的健康公害，其危害之深广，早已成为全球公共卫生领域的共识。烟草、烟雾中蕴含着数千种化合物，其中至少69种被国际癌症研究机构确认为致癌物。这些有害物质在吸烟过程中被吸入肺部，直接损伤呼吸系统，引发慢性支气管炎、肺气肿等肺部疾病，更可怕的是，它们还能通过血液循环系统，将毒素输送到全身各个器官，增加肺癌、口腔癌、喉癌、食道癌、胃癌、肝

癌、肾癌以及膀胱癌等多种癌症的发病风险。吸烟不仅危害吸烟者自身的健康，二手烟、三手烟的暴露同样对周围人群构成威胁，尤其是儿童和孕妇，其对健康影响更为深远。

（2）过量饮酒：酒精，无形的癌症催化剂

酒精，这一社交场合中的常见饮品，其过量摄入同样对健康构成严重威胁。酒精在体内的代谢过程中会产生乙醛等有害物质，这些物质能够干扰细胞的正常代谢过程，促进DNA损伤和突变，进而诱发肿瘤。多项研究表明，过量饮酒与肝癌、乳腺癌、结直肠癌、食管癌等多种癌症的发病风险密切相关。此外，酒精还能增强其他致癌物质的毒性，加剧其对身体的损害。因此，限制酒精摄入，避免过量饮酒，是预防肿瘤的重要措施之一。

（3）不合理的饮食习惯：病从口入，癌亦同

饮食习惯是影响人体健康的重要因素之一。高盐、高脂、低纤维的饮食结构，不仅容易引发肥胖、高血压、高血脂等代谢性疾病，还显著增加了消化道肿瘤的发生风险。高盐饮食会损伤胃黏膜，促进胃炎、胃溃疡等病变的发生，进而可能发展为胃癌。高脂饮食则易导致肠道内菌群失衡，促进有害物质的生成和吸收，增加结直肠癌的发病风险。低纤维饮食则不利于肠道蠕动和废物排出，增加了肠道内有害物质与肠壁接触的时间和机会。因此，均衡膳食、多吃蔬果、减少加工食品的摄入，是预防肿瘤的重要饮食原则。

（4）缺乏运动与心理压力：身心的双重负担

缺乏运动是现代人常见的健康问题之一。长期缺乏运动不仅会导致身体机能下降、肥胖等问题，还会削弱免疫系统的功能，使得身体更容易受到病毒、细菌等病原体的侵袭，同时也为肿瘤的发生提供了可乘之机。此外，长期的精神压力和心理紧张同样会对健康产生不良影响。压力过大会影响内分泌系统的平衡，导致激素分泌紊乱，进而促进肿瘤细胞的生长和扩散。心理压力还可能通过影响神经系统的功能，加剧身体的炎症反应和维持免疫抑制状态，为肿瘤的发生和发展创造有利条件。

（四）肿瘤的预防

肿瘤的预防策略应基于其病因与流行病学特点，涵盖减少致癌物暴露、倡导健康生活方式、实施疫苗接种、推广筛查与早期诊断以及强化公众健康教育等多维度措施，以期有效降低肿瘤发病率与死亡率，提升公众健康水平。

1. 改善生活方式

保持健康的生活方式，是每个人为自己筑起的一道坚实的防癌长城，它不仅关乎个人的福祉，更是对家人和社会负责的表现。在这个快节奏、高压力的时代，我们更应珍视并努力践行健康生活的理念，让生命之树常青。

（1）戒烟限酒：远离致癌阴霾

戒烟限酒，是迈向健康生活的第一步，也是预防多种癌症的关键所在。烟草中的尼古丁、焦油、一氧化碳等有害物质，如同无形的杀手，悄无声息地侵蚀着人体的每一个细胞，尤其是肺部，成为肺癌的主要诱因。此外，吸烟还与口腔癌、喉癌、食道癌等多种癌症的发生密切相关。因此，戒烟不仅是对自己健康的承诺，更是对家人和社会的一种责任。同样，过量饮酒也是健康的大敌，酒精的代谢产物乙醛被证实具有致癌性，长期过量饮酒会显著增加肝癌、乳腺癌、结直肠癌等癌症的风险。因此，限酒或戒酒是保护肝脏、减少癌症风险的重要措施。

（2）合理饮食：餐桌上的防癌卫士

合理饮食，是预防肿瘤的重要基石。均衡的营养摄入，能够为身体提供充足的能量和必要的营养素，增强免疫力，抵御疾病的侵袭。蔬果中富含的维生素、矿物质、膳食纤维等，不仅有助于维持身体的正常生理功能，还能促进肠道蠕动，减少有害物质在肠道内的停留时间，降低消化道肿瘤的风险。相反，高脂、高糖、腌制食品等则可能增加患肥胖、糖尿病等代谢性疾病的风险，而这些疾病又是多种癌症的温床。因此，我们应当减少这些不健康食品的摄入，让餐桌成为抵御癌症的坚强防线。

（3）适量运动：激活生命的活力源泉

运动，是保持健康、预防疾病的良方。适量的运动不仅能够增强体质、提高免疫力，还能促进体内有害物质的排出，减少毒素在体内的积累。运动时，身体各个系统都处于活跃状态，血液循环加快，新陈代谢旺盛，有利于身体各项功能的正常发挥。此外，运动还能调节情绪，缓解压力，保持心情愉悦，这对于预防肿瘤同样具有重要意义。因为长期的精神压力和心理紧张会干扰内分泌系统的平衡，影响免疫系统的功能，从而增加肿瘤发生的风险。因此，我们应该将运动融入日常生活，让身体在运动中焕发活力与生机。

（4）心情愉悦：心灵的防癌盾牌

保持心情愉悦，是预防肿瘤不可或缺的心理因素。人的心理状态与身体健康密切相关，长期的精神压力和心理紧张会导致免疫系统功能下降，增加肿瘤发生的风险。因此，我们应该学会调节自己的情绪，保持积极、乐观的心态，面对生活中的困难和挑战时能够从容应对。我们还可以通过阅读、旅行、社交等方式来丰富自己的精神生活，让心灵得到滋养和放松。一个心灵愉悦、心态平衡的人，往往能够更好地抵御疾病的侵袭。

（5）避免接触致癌物质：保护环境的责任与担当

除个人的生活习惯外，我们还需要关注外部环境对健康的影响。一些致癌物质（如石棉、苯等）广泛存在于工作场所和生活环境中，长期接触这些物质会增加患癌症的风险。因此，我们应该尽量避免接触这些有害物质，减少环境污染。作为社会的一员，我们还应该积极参与环保行动，保护生态环境和自然资源，为子孙后代留下一个更加美好的家园。

2. 早期筛查

早期筛查，作为肿瘤防控策略中的核心环节，其重要性不言而喻。它不仅是现代医学技术进步的体现，更是人类对抗癌症、提高生命质量的关键步骤。在这个过程中，每一项筛查技术的进步都意味着无数生命可能因此获得重生。

（1）筛查的意义：从预防到治疗的桥梁

早期筛查之所以重要，是因为它能够在肿瘤尚处于可控阶段时就被发现，从而极大地提高治疗的成功率和患者的生存率。与晚期肿瘤相比，早期肿瘤往往病灶较小，未发生广泛转移，治疗难度低，且对身体的损伤也较小。因此，通过早期筛查，医疗团队能够迅速制定个性化的治疗方案，如手术切除、靶向治疗或免疫治疗等，有效遏制肿瘤的发展，甚至实现根治。

（2）筛查手段的多元化与精准化

随着医学技术的飞速发展，肿瘤筛查手段日益丰富且精准。影像学检查作为筛查的基石，其技术的不断革新，为医生提供了更为清晰的"透视眼"。X光、CT、MRI等传统技术已广泛应用于肺癌、乳腺癌、结直肠癌等多种肿瘤的筛查中，它们能够直观展示肿瘤的位置、大小及形态，为初步诊断提供重要依据。这些技术也在不断优化，如低剂量CT在肺癌筛查中的应用，既降低了辐射风险，又提高了筛查的敏感性和特异性。

（3）肿瘤标志物检测的革新

血液检查中的肿瘤标志物检测，作为筛查的另一大利器，近年来也取得了显著进展。肿瘤标志物是指由肿瘤细胞产生或机体对肿瘤反应而产生的一类物质，其含量变化往往与肿瘤的发生、发展密切相关。通过检测血液中特定肿瘤标志物的含量，医生可以初步评估患者是否存在肿瘤风险，或监测肿瘤的治疗效果。随着生物技术的深入发展，越来越多的新型肿瘤标志物被发现并应用于临床，这些标志物具有更高的敏感性和特异性，为肿瘤的早期诊断提供了有力支持。

（4）生物标志物检测的前沿探索

在生物技术的推动下，生物标志物检测领域迎来了前所未有的发展机遇。循环肿瘤细胞（CTC）检测便是其中的佼佼者。CTC是指从原发或转移灶脱落进入外周血循环的肿瘤细胞，其检测对评估肿瘤转移风险、监测治疗反应及预测预后具有重要意义。通过高灵敏度的检测技术，如基于微流控芯片的CTC捕获与鉴定系统，医生可以在血液中捕捉到微量的CTC，进而对肿瘤进行分子分型、耐药性分析等深入研究，为精准医疗提供重要依据。

（5）筛查体系的完善与普及

除技术的革新外，筛查体系的完善与普及也是提高肿瘤防控效果的关键。这包括建立科学的筛查指南、加强公众健康教育、提高医疗资源的可及性等。通过制定针对不同人群、不同肿瘤的筛查策略，可以更有效地识别高风险个体，实现早期干预。应加强公众对肿瘤筛查重要性的认识，鼓励人们积极参与筛查活动。

3. 疫苗接种

病毒感染与肿瘤之间的复杂关联，是生物医学研究领域中一个既深刻又引人关注的议题。它不仅揭示了病毒作为外源性致癌因子的潜力，也推动了肿瘤预防策略的重大革新。在众多因病毒感染而引发的肿瘤中，宫颈癌与肝炎相关肿瘤（如肝癌）因其高发病率和明确的病毒病因，成为了公共卫生领域重点关注的对象。

（1）宫颈癌与HPV：疫苗预防的典范

宫颈癌作为女性最常见的恶性肿瘤之一，其发病机制的揭示是肿瘤预防史上的一个里程碑。高危型HPV的持续感染，特别是HPV16和HPV18型，已被科学界广泛认可为宫颈癌的主要致病原因。这一发现不仅加深了我们对病毒致癌机制的理解，也催生了HPV疫苗的诞生。HPV疫苗，作为一种预防性疫苗，通过模拟自然感染过程中病毒颗粒的某些关键成分，刺激机体免疫系统产生针对HPV病毒的特异性抗体和记忆性T细胞，从而在没有实际病毒感染的情况下，赋予个体免疫保护能力。这种免疫保护能够有效阻止HPV的初始感染和已感染细胞的持续复制，进而显著降低宫颈癌及其前驱病变的发生风险。HPV疫苗的普及，不仅体现了现代医学在精准预防方面的巨大进步，也为全球女性健康带来了前所未有的福音。

（2）肝炎病毒与肝癌：疫苗接种的深远影响

与宫颈癌相似，肝炎相关肿瘤，尤其是肝癌，也与特定病毒的持续感染密切相关。HBV和HCV是两种最主要的肝炎病毒，它们在全球范围内的广泛传播，导致了大量慢性肝炎患者的出现，进而增加了肝癌的发病风险。幸运的是，随着医学研究的深入，针对这两种病毒的疫苗相继问世，并在预防肝炎及肝癌方面取得了显著成效。HBV疫苗通过刺激机体，产生针对病毒表面抗原的抗体，有效阻断了HBV的传播途径，显著降低了乙肝病毒感染率及由乙肝引起的肝硬化和肝癌的发病率。而HCV虽无直接疫苗可用，但近年来在抗病毒治疗方面取得了突破性进展，使得HCV感染者能够得到有效治疗，从而降低其进展为肝癌的风险。

（3）病毒感染与肿瘤防控的未来展望

病毒感染在肿瘤发病过程中的角色，不仅为我们提供了宝贵的预防和治疗线索，也促使我们更加深入地思考如何构建更加全面、有效的肿瘤防控体系。随着基因编辑技术、免疫治疗以及新型疫苗研发的不断发展，我们有理由相信，未来将有更多针对病毒感染相关肿瘤的预防和治疗手段问世。加强公众健康教育，提高人们对病毒感染及肿瘤预防的认识，也是不可忽视的一环。通过综合施策，我们可以更有效地阻断病毒传播链，降低肿瘤发病率，为人类的健康福祉贡献更大的力量。

二、肿瘤标志物与筛查策略

在肿瘤防控的广阔领域中，肿瘤标志物与筛查策略作为两大核心支柱，对于提高早期诊断率、优化治疗方案及降低死亡率具有不可估量的价值。肿瘤标志物与筛查策略作为肿瘤防控的重要手段和策略之一，在提高早期诊断率、优化治疗方案及降低死亡率方面具有重要作用。面对当前存在的挑战和未来发展趋势，我们需要不断探索和创新，推动肿瘤筛查技术的不断进步和完善，为人类的健康事业贡献更大的力量。

(一)肿瘤标志物的概述

1. 定义与分类

肿瘤标志物,简而言之,是指那些在肿瘤发生发展过程中,由肿瘤细胞本身或宿主细胞对肿瘤反应而产生的,能够在体液(如血液、尿液、唾液等)或组织中检测到的生物分子。根据其来源和性质,肿瘤标志物可分为以下几类:

(1)肿瘤相关抗原

肿瘤相关抗原,如癌胚抗原(CEA)和甲胎蛋白(AFP),是肿瘤生物学标志物的重要组成部分,它们在肿瘤的诊断、监测复发及评估治疗效果中扮演着关键角色。CEA 是一种广谱性肿瘤标志物,在结肠癌、直肠癌、乳腺癌、肺癌等多种恶性肿瘤患者血清中可检测到其异常升高,其浓度的变化往往与肿瘤的发生发展及预后密切相关。AFP 则主要作为原发性肝癌的特异性标志物,尽管在胎儿期及部分成人良性疾病中也可检测到 AFP 的存在,但其显著升高通常预示着肝癌或其他生殖细胞肿瘤的可能性。因此,通过检测这些肿瘤相关抗原在血液中的水平,医生可以辅助判断患者是否存在肿瘤风险,为早期诊断和个性化治疗方案的制定提供重要依据。

(2)酶类标志物

前列腺特异性抗原(PSA)与神经元特异性烯醇化酶(NSE)作为高度特异性的肿瘤标志物,各自在特定肿瘤的诊断与监测中展现出重要价值。PSA 主要由前列腺上皮细胞产生,在前列腺癌患者中,其血清浓度会显著升高,成为前列腺癌筛查、诊断及评估疾病进展的关键指标。NSE 则广泛存在于神经元及神经内分泌细胞中,当这些细胞发生恶变,如小细胞肺癌、神经母细胞瘤等,NSE 在血液中的水平会异常增高,为临床提供了早期发现与监测肿瘤活动性的有力工具。这两种标志物的特异性检测,不仅提高了肿瘤诊断的准确性,也为患者预后评估及治疗方案调整提供了科学依据。

(3)激素类标志物

人绒毛膜促性腺激素(hCG)作为一种在妊娠期间由胎盘滋养层细胞分泌的糖蛋白激素,其在正常妊娠过程中起着至关重要的作用。然而,当这一激素在非妊娠状态下异常升高时,往往提示着妊娠滋养细胞肿瘤(如葡萄胎、绒毛膜癌等)的存在。hCG 的检测因此成为了这些肿瘤早期诊断、治疗监测及预后评估的重要手段。

另一方面，生长激素释放激素（GHRH）则与某些特定类型的肺癌，尤其是小细胞肺癌密切相关。GHRH能够刺激垂体前叶释放生长激素，但在肺癌患者中，特别是小细胞肺癌，GHRH或其受体可能异常表达，导致生长激素分泌异常，进而影响患者的代谢和生理功能。这一发现不仅为肺癌的分子机制研究提供了新的视角，也为肺癌的靶向治疗探索了新的可能途径。

（4）肿瘤相关基因及其产物

在肿瘤生物学领域，癌基因与抑癌基因是调控细胞生长、分裂与凋亡的关键分子。癌基因的异常激活或扩增，如HER-2/neu（也称为ERBB2），可促使细胞无限制增殖，逃避凋亡，从而驱动肿瘤的形成与发展。相反，抑癌基因（如p53）作为"基因组守护者"，其功能的丧失或突变则无法有效遏制细胞的恶性转化，因而进一步促进了肿瘤的发生。p53蛋白的缺失或异常表达，使得细胞对DNA损伤、缺氧等应激信号的响应能力下降，细胞周期检查点失控，增加了细胞癌变的风险。因此，深入研究癌基因与抑癌基因的异常表达机制，对理解肿瘤的发生发展、开发靶向治疗药物具有重要意义。

（5）循环肿瘤细胞（CTC）与循环肿瘤DNA（ctDNA）。

循环肿瘤细胞（CTC）与循环肿瘤DNA（ctDNA）作为前沿的液体活检技术，为肿瘤的无创检测与监测带来了革命性突破。CTC是指从原发或转移瘤灶脱落并进入外周血液循环的肿瘤细胞，其存在直接反映了肿瘤的播散状态。ctDNA则是肿瘤细胞释放到血液中的DNA片段，携带着肿瘤特有的遗传信息。通过高灵敏度的检测技术，如PCR扩增、高通量测序等，可以捕捉到这些微量的CTC和ctDNA，为肿瘤的早期诊断、分子分型、治疗反应监测及预后评估提供重要依据。它们的出现，不仅丰富了肿瘤标志物的种类，也为实现肿瘤的精准医疗开辟了新途径。

2. 作用机制

肿瘤标志物的作用机制复杂多样，主要包括以下几个方面：

（1）促进肿瘤生长

肿瘤标志物中，有一部分直接扮演着生长因子或细胞因子的角色，它们在肿瘤微环境中发挥着促进肿瘤细胞增殖、侵袭和血管生成的关键作用。例如，某些癌基因编码的蛋白质，如EGFR（表皮生长因子受体）的突变体，在多种实体瘤中过度表达，通过激活下游信号通路（如RAS-RAF-MAPK或PI3K-AKTmTOR），持续刺激细胞增殖，抑制凋亡，从而促进肿瘤的生长。此外，VEGF（血管内皮生长因子）作为另一种重要的肿瘤标志物，不仅促进新生血管的形成，为肿瘤提供必要的营养和氧气，还可以通过增加血管通透性，促进肿瘤细胞的浸润和转移。

（2）参与免疫逃逸

肿瘤的一个显著特征是能够逃避免疫系统的监视和清除。肿瘤标志物在这一过程中发挥着重要作用，它们通过多种机制参与免疫逃逸。一方面，某些肿瘤标志物能够直接抑制免疫细胞的活性和功能，如PD-L1（程序性死亡配体1）在多种肿瘤细胞表面的表达，通过与T细胞上的PD-1受体结合，抑制T细胞的活化和增殖，从而削弱抗肿瘤免疫反应。另一方面，肿瘤标志物还可能诱导免疫耐受，即通过改变肿瘤微环境中的免疫细胞组成和功能状态，使免疫系统对肿瘤抗原产生耐受性。例如，TGF-β（转化生长因子-β）作为一种多功能的细胞因子，能够抑制树突状细胞的成熟和功能，减少抗原呈递，进而抑制T细胞的活化，促进免疫逃逸。

（3）反映肿瘤状态

作为肿瘤存在和进展的生物学标志，肿瘤标志物的水平变化能够敏感地反映肿瘤的大小、分期、转移情况及对治疗的反应，为临床决策提供重要依据。首先，肿瘤标志物的定量检测可用于肿瘤的早期筛查和诊断。例如，AFP（甲胎蛋白）在原发性肝癌中的特异性升高，使其成为肝癌筛查的重要工具。其次，肿瘤标志物的动态监测有助于评估肿瘤的治疗效果。在治疗过程中，如果肿瘤标志物水平持续下降，往往预示着治疗有效；反之，则可能提示治疗失败或肿瘤复发。此外，肿瘤标志物还可用于预测肿瘤的预后。某些肿瘤标志物的特定表达模式与患者的生存期、复发风险等密切相关，能够为临床制定个性化的治疗方案提供参考。

（二）肿瘤标志物在筛查中的应用

1.筛查目的与原则

肿瘤筛查的目的是在症状出现之前，通过检测特定人群中的肿瘤标志物或其他相关指标，发现潜在的肿瘤病例，以便尽早进行诊断和治疗。有效的肿瘤筛查应遵循以下原则：

（1）科学性

科学性是肿瘤标志物筛查的基石，它要求筛查方法必须建立在坚实的流行病学和生物学证据之上。这意味着在将某一标志物纳入筛查体系之前，必须进行严格的前瞻性或回顾性研究，以验证该标志物与特定肿瘤之间的关联性、敏感性和特异性。流行病学研究通过大样本数据分析，揭示标志物水平与肿瘤发病风险之间的关系；而生物学研究则深入探索标志物在肿瘤发生发展过程中的具体作用机制。只有当这些证据充分且一致时，才能确保筛查方法的有效性和准确性。此外，科学性还要求筛查方法能够持续更新和优化，以适应肿瘤研究领域的最新进展，不断提高筛查的精准度和效率。

（2）可行性

可行性是肿瘤标志物筛查得以大规模推广应用的关键。一方面，筛查手段应简便易行，便于在社区、医疗机构等不同场景下实施。这包括采用易于获取的生物样本（如血液、尿液等）、简便快捷的检测技术以及标准化的操作流程。另一方面，筛查的成本效益也是必须考虑的重要因素。在保证筛查效果的前提下，应尽可能降低筛查成本，减轻个人和社会的经济负担。因此，需要不断优化筛查方案，提高检测效率，降低耗材和人工成本，同时探索多元化的资金筹措机制，确保筛查服务的可持续性和可及性。

（3）安全性

安全性是肿瘤标志物筛查必须遵循的基本原则。筛查过程应确保无创或微创，避免对受检者造成不必要的身体伤害或心理负担。对于需要采集生物样本的筛查项目，应严格遵守医疗操作规范，确保采样过程的无菌、无痛和最小化创伤。对于检测结果的处理和解读，也应遵循科学严谨的原则，避免误导性信息或过度解读给受检者带来不必要的恐慌和焦虑。此外，还应建立健全的筛查后随访和干预机制，对于筛查出的高风险人群或疑似病例，应及时进行进一步的医学检查和治疗建议，确保筛查结果的合理应用。

（4）伦理性

伦理性是肿瘤标志物筛查不可忽视的重要方面。它要求在整个筛查过程中，必须尊重受检者的知情权和选择权，这包括在筛查前充分告知受检者筛查的目的、方法、可能的风险和收益等信息，让其在充分了解的基础上做出是否接受筛查的决定。对于筛查结果的处理和解读，也应遵循公正、客观的原则，避免任何形式的歧视或偏见。此外，还应建立完善的隐私保护机制，确保受检者的个人信息和筛查结果不被泄露给未经授权的第三方。在筛查结果的后续处理中，也应遵循医疗伦理原则，为受检者提供必要的医学咨询和干预建议，促进其健康福祉的最大化。

2.常见肿瘤标志物的筛查应用

（1）肺癌：低剂量CT与血清肿瘤标志物的联合力量

肺癌作为全球范围内死亡率最高的恶性肿瘤之一，其早期发现对治疗至关重要。低剂量CT（LDCT）技术的引入，以其较高的敏感性和相对较低的辐射剂量，成为了肺癌筛查的首选方法。通过定期扫描肺部，LDCT能够发现直径小于1cm的微小结节，这些结节往往是肺癌的早期表现。然而，LDCT也存在一定的假阳性率，此时结合血清中的肿瘤标志物，如癌胚抗原（CEA）、细胞角蛋白片段19（Cyfra21-1）和神经元特异性烯醇化酶（NSE）等，可以进一步提高诊断的准确性。这些标志物在肺癌患者体内往往异常升高，为医生提供了额外的诊断依据。

（2）乳腺癌：乳腺X线摄影与遗传检测的双重保障

乳腺癌是女性最常见的恶性肿瘤之一，其早期发现对提高治疗效果至关重要。乳腺X线摄影（钼靶）因其具有对乳腺组织的高分辨率成像能力，成为乳腺癌筛查的经典手段。通过定期拍摄乳腺X线片，医生可以观察到乳腺内的微小钙化灶、结节等异常改变，这些往往是乳腺癌的早期征象。此外，随着基因技术的发展，BRCA1/2等乳腺癌易感基因的检测也日益受到重视。这些基因的突变会显著增加女性罹患乳腺癌的风险，因此，对于具有家族史的女性来说，进行易感基因检测并采取相应的预防措施显得尤为重要。

（3）肝癌：AFP与影像学检查的强强联合

甲胎蛋白（AFP）作为原发性肝癌的特异性标志物，在肝癌的诊断中发挥着不可替代的作用。当肝细胞发生癌变时，AFP的合成会显著增加，并释放入血。因此，通过检测血清中的AFP水平，可以初步判断患者是否患有肝癌。然而，仅凭AFP检测还不足以确诊肝癌，此时需要结合超声检查、CT或MRI等影像学检查手段，这些检查能够直观地显示肝脏的形态、大小、结构及血流情况，为肝癌的诊断提供更为全面的信息。

（4）结直肠癌：粪便隐血试验与DNA检测的创新融合

结直肠癌的筛查对于降低其发病率和死亡率具有重要意义。传统的粪便隐血试验（FOBT）通过检测粪便中的血红蛋白来判断消化道是否存在出血情况，从而间接反映结直肠癌的可能性。然而，FOBT的敏感性较低，容易漏检。近年来，基于 DNA 的粪便检测，如 Cologuard 等新型筛查工具应运而生。这些检测通过分析粪便中的基因突变、甲基化变化等分子标志物，能够更准确地识别出结直肠癌及癌前病变的存在，为结直肠癌的早期发现提供了新的途径。

（5）宫颈癌：HPV DNA 检测与细胞学检查的精准协同

宫颈癌是女性生殖系统最常见的恶性肿瘤之一，其发生与高危型人乳头瘤病毒（HPV）的持续感染密切相关。因此，HPV DNA 检测成为了宫颈癌筛查的重要手段之一。通过检测宫颈脱落细胞中的 HPV DNA，可以判断患者是否存在 HPV 感染及其类型。然而，HPV 感染并不一定会导致宫颈癌的发生，因此还需要结合细胞学检查，如巴氏涂片或液基薄层细胞学检查来进一步评估宫颈细胞的异常程度。这两种方法的联合应用可以显著提高宫颈癌的筛查效果，降低漏诊和误诊的风险。

（三）筛查策略的现状与挑战

1. 现状

肿瘤筛查策略在全球范围内得到了广泛关注和发展。各国根据本国国情和肿瘤流行特点，制定了相应的筛查指南和计划。例如，美国国立综合癌症网络（NCCN）定期更新各类肿瘤的筛查指南，为临床医生提供了科学、规范的筛查建议。随着医疗技术的进步和公众健康意识的提高，越来越多的国家和地区开始将肿瘤筛查纳入公共卫生服务体系，为民众提供免费的或低成本的筛查服务。

2. 挑战

（1）筛查方法的特异性和敏感性：技术瓶颈与创新的呼唤

肿瘤筛查的核心在于早期发现潜在病变，而特异性和敏感性是衡量筛查方法有效性的关键指标。特异性高意味着检测出的阳性结果中真正患有肿瘤的比例大，减少了不必要的恐慌和后续检查；敏感性高则意味着能够捕捉到更多的真正病例，降低漏诊率。然而，这两者在现实中往往难以两全其美。提高特异性可能牺牲敏感性，反之亦然。因此，科研工作者正致力于开发新型筛查技术，如基于人工智能的影像识别、液体活检（如循环肿瘤细胞 CTC 和循环肿瘤 DNA ctDNA 检测）等，以期在保持高敏感性的同时，显著提升特异性。此外，多模态筛查策略的结合应用，如结合遗传风险评估、生物标志物检测及影像学检查，也为提高筛查效率提供了新的思路。

(2) 筛查成本与效益：资源分配的艺术

肿瘤筛查的高昂成本是制约其广泛普及的重要因素之一。这包括筛查设备的购置与维护、专业人员的培训、试剂耗材的消耗以及后续诊断治疗的费用。如何在有限的医疗资源下实现最大的健康收益，成为政策制定者和卫生经济学家面临的严峻挑战。一方面，需要探索更加经济高效的筛查模式，如优化筛查频率，针对不同风险人群实施差异化筛查策略。另一方面，健全医疗保险机制，有利于加大肿瘤筛查的支持力度，减轻患者经济负担，提升筛查覆盖率。对筛查项目进行全面的成本效益分析，确保每一分投入都能带来最大的健康产出。

(3) 公众认知与参与度：教育与沟通的桥梁

公众对肿瘤筛查的认知不足是制约筛查效果的重要因素。许多人对肿瘤筛查的重要性认识不足，或因恐惧、误解而拒绝参与。因此，加强公众健康教育，提高肿瘤防治意识，成为肿瘤防控工作的关键一环。这包括通过媒体宣传、社区讲座、在线课程等多种形式，普及肿瘤防治知识，增强民众的自我保健意识。建立便捷的筛查预约和服务体系，提高筛查服务的可及性和便利性，也是提升公众参与度的重要手段。此外，针对高危人群，实施定向干预，如提供个性化的筛查建议、建立健康管理档案等，也有助于提高筛查的针对性和有效性。

(4) 筛查结果的解读与处理：专业与公正的保障

筛查结果的准确解读和合理处理直接关系到受检者的健康权益和后续治疗的科学性。因此，建立科学、规范的筛查结果解读和处理流程至关重要。这要求医疗机构具备专业的解读团队和完善的处理机制，确保筛查结果的准确性和公正性。加强医生与患者的沟通，详细解释筛查结果的意义和后续建议，帮助患者正确理解筛查结果并做出合理决策。对于阳性结果的患者，应及时安排进一步的诊断和治疗；对于阴性结果的患者，也应给予必要的健康指导和随访建议，以维护其长期的健康状态。此外，建立健全的筛查结果反馈和监测机制，定期对筛查效果进行评估和改进，也是保障筛查质量的重要措施。

(四) 未来发展方向

在当今生物技术与信息技术飞速发展的时代，肿瘤筛查领域正经历着前所未有的变革与革新。多组学技术的融合应用、人工智能与大数据技术的深度融合、个体化筛查策略的制定以及加强国际合作与交流，正携手绘制出一幅肿瘤防控的新蓝图。

1. 多组学技术的融合应用：解锁生命的复杂密码

基因组学、蛋白质组学、代谢组学等多组学技术的融合，标志着我们对生命系统复杂性的理解达到了前所未有的深度。在肿瘤筛查领域，这种融合应用不仅拓宽了肿瘤标志物的发现渠道，还极大地提高了筛查的准确性和敏感性。通过同时分析 DNA、RNA、蛋白质及代谢物等多种生物分子的变化，科学家们能够捕捉到肿瘤发生发展过程中更为细微和全面的生物学特征，从而实现对肿瘤风险的更早预警和更精准评估。这种多维度的分析方法，为肿瘤的早期发现和治疗提供了更为坚实的科学依据。

2. 人工智能与大数据技术的赋能：智能筛查的新篇章

人工智能与大数据技术的结合，为肿瘤筛查注入了强大的智能动力。大数据平台能够收集、整合并分析来自全球各地的海量筛查数据，为科学家们提供丰富的数据源。而人工智能算法则能够在这些数据中挖掘出隐藏的规律和模式，构建出更加精准、高效的肿瘤筛查模型。这些模型不仅能够快速处理和分析筛查数据，提高筛查的准确性和效率，还能够辅助医生进行筛查结果的解读和处理，减少人为因素的干扰，提高诊断的一致性和可靠性。此外，人工智能还能够根据患者的具体情况，提供个性化的治疗建议和健康管理方案，实现肿瘤防控的精准化和个性化。

3. 个体化筛查策略的制定：精准医疗的必然趋势

基于个体遗传背景、生活习惯、环境因素等多方面的综合考虑，制定个性化的肿瘤筛查策略已成为精准医疗的重要组成部分。通过构建风险评估模型，科学家们能够预测个体在不同年龄、性别、遗传背景等条件下的肿瘤风险水平。结合个人的生活习惯、环境因素以及经济条件等因素，制定出最适合个体的筛查方案。这种个体化的筛查策略，不仅能够提高筛查的针对性和有效性，还能减少不必要的医疗资源浪费和患者的经济负担。此外，随着技术的不断进步和数据的不断积累，个体化筛查策略还将不断完善和优化，为更多人群提供更加精准、高效的肿瘤防控服务。

4. 加强国际合作与交流：共筑肿瘤防控的全球防线

肿瘤，给我们带来了全球性的健康挑战，需要各国政府、科研机构、医疗机构和公众共同努力应对。加强国际合作与交流不仅有助于促进肿瘤筛查技术的研发和推广应用，还能够分享成功的经验和做法，共同推动肿瘤防控事业的发展。

通过国际合作与交流，我们可以汇聚全球的智慧和力量，共同攻克肿瘤防控中的难题和挑战。国际合作还能够促进资源的优化配置和共享利用，提高全球肿瘤防控的效率和效果。在未来的发展中，我们应该继续加强国际合作与交流，携手共筑肿瘤防控的全球防线。

三、影像学在妇科肿瘤诊断中的应用

妇科肿瘤作为影响女性健康的重要疾病之一，其早期发现、准确诊断对制定合理治疗方案、提高患者生存率及生活质量至关重要。随着医学影像学技术的飞速发展，其在妇科肿瘤诊断中的应用日益广泛且深入，为临床提供了丰富的影像学信息，极大地提高了诊断的准确性和效率。本文将从影像学技术的概述、妇科肿瘤的分类与特点、影像学在妇科肿瘤诊断中的具体应用、优势与挑战以及未来发展趋势等方面进行详细阐述。影像学在妇科肿瘤诊断中发挥着不可替代的作用。随着技术的不断进步和创新发展，其在妇科肿瘤诊断中的应用将更加广泛且深入，为临床提供更加准确、高效、个性化的诊断服务。

（一）影像学技术概述

影像学技术是利用X线、超声、计算机断层扫描（CT）、磁共振成像（MRI）、正电子发射断层扫描（PET）等物理原理，通过非侵入性或微创方式获取人体内部结构和功能信息的医学技术。这些技术各具特色，在妇科肿瘤诊断中发挥着不可替代的作用。

1.X线：医学影像学的先驱

自1895年伦琴发现X射线以来，这一技术便迅速被应用于医学领域，成为最早的医学影像诊断手段。在妇科肿瘤的诊断中，X线主要通过其强大的穿透力，穿透人体组织并投射到胶片或数字探测器上，形成骨骼的清晰影像。虽然X线在软组织成像方面有所局限，但它在评估妇科肿瘤对骨盆等骨骼结构的侵犯情况上仍发挥着重要作用。通过对比健康骨骼与受肿瘤影响的骨骼形态变化，医生能够初步判断肿瘤的生长范围及其对周围结构的影响，为后续治疗方案的制定提供依据。

2.超声检查：无创诊断的佼佼者

超声检查以其无创、实时、价格低廉及可重复性强等优势，在妇科肿瘤的诊断中占据了举足轻重的地位。通过向人体内部发射高频声波，并接收其反射回来

的回声信号，超声设备能够构建出人体内部结构的二维或三维图像。在妇科领域，超声检查不仅能够清晰显示子宫、卵巢等器官的形态与大小，还能有效识别子宫肌瘤、卵巢囊肿等常见妇科疾病。此外，随着超声造影技术的发展，医生还能通过注射微泡造影剂来增强血管显示，进一步提高对肿瘤血管分布及血流动力学的评估能力。

3.CT扫描：精准重建的利器

计算机断层扫描（CT）技术通过X线对人体进行连续的多层扫描，并利用计算机算法重建出人体内部的三维图像。与传统X线相比，CT具有更高的空间分辨率和密度分辨率，能够更清晰地显示人体内部的解剖结构和病变细节。在妇科肿瘤的诊断中，CT扫描常用于评估肿瘤的大小、位置、与周围组织的关系以及是否存在淋巴结转移等情况。这些信息对确定肿瘤分期、制定手术方案及评估预后具有重要意义。

4.MRI：软组织成像的佼佼者

磁共振成像（MRI）技术利用磁场和射频脉冲，使人体组织内的氢质子发生共振并产生信号，通过计算机处理形成图像。MRI以其多参数成像、软组织分辨率高及无电离辐射等优点，在妇科肿瘤的诊断和分期中发挥着重要作用。通过不同参数的加权成像，MRI能够清晰显示肿瘤的内部结构、血供情况及与周围组织的关系。此外，MRI在评估肿瘤对周围组织的浸润深度判断肿瘤是否侵犯膀胱或直肠等邻近器官方面也具有独特优势。

5.PET：功能成像的先锋

正电子发射断层扫描（PET）技术通过检测人体内放射性示踪剂的分布和代谢情况来反映组织的生理功能和代谢状态。在妇科肿瘤中，PET主要用于评估肿瘤的恶性程度、预测治疗效果及监测复发等。通过注射放射性标记的葡萄糖类似物（如FDG），PET能够显示肿瘤组织的代谢活跃程度，从而间接反映其恶性程度。此外，PET还能在化疗或放疗前后评估肿瘤对治疗的反应情况，为调整治疗方案提供重要信息。PET在监测肿瘤复发方面也展现出巨大潜力，能够早期发现微小的肿瘤病灶，为患者争取宝贵的治疗时间。

（二）妇科肿瘤的分类与特点

妇科肿瘤种类繁多，按发生部位可分为子宫颈癌、卵巢癌、子宫内膜癌、外阴癌、阴道癌等。不同类型的妇科肿瘤在临床表现、病理特征及预后等方面存在差异，因此其影像学诊断方法也有所不同。

1. 子宫颈癌

子宫颈癌作为妇科最常见的恶性肿瘤之一，其早期往往没有明显的症状，这使得许多患者在确诊时已处于中晚期。然而，随着筛查技术的普及和影像学技术的进步，子宫颈癌的早期发现率正在逐步提高。CT 和 MRI 作为高级影像学手段，在子宫颈癌的诊断和分期中发挥着重要作用。它们不仅能够精确测量肿瘤的大小，还能清晰显示肿瘤对宫颈周围组织的浸润深度，包括宫旁组织受累情况及是否存在淋巴结转移，这些信息对制定个性化的治疗方案和预测患者的预后具有重大意义。此外，PET-CT 等更先进的影像学技术也开始应用于子宫颈癌的评估，进一步提高了诊断的准确性和全面性。

2. 卵巢癌

卵巢癌以其起病隐匿、早期症状不典型而著称，往往导致患者在出现明显症状时已进入晚期。因此，提高卵巢癌的早期诊断率一直是医学界努力的方向。影像学检查在卵巢癌的诊断和分期中占据着举足轻重的地位。CT 和 MRI 凭借其高分辨率和强大的三维重建能力，能够清晰显示卵巢肿瘤的大小、形态、位置以及与周围器官和血管的关系，为手术方案的制定提供了详尽的解剖学信息。这些技术还能帮助医生评估肿瘤的恶性程度，预测患者的预后，并为后续治疗方案的调整提供依据。

3. 子宫内膜癌

子宫内膜癌主要发生于绝经后女性，阴道不规则出血是其最常见的临床表现。超声检查作为子宫内膜癌的首选筛查方法，具有无创、便捷、经济等优点。通过超声检查，医生可以直观观察到子宫内膜的厚度和形态变化，对可疑病灶进行初步评估。对于超声检查发现的可疑病例，进一步的组织病理学检查是确诊的关键。此外，MRI 在子宫内膜癌的诊断和分期中也具有重要地位，它能够更准确地评估肿瘤对肌层的浸润深度以及是否存在淋巴结转移，为制订治疗计划提供重要参考。

4. 外阴癌和阴道癌

虽然外阴癌和阴道癌在妇科肿瘤中相对少见，但其诊断和治疗同样不容忽视。由于这些肿瘤位于体表或邻近体表的位置，因此它们在影像学上的表现相对直观。然而，为了更准确地评估肿瘤的范围和浸润深度，仍需要借助影像学技术，如 CT、MRI 等来做进一步的诊断。这些技术能够清晰地显示肿瘤与周围组织的关系，为制订合适的治疗计划提供重要依据。对于晚期或复杂病例，还需要结合多学科团队的综合评估以制订治疗方案。

（三）影像学在妇科肿瘤诊断中的具体应用

1. 超声检查

超声检查因其无创、实时、经济、可重复性强等优点，在妇科肿瘤诊断中占据重要地位。经腹超声和经阴道超声是两种常用的检查方式。

（1）经腹超声检查，作为妇科肿瘤筛查与诊断的重要手段之一，其优势在于能够覆盖腹部较广泛的区域，尤其适用于体积较大、位置较深的妇科肿瘤，如卵巢肿瘤、子宫肌瘤或某些类型的盆腔包块。患者无需做特殊准备，仅需在检查前充盈膀胱作为透声窗，以便于超声波穿透并清晰显示盆腔内脏器。通过腹部探头的细致扫描，医生可以初步评估肿瘤的大小、形态，边界是否清晰以及内部回声的均匀性，这些信息对于初步判断肿瘤的性质及制定进一步诊疗计划至关重要。然而，值得注意的是，经腹超声易受到肠气干扰，尤其是当肠道内气体较多时，可能会影响图像的清晰度，降低分辨率，从而在一定程度上限制了其诊断的准确性。

（2）相比之下，经阴道超声检查以其高分辨率、高清晰度及近距离扫描的优势，在妇科疾病的诊断中发挥着越来越重要的作用。此检查方法要求患者排空膀胱，并将高频探头轻轻放入阴道内，紧贴宫颈及后穹窿进行多角度、多层面的扫描。由于探头直接贴近子宫、卵巢等盆腔脏器，能够显著减少肠气及腹部脂肪的干扰，使得图像更加清晰，细节展现更为丰富。因此，经阴道超声特别适用于子宫内膜病变，如子宫内膜癌、早期卵巢癌、异位妊娠以及输卵管卵巢疾病的诊断，能够更早地发现微小病灶，提高诊断的敏感性和准确性，此外，对评估卵巢血流情况、监测肿瘤治疗效果等方面也具有重要意义。

2.CT检查

CT检查具有成像速度快、图像清晰、密度分辨率高等优点，在妇科肿瘤的诊断和分期中发挥着重要作用。

（1）在医学影像学的领域中，平扫CT与增强扫描是评估肿瘤性质及其周围结构不可或缺的两种技术手段。平扫CT，作为初步检查的首选，通过X线与计算机技术的结合，能够无创、快速地展示肿瘤的基本形态、大小、位置以及初步的密度特征。然而，由于肿瘤组织与周围正常组织在密度上可能存在细微差异，平扫CT在区分肿瘤边界及评估其与邻近结构的关系时往往面临挑战，这时，增强扫描便显得尤为重要。通过静脉注射造影剂，造影剂随血液循环进入体内，由于肿瘤组织在血管生成、血管通透性等方面的异常，使得肿瘤区域与正常组织之间形成明显的密度差异。这一差异在CT图像上被放大，从而使得医生能够更清晰地观察到肿瘤的轮廓、浸润范围，甚至能够评估淋巴结的转移情况及血管是否受到累及。这种详尽的信息对确定肿瘤分期、制定治疗方案以及评估预后都具有重要的价值。

（2）三维重建技术，则是CT检查技术的一次革命性飞跃。它不仅仅局限于二维图像的呈现，而是利用CT扫描所获取的大量数据，通过计算机算法进行复杂的计算与处理，最终生成三维立体的图像模型。这种技术能够直观、全面地展示肿瘤与周围组织的空间关系，包括肿瘤的形状、大小、位置、与邻近血管、神经等重要结构的相对位置等。对于外科医生而言，三维重建图像如同一个虚拟的手术室，使他们能够在术前就对手术路径、切除范围、可能的并发症等进行充分的预判与规划，从而大大提高了手术的精确性和安全性。此外，三维重建技术还广泛应用于教学、科研及患者沟通等多个领域，极大地促进了医学知识的传播与医患之间的有效沟通。

3.MRI检查

MRI以其多参数成像、软组织分辨率高等特点，在妇科肿瘤的诊断和分期中具有独特的优势。

（1）T1WI主要通过不同组织间T1弛豫时间的差异来成像，对富含脂肪的组织具有较高的敏感性。在肿瘤诊断中，T1WI虽不直接作为肿瘤组织的主要显示手段，但其在识别肿瘤周围脂肪浸润，评估肿瘤与脂肪组织的关系时具有独特意义。此外，随着MRI技术的发展，一些特定造影剂的应用（如超顺磁性氧化铁纳米颗粒等）还能使T1WI在显示肿瘤新生血管、评估肿瘤血供方面发挥新的作用。

（2）T2WI则因其对含水组织的显著敏感性，成为肿瘤诊断中的关键序列。肿瘤组织往往因代谢旺盛、血管通透性增加等原因，导致细胞内或细胞间隙水分增多，从而在T2WI上呈现出高信号。这种高信号不仅有助于清晰地区分肿瘤与周围组织，还能揭示肿瘤内部的坏死、囊变等病理改变。对于脑肿瘤、肝脏肿瘤等含水丰富的肿瘤类型，T2WI更是不可或缺的诊断工具。

（3）功能成像技术的兴起为肿瘤的诊断和疗效评估开辟了新的视野。扩散加权成像（DWI）通过测量水分子在组织中的扩散能力，反映肿瘤细胞的密度和排列状态，对评估肿瘤的侵袭性、预测化疗敏感性具有重要意义。灌注加权成像（PWI）则通过模拟血流动力学过程，评估肿瘤区域的血流灌注情况，为肿瘤分期、治疗方案的制订提供依据。

（4）MRI光谱分析作为一种高度特异性的分析方法，能够无创地检测肿瘤组织内代谢产物的种类和浓度变化。这些代谢产物的变化往往与肿瘤的恶性程度、增殖活性及治疗效果密切相关。因此，MRI光谱分析不仅有助于评估肿瘤的恶性程度，还能为制定个性化的治疗方案、监测治疗反应提供科学依据。

4.PET检查

PET检查通过检测人体内放射性示踪剂的分布和代谢情况来反映组织的生理功能和代谢状态，在妇科肿瘤中主要用于评估肿瘤的恶性程度、预测治疗效果及监测复发等。然而，由于其成本较高、操作复杂且辐射剂量较大，PET在妇科肿瘤诊断中的应用相对有限。

（三）影像学在妇科肿瘤诊断中的优势与挑战

1.优势

（1）无创或微创的特点使得影像学技术成为众多患者的首选。无论是超声、CT还是MRI，这些检查方法均无须手术切开或侵入性操作，从而避免了手术创伤可能带来的疼痛、感染、出血等并发症。这对需要频繁检查或身体状况不佳的患者来说尤为重要，确保了诊断过程的安全性和舒适性。

（2）实时或准实时成像的能力为医生提供了动态观察病变变化的宝贵机会。超声检查以其实时性著称，能够立即捕捉到器官、组织或病变在自然状态下的运动、形态及功能变化，这对于评估心脏、血管、胎儿等动态结构尤为重要。CT和MRI虽然成像速度相对较慢，但通过高速扫描技术和先进的图像重建算法，也能在短时间内完成高质量的图像采集，为医生提供详尽的解剖结构和病理信息。

（3）高分辨率和多参数成像则是高级影像学技术的另一大亮点。MRI以其卓越的空间分辨率和丰富的成像参数，能够深入揭示肿瘤组织的微观结构和功能状态。通过调整不同的成像参数和序列，MRI可以敏感地捕捉到肿瘤内部的血流灌注、水分子扩散、代谢物浓度等生理、生化信息，为医生提供更为全面、准确的诊断依据。这些信息不仅有助于判断肿瘤的良恶性、侵袭范围及分化程度，还能为制定个性化的治疗方案提供有力支持。

（4）影像学检查的可重复性强也是其不可忽视的优势之一。由于这些检查方法不会对患者造成永久性损伤或遗留后遗症，因此可以根据临床需要进行多次检查以监测病情变化或评估治疗效果。这种可重复性不仅提高了诊断的连续性和准确性，还便于医生及时调整治疗方案以优化患者预后。

2. 挑战

假阳性和假阴性问题：影像学检查受多种因素影响，如患者体位、呼吸运动、肠道气体等可能导致假阳性和假阴性结果的出现。

（1）技术依赖性

影像学诊断的精准度与信赖度，深深植根于尖端设备的卓越性能之上，操作人员的专业技能与丰富经验亦是不可或缺的关键因素。设备的先进性与稳定性确保了图像质量的清晰与精准，而操作人员的精湛技艺与深厚积累，则让诊断结果更加贴近实际，提升了整体诊断的可靠性与权威性。

（2）成本问题

部分如 PET 等高级影像学技术，尽管在诊断上具有显著优势，但其高昂的成本往往超出一般医保范畴，这可能成为患者及其家庭面临的沉重经济负担。因此，在推广与应用此类技术时，需综合考虑患者经济承受能力，探索合理的费用分担机制。

（3）辐射风险

X 线和 CT 等影像学技术，虽为医疗诊断之利器，但其伴随的辐射剂量亦不容忽视。长期或频繁接受此类检查，患者累积的辐射量可能上升，进而增加罹患辐射相关疾病，如癌症等的潜在风险。因此，在采用这些技术时需权衡利弊，确保检查的必要性并控制辐射暴露量。

（四）未来发展趋势

随着医学影像学技术的不断进步和创新发展，其在妇科肿瘤诊断中的应用前景将更加广阔。未来发展趋势主要包括以下几个方面：

1. 技术融合与创新

技术融合是当前医学影像学发展的显著特征之一。超声造影、CT 灌注成像与 MRI-PET 融合成像等技术的出现，正是这一趋势的具体体现。超声造影通过向血管内注入微泡造影剂，增强了超声图像的对比度和分辨率，使得血管结构、肿瘤血供情况得以更清晰地展现，为判断肿瘤良恶性及评估治疗效果提供了重要依据。CT灌注成像则利用造影剂在组织内的动态分布信息，定量评估肿瘤的血流灌注状态，为肿瘤分期、预测预后提供重要参数。MRI-PET融合成像更是将MRI的高空间分辨率与PET的功能代谢信息完美结合，实现了从形态到功能，从宏观到微观的全面诊断，极大地提高了诊断的精准度。

2. 人工智能与大数据技术的应用

随着大数据时代的到来，人工智能在医学影像学的应用日益广泛。基于大数据的智能诊断系统，通过海量影像数据的深度学习与分析，能够自动识别并提取出肿瘤的特征性信息，实现影像的自动化分析和处理。这不仅大大提高了诊断的效率和准确性，还减少了人为因素导致的误诊和漏诊。此外，人工智能还能辅助医生进行病例管理，通过智能分析患者的影像资料、临床信息及遗传数据，为患者提供个性化的治疗方案建议。在治疗决策和预后评估方面，人工智能同样展现出巨大的潜力，能够基于大数据模型预测患者的治疗反应和生存期，为临床决策提供有力支持。

3. 个性化诊断方案的制定

随着精准医疗理念的深入人心，个性化诊断方案的制定成为妇科肿瘤诊断的重要方向。基于患者的遗传背景、生活习惯、疾病史等多维度信息，医生可以更加精准地评估患者的肿瘤风险，并据此制定个性化的检查计划和治疗方案。例如，对于携带特定肿瘤易感基因的患者，可以通过加强监测和早期筛查来及时发现并干预肿瘤的发生；对于生活习惯不良的患者，则可以通过调整生活方式、改善饮食结构等措施来降低发生肿瘤风险。这种以患者为中心的个性化诊断模式，不仅提高了诊断的针对性和有效性，还促进了医疗资源的合理配置和高效利用。

4. 新型影像学技术的研发

科学技术的迅猛发展不断催生着新型影像学技术的涌现。光声成像作为一种新兴的医学影像技术，利用光激发声波的原理来探测组织内部的结构和功能信息，具有非侵入性、高对比度和高分辨率等优点，在妇科肿瘤的诊断中具有广阔的应用前景。太赫兹成像技术则利用太赫兹波段的电磁辐射与物质相互作用的特性，实现了对生物组织分子水平上的成像，为探索肿瘤发生发展的分子机制提供了新的工具。这些新型影像学技术的研发和应用，将进一步丰富和完善妇科肿瘤的诊断手段，推动诊断技术向更高水平迈进。

第二节 子宫颈癌

一、HPV 感染与子宫颈癌的关系

子宫颈癌（Cervical Cancer）是女性生殖道最常见的恶性肿瘤之一，其发病率和死亡率在全球范围内女性恶性肿瘤中均占据重要比重。随着医学研究的深入，人乳头瘤病毒（Human Papillomavirus, HPV）与子宫颈癌之间的紧密联系逐渐被揭示 HPV 感染是子宫颈癌发生的主要危险因素之一，但并非所有 HPV 感染者都会发展为子宫颈癌。通过接种 HPV 疫苗、保持健康的生活方式和定期进行子宫颈癌筛查等措施，可以有效降低子宫颈癌的发病率。对于已经确诊为子宫颈癌的患者，应根据临床分期和患者情况制定个体化的治疗方案，以提高治疗效果和患者生存率。

（一）HPV 的基本概述

HPV，全称人乳头瘤病毒，是一种具有双链 DNA 结构的微小病毒，隶属于乳头瘤病毒科，广泛存在于自然界中。依据其诱发细胞癌变的风险程度，HPV 被细分为高危型和低危型。高危型 HPV，诸如 HPV16、HPV18 等型号，是引发子宫颈癌及其他相关恶性肿瘤的关键因素，它们的持续感染常被视为癌前病变的重要信号。相反，低危型 HPV 则倾向于导致生殖器区域出现良性的皮肤增生，如生殖器疣，虽不致命，但影响生活质量。HPV 的传播途径多样，其中性接触是最主要的传播方式，但不可忽视的是，间接接触受污染的物品，如衣物、毛巾等，也可能成为病毒传播的媒介。因此，提高公众对 HPV 的认识，加强个人卫生习惯，对预防 HPV 感染及相关疾病具有重要意义。

（二）HPV 感染的特点

HPV 感染展现出其独特的流行病学特点，其普遍性令人瞩目。在全球范围内，女性一生中感染 HPV 的概率为 70%～80%，这一数字凸显了 HPV 作为公共卫生问题的严峻性。然而，值得庆幸的是，并非所有 HPV 感染都会引发严重后果。实际上，绝大多数感染是短暂且悄无声息的，它们悄然发生在人体内，却往往不引起任何症状，随后在强大的免疫系统作用下被悄无声息地清除。这一过程强调了人体免疫力的关键作用，以及大多数 HPV 感染的自限性本质。然而，对那些不幸遭遇高危型 HPV 持续感染的女性而言，她们面临着子宫颈癌等恶性疾病的风险，这再次强调了定期筛查和及时干预的重要性。因此，正确认识 HPV 感染的特点，既不过分恐慌，也不掉以轻心，是维护女性健康的关键所在。

（三）HPV 感染与子宫颈癌的发病机制

HPV 感染引发子宫颈癌的发病机制是一个多步骤、多因素协同作用的过程，其复杂程度远超简单的因果链。在 HPV 的初始入侵阶段，病毒利用其精密的外壳蛋白作为"钥匙"，精准识别并绑定宿主细胞表面的特定受体，这一步骤是病毒成功进入细胞内部的关键。一旦进入，HPV 的 DNA 便开始了其狡猾的"寄生"之旅，通过整合到宿主细胞的基因组中，它巧妙地利用细胞的复制机制进行自身的扩增，这一过程扰乱了细胞正常的生长周期调控，促使细胞异常增殖和分化。

尤为值得注意的是，HPV 并非孤军奋战，其携带的某些基因产物还具备抑制宿主免疫反应的能力，这些"免疫逃逸"策略使得感染细胞能够巧妙地避开机体的免疫监视，为病毒的持续存在和复制提供了有利条件。随着时间的推移，感染细胞在 HPV 的持续作用下逐渐发生异型增生，这一过程从轻微的细胞变化逐渐累积，最终形成子宫颈上皮内瘤变（CIN），这是子宫颈癌发生的重要前兆。若未能及时干预，CIN 将进一步恶化，最终演变为子宫颈癌，对女性的生命健康构成严重威胁。

（四）HPV 感染对子宫颈癌风险的评估

HPV 感染与子宫颈癌风险之间的关联复杂而微妙，因此，对 HPV 感染者进行精准的风险评估显得尤为重要。风险评估不仅关乎个体的健康预警，更是制定个性化预防和治疗策略的基础。

在风险评估的实践中，HPV 分型检测犹如一把精准的"钥匙"，能够开启了解感染者具体风险状况的大门。通过识别感染的是高危型还是低危型 HPV，医生能够初步判断患者未来发展为子宫颈癌的可能性。值得注意的是，高危型 HPV 的持续感染是子宫颈癌发生的关键驱动因素，因此，对这类感染者的密切监测和及时干预尤为重要。而细胞学检查，作为子宫颈癌筛查的经典方法，其重要性不言而喻。它能够直观地发现子宫颈上皮细胞的异常变化，如细胞核增大、形态不规则等，这些都是子宫颈癌前病变的重要标志。通过细胞学检查，医生可以及时发现并处理潜在的病变区域，从而阻断子宫颈癌的发生发展。

联合检测则是风险评估领域的"强强联合"。它将HPV分型检测和细胞学检查的优势融为一体，既能够明确感染类型，又能够发现细胞异常，从而实现对子宫颈癌风险的全面、准确评估。这种综合评估方法不仅提高了筛查的敏感性和特异性，也为医生制定更加科学合理的预防和治疗方案提供了有力支持。

（五）HPV感染与子宫颈癌的预防

预防HPV感染是降低子宫颈癌发病率的关键。目前，预防HPV感染的主要措施包括接种HPV疫苗、保持健康的生活方式和定期进行子宫颈癌筛查等。

1. 接种HPV疫苗

HPV疫苗是预防HPV感染的有效手段。目前，市场上主要有二价、四价和九价HPV疫苗，分别针对不同类型的HPV进行预防。接种HPV疫苗能够显著降低子宫颈癌的发病率，特别是对于未感染HPV的青少年女性效果更佳。

2. 保持健康的生活方式

保持健康的生活方式也是预防HPV感染的重要措施，包括避免过早性生活、减少性伴侣数量、使用安全套等。戒烟、保持良好的饮食习惯和适当的运动也有助于提高机体免疫力，减少HPV感染的风险。

3. 定期进行子宫颈癌筛查

定期进行子宫颈癌筛查能够早期发现子宫颈癌前病变和早期子宫颈癌，从而及时进行干预和治疗。目前，常用的筛查方法包括细胞学检查、HPV分型检测以及联合检测等。

（六）HPV感染与子宫颈癌的治疗

对于已经确诊为子宫颈癌的患者，治疗原则是根据临床分期、患者年龄、生育要求以及全身状况等因素制定个体化的治疗方案。常用的治疗方法包括手术治疗、放射治疗和化学治疗等。

1. 手术治疗

手术治疗是早期子宫颈癌的主要治疗方法。通过手术切除病灶和受累组织，达到根治的目的。对于年轻患者，还可以考虑保留卵巢及阴道功能。

2. 放射治疗

放射治疗是子宫颈癌的重要治疗手段之一。对于不能耐受手术或肿瘤病灶较大的患者，可以选择放射治疗。放射治疗包括体外照射和腔内照射两种方式，通过射线杀灭肿瘤细胞以达到治疗的目的。

3. 化学治疗

化学治疗主要用于晚期及发生全身转移的患者。通过化疗药物杀灭肿瘤细胞，控制病情进展，提高患者生存率。

二、子宫颈细胞学检查与 HPV 检测

子宫颈癌作为女性生殖系统最常见的恶性肿瘤之一，其预防和早期诊断对提高女性健康水平和降低死亡率至关重要。在子宫颈癌的筛查策略中，子宫颈细胞学检查（Cervical Cytology，通常称为 Pap Smear 或 Pap Test）与 HPV（人乳头瘤病毒）检测占据了核心地位。这两种方法各自具有独特的优势与局限性，但共同构成了当前子宫颈癌筛查体系的重要基石。通过联合使用这两种方法并不断优化筛查策略，我们可以更有效地发现早期子宫颈癌和癌前病变，从而挽救更多女性的生命。未来，随着医学技术的不断进步和筛查策略的逐步完善，子宫颈癌的防控工作将取得更加显著的成效。

（一）子宫颈细胞学检查的基本原理与发展历程

1. 基本原理

子宫颈细胞学检查是一种通过采集子宫颈外口和宫颈管的脱落细胞，经过染色后在显微镜下观察细胞形态变化，以判断是否存在异常细胞或癌前病变的技术。其理论基础在于子宫颈癌及其癌前病变往往伴随着细胞形态学的改变，如细胞核增大、染色质增粗、核质比例增大等。

2. 发展历程

HPV 感染与子宫颈癌风险之间的关联，是医学界长期关注与深入研究的焦点。尽管 HPV 感染普遍，但仅有一小部分感染者最终会发展为子宫颈癌，其中的差异促使我们探索更为精细的风险评估策略。

HPV 分型检测作为风险评估的第一步，其重要性在于能够精准识别出高危型 HPV 感染。高危型 HPV，如 HPV16 和 HPV18，因其强烈的致癌潜力而被特别关注。通过分型检测，医疗专业人员可以迅速锁定那些处于更高风险状态的个

体，从而为她们提供更密集、更个性化的监测和干预措施。这种早期识别和干预的策略，对降低子宫颈癌的发病率具有至关重要的意义。

细胞学检查，作为子宫颈癌筛查的经典手段，其价值在于能够直接观察子宫颈上皮细胞的形态学变化。在HPV感染过程中，细胞可能会经历一系列异常变化，如细胞核增大、染色质增深等，这些变化往往是子宫颈癌前病变的先兆。通过细胞学检查，医生可以及时发现这些异常细胞，进一步通过病理诊断确认是否存在子宫颈上皮内瘤变（CIN）等癌前病变。这一步骤对早期发现和治疗子宫颈癌至关重要，因为它允许我们在疾病进展到不可逆转的阶段之前，就采取必要的干预措施。

联合检测则是风险评估领域的创新之举。它将HPV分型检测和细胞学检查的优势相结合，通过同时检测HPV感染状态和细胞形态学变化，为子宫颈癌风险的评估提供了更为全面和准确的信息。联合检测不仅提高了筛查的敏感性和特异性，还降低了漏诊和误诊的风险，使得更多潜在的高风险人群能够得到及时的关注和干预。这种综合评估方法的应用，无疑为子宫颈癌的预防和治疗开辟更加广阔的前景。

（二）HPV检测的基本原理与检测方法

1. 基本原理

HPV检测的基本原理根植于先进的分子生物学技术之中，其核心在于精准捕捉并分析子宫颈脱落细胞中的HPV DNA或RNA分子。这一过程犹如在微观世界中寻找特定的"指纹"，通过高度敏感和特异性的方法，检测人员能够识别出是否存在HPV感染及其具体类型。鉴于高危型HPV感染在子宫颈癌发病机制中的核心地位，HPV检测在子宫颈癌的筛查程序中占据了举足轻重的地位。它不仅能够帮助医生及早发现潜在的风险因素，还能为制定个性化的预防和治疗策略提供科学依据，从而有效降低子宫颈癌的发病率和死亡率。

2. 检测方法

HPV检测方法多种多样，包括杂交捕获法（Hybrid Capture 2, HC2）、PCR（聚合酶链式反应）技术、基因芯片技术等。其中，HC2是最早获得FDA批准的HPV检测方法之一，它利用抗体捕获HPV DNA并以与RNA探针杂交产生信号的原理来检测HPV感染。PCR技术则通过扩增特定的HPV DNA序列来提高检测的敏感性。基因芯片技术则能够检测多种HPV类型，为临床提供更加全面的信息。

(三) 子宫颈细胞学检查与 HPV 检测的临床应用

1. 筛查策略

子宫颈癌的筛查策略在不断演进中，力求在敏感性与特异性之间找到最佳平衡点。单独使用细胞学检查作为初筛，虽能有效识别出大部分细胞学异常的病例，但其局限性在于可能错过那些尚未显现细胞学变化但已感染高危型HPV的个体。相反，HPV 检测的广泛应用，以其高敏感性著称，能够捕捉到更多潜在的 HPV 感染者，但也可能带来不必要的恐慌和过度医疗，因为其特异性相对较低，意味着并非所有 HPV 感染者都会发展为子宫颈癌。

鉴于此，联合筛查策略应运而生，它融合了细胞学检查与 HPV 检测的优势，既提高了筛查的敏感性，又尽量保持了特异性。通过同时评估细胞学状态和 HPV 感染情况，医生能够更全面地评估患者的子宫颈癌风险，并据此制定更加个性化和精准的随访与治疗计划。这种联合筛查模式已成为当前子宫颈癌筛查领域的主流趋势，被越来越多的国家和地区采用和推广。

2. 临床意义

子宫颈细胞学检查与 HPV 检测的临床价值深远，它们构成了子宫颈癌防治体系中的关键一环。通过这两项检查，医疗专业人员能够在子宫颈癌的早期阶段，即癌前病变时期，就捕捉到疾病的蛛丝马迹。这不仅为患者争取到了宝贵的治疗时间，还大大提高了治疗的成功率和生存率。对于细胞学检查未见异常但 HPV 检测却呈阳性的女性，定期的随访与进一步检查如同设置了多道防线，确保任何潜在的病变都不会被遗漏。而对于那些细胞学检查结果异常或 HPV 持续阳性的女性，及时的阴道镜检查和活检等深入诊断手段，更是为精准治疗方案的制定提供了坚实依据。这一系列流程的实施，充分体现了子宫颈癌防治策略中的"早发现、早诊断、早治疗"原则，对于保障女性健康具有重要意义。

(四) 筛查策略的优化与挑战

1. 优化策略

在子宫颈癌筛查的征途上，研究人员持续探索，力求以科技之光照亮前行之路。他们致力于研发新型细胞学检查技术和 HPV 检测方法，如利用液基薄层细胞学技术（LCT）和实时荧光定量 PCR 等先进技术，来增强检测的敏感性和特异性，使筛查结果更加精准可靠。他们还深入研究筛查间隔和年龄范围的优化策略，通过大数据分析和模型预测，科学设定筛查周期，确保既能及时发现潜在风险，又能避免不必要的频繁检查和过度治疗，减轻患者的身心负担。加强健康教育和宣传也是提升子宫颈癌筛查效率与准确性的重要一环。通过普及子宫颈癌防治知识，提高女性对筛查重要性的认识，鼓励她们积极参与筛查，形成全社会共同关注女性健康的良好氛围。这些综合措施的实施，将为子宫颈癌的早诊早治提供更有力的支持，进一步守护女性的生命健康。

2. 面临的挑战

子宫颈癌筛查策略的优化之路并非坦途，其面临的挑战复杂而多样。首先，全球范围内的医疗资源分配不均，经济条件各异，加之文化背景的差异，使得统一的筛查标准难以在全球范围内迅速推广和实施。这要求我们在制定筛查策略时，必须充分考虑各地的实际情况，因地制宜，灵活调整。

HPV 疫苗的广泛接种为子宫颈癌的预防带来了革命性的变化，但同时也提出了新的挑战。随着疫苗覆盖率的提高，未来子宫颈癌的发病率预计将显著下降，但这并不意味着我们可以放松警惕。相反，我们需要更加精准地评估疫苗的效果，并根据实际情况调整筛查策略，以确保在疫苗时代依然能够有效地发现和治疗子宫颈癌及其前病变。此外，我们还需要关注疫苗接种后的长期效果，以及疫苗未覆盖人群的风险管理等问题。

（五）未来趋势与展望

1. 技术创新

随着医学技术的不断发展，未来子宫颈细胞学检查与 HPV 检测将不断引入新技术和新方法，如人工智能、液体活检等。这些技术将进一步提高检测的准确性和效率，为子宫颈癌的筛查提供更加有力的支持。

2. 策略调整

随着 HPV 疫苗接种率的提高和子宫颈癌发病率的下降，未来的筛查策略可能会逐步向更加精准和个性化的方向发展。例如，根据女性的年龄、疫苗接种史、既往筛查结果等因素制定个性化的筛查方案；利用大数据和人工智能技术建立风险评估模型，对高危人群进行重点筛查等。

3. 健康教育

加强健康教育和宣传也是未来子宫颈癌防控工作的重要方向。通过普及子宫颈癌防治知识，提高女性对筛查的认识和参与度，推广健康生活方式等措施，可以进一步降低子宫颈癌的发病率和死亡率。

三、子宫颈癌的手术、放疗与化疗

子宫颈癌是女性常见的恶性肿瘤之一，其治疗方案通常包括手术、放疗和化疗等多种手段。这些治疗方法的选择和组合依赖于患者的临床分期、年龄、生育要求以及全身状况等因素。子宫颈癌的手术治疗、放疗和化疗是3种主要的治疗方法，它们各自具有独特的优势和适用范围。在实际治疗过程中，医生会根据患者的具体情况选择合适的治疗方法或综合治疗方法以达到最佳治疗效果。患者也需积极配合治疗并保持良好的心态和生活习惯以提高治疗效果和生存率。

（一）子宫颈癌的手术治疗

1. 手术治疗的原则

行手术治疗早期子宫颈癌时，需遵循精准、全面的原则，力求在最大程度上切除病灶以保留患者的生理功能和维持生活质量。手术方案的制定需细致入微，综合考虑患者的个体化需求，如年龄较轻且有生育愿望的女性，可能会倾向于选择保留生育功能的手术方式，如宫颈锥切术或根治性宫颈切除术。对于年龄较大、无生育需求或病情较重的患者，则可能需采取更广泛的切除范围，如子宫全切术加双侧附件切除，甚至包括盆腔淋巴结清扫，以彻底清除可能存在的癌细胞，降低复发风险。此外，手术前后的辅助治疗，如化疗、放疗等，也是提高手术治疗效果、改善患者预后的重要措施。

2. 手术方式

（1）宫颈锥切术：这一术式作为早期子宫颈癌治疗中的保守选择，其核心价值在于对年轻、渴望保留生育功能患者的精细关怀。手术通过锥形切除宫颈组织的方式，精准定位并去除病灶，同时尽量保留周围健康组织及子宫体的完整性。这一过程不仅需要高超的手术技巧，更需术前详尽的病理评估与分期确认，以确保手术范围既满足治疗需求，又不至于过度损伤。术后，患者需接受严格的随访监测，包括定期复查宫颈细胞学检查及HPV状态，以及时捕捉任何复发迹象。此外，心理支持同样不可或缺，帮助患者应对手术带来的身体变化及可能的生育担忧。

（2）根治性宫颈切除术：针对早期宫颈癌中较为局限的病变（如ⅠA2期

或ⅠB1期），且患者年龄较轻、有强烈保留生育愿望时，根治性宫颈切除术成为了平衡治疗与生育需求的优选方案。此手术不仅要求彻底切除宫颈及其周围可能受累的淋巴结，还需精细缝合阴道残端，确保术后解剖结构的恢复与功能的保留。术中，医生需借助先进的腹腔镜或机器人辅助手术系统，以提高手术的精准度和安全性。术后，患者需接受多学科团队的密切监护，包括生殖内分泌专家、心理咨询师等，共同促进患者的全面康复。

（3）全子宫切除术：对于已无生育需求或病情不允许保留子宫的患者，全子宫切除术成为了标准的治疗选择。该手术通过完全移除子宫体及宫颈，有效降低了肿瘤复发的风险。然而，手术也伴随着一定的生理与心理影响，如术后性激素水平的改变、盆腔结构的改变等。因此，术前需充分与患者沟通，确保其对手术有充分的认识与心理准备。术后，康复护理同样重要，包括促进伤口愈合、预防并发症、调整生活方式等。

（4）次广泛子宫切除术：针对某些特定病情（如ⅠA2期且无需保留生育功能），次广泛子宫切除术提供了一种更为彻底的解决方案。该手术在切除子宫的基础上，进一步扩大了切除范围，包括部分宫旁组织及可能受累的淋巴结。此举旨在进一步降低复发风险，但相应地也增加了手术难度与风险。术后，患者需要更长时间的恢复与监护，以确保手术效果的最大化。

（5）广泛子宫切除术：对于病情更为严重的宫颈癌患者（如ⅠB1期至ⅡA2期），广泛子宫切除术加腹膜后淋巴结切除成为了标准的治疗模式。此手术范围广泛，涉及多个重要器官的游离与保护，如输尿管、膀胱、直肠等，对手术团队的技术水平与协作能力提出了极高要求。术后，患者可能面临一系列挑战，包括盆底功能障碍、尿失禁、肠粘连等并发症。因此，术后康复护理、物理治疗及心理疏导显得尤为重要。

（6）盆腔廓清术：作为宫颈癌治疗的终极手段，盆腔廓清术仅适用于晚期或复发性宫颈癌患者，旨在通过彻底切除所有受累器官与组织，达到根治目的。然而，该手术风险极高，并发症多，对患者身体条件与心理承受能力均有严格要求。术前需进行详尽的评估与准备，术后则需采取严格的监护与康复措施，以确保患者能够顺利度过围手术期，提高生存质量。尽管挑战重重，但对于部分晚期患者而言，盆腔廓清术仍是其延长生命、改善生活质量的最后希望。

3. 手术效果

手术治疗对于早期子宫颈癌患者效果显著,多数患者可达到治愈目的。然而,手术效果也受多种因素影响,如患者年龄、病情严重程度、手术范围等。手术后需定期复查,以监测病情变化和预防复发。

(二)子宫颈癌的放疗

1. 放疗的原理

放疗作为癌症治疗的重要手段之一,其基本原理在于利用高能量射线强大的穿透力和生物效应使癌细胞死亡或丧失增殖能力。这些射线(主要包括 X 射线、γ 射线等)在穿透人体组织时,能够精准定位于肿瘤区域,并深入其内部,通过电离辐射的作用,射线直接作用于癌细胞的 DNA 分子链上,造成 DNA 双链断裂或交联,从而破坏其遗传信息的完整性。这种 DNA 损伤难以被细胞自身修复机制所纠正,进而引发癌细胞生长和分裂的失控,最终导致癌细胞死亡或丧失增殖能力。放疗根据射线来源的不同,可分为体外放疗和腔内放疗,前者通过外部设备发射射线,后者则将放射源直接置于肿瘤部位附近,以实现更为精准的治疗。

2. 放疗的适应证

放疗在子宫颈癌的治疗中扮演着至关重要的角色,其适应证广泛覆盖了不同分期的患者。对于早期子宫颈癌患者,尽管手术是首选治疗方式,但放疗常作为手术后的辅助治疗手段,旨在消灭可能残留的癌细胞,降低复发风险。尤其对于存在高危因素的患者,如切缘阳性、淋巴结受累等,放疗的加入能够显著提高治疗效果。对于中晚期子宫颈癌患者,由于肿瘤已侵犯周围组织或发生远处转移,手术难度和风险增加,此时放疗则成为主要治疗手段之一。通过精准的放疗计划,可以有效控制肿瘤生长,缓解症状,提高患者生存质量,并为部分患者争取到手术或进一步治疗的机会。

3. 放疗的方式

(1)体外放疗,作为放射治疗的一种重要形式,其操作过程严谨且精确。首先,患者会被安置在特制的治疗床上,并通过固定体膜确保身体在治疗过程中的稳定性,这是为了确保射线能够准确无误地聚焦于肿瘤区域。随后,利用先进的加速器设备,如直线加速器或回旋加速器,产生高能 X 线或电子束等射线源。这些高能射线穿透人体皮肤和组织,直达子宫、宫旁组织以及盆腔淋巴引流区等广泛区域,对癌细胞进行精准打击。体外放疗的优势在于能够覆盖较大的治疗区域，对控制肿瘤在盆腔内的扩散具有重要意义。随着计算机技术和影像学的进步，体外放疗已经实现了高度的个性化和精准化，能够根据患者的具体情况制定最优化的治疗计划，减少对周围正常组织的损伤。

（2）腔内放疗，则是一种更为直接且高效的放射治疗方式。它通过将特制的施源器放置入子宫腔及阴道内，使放射源近距离地贴近宫颈肿瘤组织。这种近距离照射的方式能够显著提高肿瘤局部的照射剂量，从而更有效地杀灭癌细胞。由于放射源距离肿瘤较近，而周围正常组织受到的照射剂量相对较低，因此能够显著减少对周围正常组织的损伤。腔内放疗在子宫颈癌的治疗中尤为重要，尤其是对于那些局部晚期或复发性的宫颈癌患者，它能够在不增加全身副作用的情况下，实现对肿瘤的高效控制。此外，随着三维打印技术和图像引导技术的不断发展，腔内放疗的施源器设计和定位也变得更加精确和个性化，进一步提高了治疗效果和患者的舒适度。

4. 放疗的效果

放疗作为子宫颈癌治疗的重要手段，其疗效显著，尤其在局部晚期患者中，常能达到根治性效果，有效抑制肿瘤生长，延长患者生存期。然而，放疗的双刃剑特性也不容忽视，其在杀灭癌细胞的同时也可能对周围正常组织造成损伤，引发一系列副作用和并发症。放射性膀胱炎、放射性直肠炎等便是其中较为常见的并发症，患者可能会出现尿频、尿急、尿痛、腹泻、便血等症状，严重影响生活质量。因此，在放疗过程中，医护人员需密切监测患者的身体状况，及时发现并处理这些不良反应。通过调整放疗剂量、优化放疗计划、加强患者护理等措施，可以最大限度地减轻放疗的副作用，提高患者的耐受性和治疗效果。

（三）子宫颈癌的化疗

1. 化疗的深入原理

化疗药物的作用机制复杂多样，主要包括以下几个方面：一是直接破坏癌细胞的 DNA 结构，阻止其复制和分裂。二是干扰癌细胞的蛋白质合成和代谢过程，使其无法正常生长。三是影响癌细胞的信号传导通路，阻断其生长信号或诱导其凋亡。这些作用机制共同作用，使得化疗药物能够在一定程度上杀灭或抑制癌细胞的生长。

2. 化疗的适应证与个性化方案

化疗在子宫颈癌治疗中的应用广泛，几乎涵盖了所有分期的患者。对于早期患者，化疗常作为手术前的辅助治疗，旨在缩小肿瘤体积、降低手术难度、提高手术成功率；术后则可作为巩固治疗，杀灭残留的癌细胞，预防复发。对于中晚期患者，化疗更是不可或缺的治疗手段，常与放疗结合使用，形成同步放、化疗模式，通过两者之间的协同作用，提高治疗效果。对于复发或转移的患者，化疗也是重要的姑息治疗手段，能够缓解症状、延长生存期。

化疗方案的制定高度个性化，需综合考虑患者的年龄、身体状况、病理类型、分期、既往治疗史及合并症等多种因素。医生会根据患者的具体情况，选择适合的化疗药物和剂量，制定个性化的化疗方案。常见的化疗药物包括顺铂、卡铂、紫杉醇等，这些药物可以单独使用，也可以联合应用，以增强疗效。

3. 化疗效果的评估与副作用管理

化疗对子宫颈癌的治疗效果因个体差异而异，但总体而言，对于多数患者而言，化疗能够有效地控制肿瘤生长、缓解症状、提高生活质量。对于部分晚期或复发性患者，化疗甚至可以达到延长生存期的目的。然而，化疗并非没有代价，其副作用和并发症也是不容忽视的。

化疗的副作用主要包括消化系统反应（如恶心、呕吐、腹泻）、血液系统毒性（如贫血、白细胞减少）、脱发、肝肾功能损害等。这些副作用的严重程度和发生率因药物种类、剂量及患者个体差异而异。为了减少副作用的发生和提高患者的耐受性，医生会在化疗过程中采取一系列措施，如预防性使用止吐药、升白细胞药、保肝药等，同时也会加强患者的营养支持、心理疏导和护理照护工作。

随着医疗技术的不断进步和新型化疗药物的研发应用，化疗的副作用和并发症也在逐渐得到控制和改善。例如，靶向治疗和免疫治疗等新兴治疗手段的出现，为子宫颈癌患者提供了更多元化的治疗选择；而基因检测和个体化治疗策略的推广实施，也使得化疗方案的制定更加精准和有效。

化疗在子宫颈癌治疗中具有重要地位和作用。通过深入了解化疗的原理、适应证、方案制定及效果评估等方面的知识，我们可以更好地为患者提供科学、合理、个性化的治疗方案；也需关注患者的身体状况和心理需求，加强副作用管理和护理照护工作，以提高患者的治疗效果和生活质量。

四、晚期及复发性子宫颈癌的治疗

晚期及复发性子宫颈癌的治疗是一个复杂且多学科的医疗过程，涉及多种治疗手段的综合应用。晚期及复发性子宫颈癌的治疗是一个复杂且多学科的医疗过程。通过综合治疗、定期随访、心理支持和营养支持等手段可以提高治疗效果和患者的生存质量。然而需要注意的是，由于晚期及复发性子宫颈癌的病情复杂且治疗效果有限，因此治疗过程中需要充分考虑患者的具体情况和意愿以制定个性化的治疗方案。

（一）晚期子宫颈癌的治疗

晚期子宫颈癌通常指的是Ⅲ期和Ⅳ期子宫颈癌，此时肿瘤已经侵犯到子宫旁组织、阴道下部或盆壁，甚至可能发生了远处转移。由于病情严重，治疗目标主要是控制病情进展、缓解症状、提高患者生活质量，并尽可能延长生存期。

1. 放射治疗

放射治疗是晚期子宫颈癌的首选治疗方法之一。它利用高能射线破坏癌细胞的DNA，从而阻止其生长和分裂。放射治疗可以分为外照射和腔内照射两种形式：

（1）外照射

主要针对子宫、宫旁及转移淋巴结等区域，通过体外设备向肿瘤部位发射射线。

（2）腔内照射

通过阴道将放射源直接置于宫颈及阴道内，对局部病灶进行精确照射。

局部晚期宫颈癌的同步放、化疗可以显著延长患者的无病生存期和总生存期，降低局部复发和远处转移的风险。放射治疗也存在一定的副作用，如放射性膀胱炎、放射性直肠炎等，需要在治疗过程中密切监测。

2. 化疗

化疗作为一种系统性治疗手段，在子宫颈癌的综合治疗中扮演着重要角色。尽管宫颈癌细胞对多数抗癌药物的敏感性相对较低，限制了化疗的单独疗效，但其与放疗的联合应用却展现出了强大的协同作用。这种联合策略能够弥补单一治疗手段的不足，通过不同机制共同作用于癌细胞，从而提高整体治疗效果。常用的化疗药物有顺铂和紫杉醇等，在精准剂量和方案的指导下，能够有效抑制癌细胞的生长和扩散。然而，化疗的副作用也不容忽视，如骨髓抑制、消化道反应、脱发等，这些不良反应可能对患者的生活质量造成一定影响。因此，在化疗过程中，密切监测患者的身体状况，及时采取干预措施，以减轻副作用，是保障治疗效果和提高患者生活质量的关键。

3. 生物治疗

生物治疗作为癌症治疗领域的一股新兴力量，正逐步在晚期子宫颈癌的治疗中展现出其独特的优势。这种方法的核心在于通过调节和增强患者自身的免疫系统，来激发更为强大而精准的抗肿瘤能力。在晚期子宫颈癌的复杂治疗环境中，生物治疗不仅能够有效提升患者的整体免疫力，帮助他们更好地抵御疾病的侵袭，还能在一定程度上减轻放、化疗等传统治疗手段所带来的副作用，如恶心、呕吐、白细胞减少等，从而改善患者的生活质量。具体而言，生物治疗可以通过注射经过特殊处理的免疫细胞或免疫调节剂，来激活患者体内的抗肿瘤免疫反应，实现对癌细胞的精确打击和清除。

4. 靶向治疗

靶向治疗是针对癌细胞特有的分子靶点进行治疗的方法。对于晚期子宫颈癌患者，如果基因检测发现存在特定的分子靶点，如 EGFR、VEGF 等，可以考虑使用靶向药物进行治疗。这些药物能够精确地作用于癌细胞，抑制其生长和扩散，减少对正常细胞的损伤。

5. 支持治疗

针对晚期子宫颈癌患者的复杂病情，支持治疗扮演着至关重要的角色。在缓解患者身心痛苦方面，根据疼痛评估结果，适时采用阶梯式镇痛方案，从非甾体抗炎药到阿片类药物，精准控制疼痛，提升患者生活质量。营养支持治疗不容忽视，通过个性化饮食指导、肠内营养制剂或肠外营养输注等手段，确保患者获得充足的热量、蛋白质及微量营养素，以维持机体正常功能，促进康复。对于贫血患者，除输血以迅速提升血红蛋白水平外，还应关注铁、叶酸及维生素 B_{12} 等造血原料的补充，采用口服或注射方式，从根本上改善贫血状况，增强患者对后续治疗的耐受性。这一系列综合支持治疗措施，旨在为患者创造一个更加有利的治疗环境，延长生存期，提升生存质量。

（二）复发性子宫颈癌的治疗

复发性子宫颈癌指的是经过初次治疗后，肿瘤再次出现或病情发生进展。复发性子宫颈癌的治疗更加困难，需要综合考虑患者的身体状况、复发部位、复发时间等因素，制定个性化的治疗方案。

1. 手术治疗

对于复发性子宫颈癌患者，如果身体状况允许且复发部位局限，可以考虑进行手术治疗。手术范围需要根据复发部位和复发程度来确定，可能包括局部切除、子宫切除、盆腔淋巴结清扫等。然而，由于复发性子宫颈癌的病情复杂，手术难度和风险通常较高。

2. 放疗和化疗

放疗和化疗仍然是复发性子宫颈癌的主要治疗方法。对于无法手术或手术难以彻底切除的复发灶，可以通过放疗和化疗来控制病情进展。放疗可以采用外照射和腔内照射相结合的方式，化疗则可以根据患者的具体情况选择合适的药物和方案。需要注意的是，复发性子宫颈癌患者对放疗和化疗的敏感性可能降低，治疗效果可能不如初次治疗时显著。

3. 免疫治疗

免疫治疗在复发性子宫颈癌的治疗中显示出一定的潜力。通过激活患者自身的免疫系统来攻击癌细胞，免疫治疗可以作为一种新的治疗手段。然而，目前免疫治疗在子宫颈癌中的应用仍处于探索阶段，需要更多的临床研究和数据支持。

4. 血管介入治疗

血管介入治疗是一种通过血管将化疗药物直接灌注到肿瘤部位的治疗方法。这种方法可以提高化疗药物的局部浓度，增强治疗效果，减少对全身器官的损害。对于复发性子宫颈癌患者，如果肿瘤侵犯了血管或造成了严重的出血等症状，可以考虑使用血管介入治疗来缓解症状。

（三）治疗中的注意事项

1. 综合治疗

晚期及复发性子宫颈癌的治疗需要采用综合治疗的方法，即根据患者的具体情况选择合适的治疗手段来进行组合治疗。综合治疗可以发挥各种治疗方法的优势，提高治疗效果和患者的生存质量。

2. 定期随访

治疗结束后，患者需要定期到医院进行随访检查，以监测病情变化和治疗效果。随访检查包括妇科检查、影像学检查、肿瘤标志物检测等。通过定期随访可以及时发现复发或转移的情况并采取相应的治疗措施。

3. 心理支持

晚期及复发性子宫颈癌患者常常面临着巨大的心理压力和负担。医护人员需要给予患者足够的心理支持和关爱，帮助他们建立战胜疾病的信心和勇气。患者家属也需要积极参与患者的治疗过程并给予他们足够的支持和关爱。

4.营养支持

晚期及复发性子宫颈癌患者常常伴随着营养不良和消瘦等症状，在治疗过程中需要给予患者足够的营养支持治疗以改善患者的营养状况和提高身体的免疫力。营养支持治疗可以通过口服或静脉输注等方式进行。

第三节 子宫内膜癌

一、子宫内膜癌的病理特征与分期

子宫内膜癌是妇科常见的恶性肿瘤之一，其病理特征与分期对疾病的诊断、治疗和预后评估具有重要意义。通过详细的病理学检查和影像学检查可以明确肿瘤的组织学类型、浸润深度和病变范围等信息，而准确的分期则有助于制定个体化的治疗方案并预测患者的预后。

（一）子宫内膜癌的病理特征

子宫内膜癌的病理特征主要体现在其组织学类型和病变形态上。

1.组织学类型

子宫内膜癌按组织学类型主要分为以下几类：

（1）腺癌

腺癌是子宫内膜癌中最常见且最具代表性的类型，占据了所有病例的80%～90%。这一类型的癌细胞起源于子宫内膜的腺体细胞，其镜下特征鲜明：内膜腺体呈现出异常增生的状态，这些腺体的大小、形态各异，失去了正常腺体排列的秩序性，常常出现腺体间紧密相邻甚至"背靠背"排列的现象，这是腺癌特征性的病理改变。腺癌的分级依据肿瘤细胞的分化程度进行，低分化腺癌往往预示着更高的侵袭性和较差的预后。治疗上，早期腺癌多采用手术治疗，辅以放化疗以提高治疗效果，而对于晚期或复发患者，则可能采用综合治疗的策略。

（2）腺癌伴鳞状上皮分化

腺癌伴鳞状上皮分化是子宫内膜癌中一种较为特殊的类型，其特点在于腺癌组织中混杂有鳞状上皮成分。根据鳞状上皮的分化程度，这一类型可进一步细分为腺角化癌、鳞腺癌和腺癌伴鳞状上皮不典型增生。腺角化癌中，鳞状上皮成分较为成熟，与腺癌成分交织存在；鳞腺癌则表现为腺癌与分化较好的鳞状细胞癌的混合；而腺癌伴鳞状上皮不典型增生，则提示鳞状上皮成分存在异常增生，但尚未达到癌变的程度。这类肿瘤的治疗原则与单纯腺癌相似，但因其病理特征的复杂性，可能需要更加精细的个体化治疗方案。

（3）透明细胞癌

透明细胞癌是子宫内膜癌中较为罕见但恶性程度较高的一种类型。其癌细胞形态多样，可呈实性片状、腺管状或乳头状排列，有时也可由特征性的鞋钉状细胞组成。透明细胞癌的细胞质内常含有大量透明或颗粒状物质，使得细胞在显微镜下呈现出独特的外观。由于透明细胞癌具有较高的侵袭性和转移能力，其预后往往较差。治疗方面，手术仍是首选，但术后需加强辅助治疗，包括化疗、放疗或靶向治疗等，以尽可能延长患者的生存期。

（4）浆液性腺癌

浆液性腺癌是子宫内膜癌中恶性程度最高的一种类型，其病理特征极为显著。镜下，浆液性腺癌常展现出复杂的乳头样结构，伴有裂隙样腺体和明显的细胞复层现象。此外，还可见到芽状结构的形成，这些结构中的细胞核异型性明显，预示着肿瘤的高增殖活性和低分化状态。浆液性腺癌的进展迅速，易于发生远处转移，因此预后不佳。对于浆液性腺癌的治疗，需采取更加积极和全面的治疗策略，包括早期手术干预、术后强化化疗以及可能的分子靶向治疗等，以期在最大程度上控制病情进展，改善患者预后。

2.病变形态

子宫内膜癌的病变形态主要分为弥漫型和局限型两种：

（1）弥漫型子宫内膜癌

此类癌症展现出极强的侵袭性，癌细胞如同一张无形的网，广泛而深入地覆盖了子宫内膜的大部分甚至全部区域。病灶表面形态不规则，犹如粗糙的菜花，突兀地突出于子宫腔内，成为一道触目惊心的景象。癌组织颜色多为灰白色或淡黄色，表面常覆盖着因肿瘤快速生长导致的出血点和坏死区域，部分区域甚至可能形成溃疡，进一步加剧了病情的复杂性和治疗的难度。尽管病变范围广泛，但值得注意的是，这种类型的癌组织往往较少向子宫肌层深处浸润，这一特点在一定程度上为治疗提供了某种程度的缓冲空间。

（2）局限型子宫内膜癌

与弥漫型形成鲜明对比的是，局限型子宫内膜癌的病灶相对集中，仅局限于子宫腔的一小部分区域，常见于子宫底部或某一局部位置。其形态多样，可能呈现为息肉状，也可能形成较小的菜花状突起，外观较为规整，与周围正常组织界限相对清晰。在极早期阶段，病变体积非常小，可能仅通过一次细致的诊断性刮宫就能将癌灶彻底刮除，这一特点为早期发现和治疗提供了宝贵的时机，也极大地提高了患者的治愈率和生存率。

（二）子宫内膜癌的分期

子宫内膜癌的分期是评估病情严重程度、制定治疗方案和预测预后的重要依据。目前，子宫内膜癌的分期主要采用国际妇产科联盟（FIGO）修订的手术病理分期标准，分为Ⅰ期、Ⅱ期、Ⅲ期和Ⅳ期。

1. Ⅰ期

（1）定义

肿瘤局限于子宫体，未超出子宫浆膜层或未累及子宫颈管。

细分：

- ⅠA期：肿瘤浸润深度≤1/2肌层。
- ⅠB期：肿瘤浸润深度＞1/2肌层。
- ⅠC期：肿瘤侵犯子宫浅肌层或深肌层，但无宫体外蔓延。

（2）特点

此期肿瘤局限，预后较好，5年生存率可达90%以上。

2. Ⅱ期

（1）定义

肿瘤侵犯宫颈间质，但无宫体外蔓延。

细分：

- ⅡA期：仅宫颈黏膜腺体受累。
- ⅡB期：宫颈间质受累。

（2）特点

肿瘤已侵犯宫颈间质，但尚未超出子宫范围，预后较Ⅰ期稍差。

3. Ⅲ期

（1）定义

肿瘤局部和（或）区域扩散，侵犯子宫浆膜层、附件、阴道壁等，但未超出真骨盆。

细分：

· ⅢA期：肿瘤累及子宫浆膜层和（或）附件。

· ⅢB期：肿瘤累及阴道和（或）子宫旁组织。

· ⅢC期：盆腔和（或）主动脉旁淋巴结转移。

· ⅢC1期：盆腔淋巴结转移。

· ⅢC2期：主动脉旁淋巴结转移。

（2）特点。

肿瘤已超出子宫范围，侵犯周围组织和淋巴结，预后较差。

4. Ⅳ期

（1）定义。

肿瘤侵犯膀胱或直肠黏膜，或发生远处转移。

细分：

· ⅣA期：肿瘤侵犯膀胱和（或）直肠黏膜。

· ⅣB期：远处转移，包括腹腔内和（或）腹股沟淋巴结转移。

（2）特点。

肿瘤已发生远处转移，预后最差。

（三）诊断与分期方法

子宫内膜癌的诊断与分期主要依据病理学检查、影像学检查（如B超、CT、MRI、PET/CT）和手术探查等。

1. 病理学检查：诊断的"金标准"

病理学检查在子宫内膜癌的诊断中占据着不可撼动的核心地位，被誉为"金标准"。这一过程通常包括子宫内膜活检和手术切除标本的组织学检查。活检，尤其是经阴道超声引导下的子宫内膜活检，能够在不造成广泛创伤的情况下，直接获取疑似病变组织进行病理学分析。一旦活检结果阳性，即确认存在癌细胞，则需进一步通过手术切除的完整标本进行更深入的组织学检查。这一步骤不仅能明确肿瘤的组织学类型（如腺癌、透明细胞癌等），还能精确测定癌细胞的浸润深度，对评估疾病的早期或晚期状态至关重要。

2.影像学检查：评估病变范围的利器

影像学检查在子宫内膜癌的诊断与分期中发挥着不可或缺的辅助作用。随着医疗技术的不断进步，B超、CT、MRI及PET/CT等多种影像学手段被广泛应用于临床。B超作为初筛工具，能够迅速发现子宫内膜的异常增厚或肿块，为后续检查提供线索。然而，对于更深入的病变评估，MRI凭借其卓越的软组织分辨率脱颖而出，能够清晰显示肿瘤对子宫肌层的侵犯程度，以及是否累及宫颈、阴道等邻近器官。PET/CT则通过检测肿瘤细胞的代谢活性，提供了关于肿瘤生物学行为的重要信息，尤其在评估盆腔或腹主动脉旁淋巴结转移方面具有独特优势。这些影像学技术的综合运用，极大地提高了子宫内膜癌诊断与分期的准确性和全面性。

3.手术探查：直观评估肿瘤情况

对于某些可疑病例或需进一步明确分期者，手术探查成为了一种必要的诊断手段。手术过程中，医生可以直接观察肿瘤的大小、形态、位置以及与周围组织的关系，同时进行必要的活检或切除，以获取更全面的病理信息。此外，手术探查还能帮助确定淋巴结的受累情况，这对制定术后辅助治疗方案至关重要。然而，值得注意的是，手术探查本身具有一定的创伤性，因此在决定是否进行手术前，需要充分权衡利弊，确保患者能够从中获益。

二、子宫内膜癌手术治疗原则与术后管理

子宫内膜癌的手术治疗原则与术后管理是确保患者治疗效果和康复质量的重要环节。通过遵循正确的治疗原则和细致的术后管理，可以最大限度地提高患者的治疗效果和康复质量。以下将分别从手术治疗原则和术后管理两个方面进行详细阐述。

（一）子宫内膜癌手术治疗原则

子宫内膜癌的手术治疗原则主要基于疾病的分期、患者的年龄、身体状况以及生育需求等多方面因素综合考虑。一般来说，手术治疗原则包括以下几个方面：

1.根治性手术为主

对于早期子宫内膜癌患者而言，根治性手术是首选且最为有效的治疗手段。该手术方案旨在通过全子宫切除术彻底移除肿瘤原发灶，同时实施双侧附件切除

术，以清除潜在的癌细胞扩散源。手术过程中，医生会根据患者的病理分期结果及术中的即时观察，综合评估是否需要进一步进行盆腔淋巴结清扫或腹主动脉旁淋巴结取样。这一步骤至关重要，因为它能够更全面地评估肿瘤是否已侵犯淋巴系统，从而指导后续治疗方案的制定。根治性手术通过最大限度地切除肿瘤组织及其可能扩散的区域，显著降低了疾病的复发风险，为患者争取了更长的生存期及更高的生活质量。

2.个体化治疗

个体化治疗在子宫内膜癌的管理中占据着举足轻重的地位。每位患者的年龄、整体健康状况、生育愿望以及病情进展程度都是独一无二的，因此，制定个性化的治疗方案显得尤为重要。对于年轻且强烈希望保留生育能力的患者，医疗团队会进行详尽的病情评估，确保在严格控制病情的前提下，探索保留生育功能的可能性。这可能包括采用大剂量孕激素治疗，利用其抗雌激素作用抑制肿瘤生长，同时保护卵巢功能；或实施病灶局部切除术，精准切除肿瘤组织以尽量保留子宫及附件的完整性。当然，这些治疗方案的实施需严格遵循医疗伦理，确保患者充分知情并同意，同时密切监测病情变化，及时调整治疗策略。

3.综合治疗

针对中晚期子宫内膜癌患者，单一治疗手段往往难以全面控制病情，因此，综合治疗策略成为了标准的治疗模式。在这一模式下，手术治疗是基础，旨在切除可见的肿瘤组织，但鉴于癌细胞的潜在扩散能力，术后还需辅以化疗和放疗等强化治疗手段。化疗通过全身给药，能够深入血液和淋巴系统，有效杀灭微小转移灶及手术难以触及的残余病灶，显著降低术后复发率。放疗则以其局部高能量辐射的特点，针对手术区域及周边可能残留的癌细胞进行精准打击，进一步巩固治疗效果，预防癌细胞的远处扩散，从而为患者争取更长的生存期和提高生活质量。

4.术中精细操作

在子宫内膜癌的根治性手术中，术中精细操作不仅是技术上的要求，还是关乎患者预后的重要环节。整个手术过程需严格遵循无瘤原则，这意味着医生需采取一系列预防措施，如使用无瘤技术、保持手术野的清洁与干燥、避免直接接触肿瘤等，以减少肿瘤细胞在手术过程中的播散和种植风险。医生还需具备高超的手术技巧，以最小的创伤进行精准操作，确保肿瘤组织被完整切除，最大限度地保护周围正常组织器官不受损伤。这不仅有助于减少手术并发症的发生，还能促进患者术后恢复，提高生活质量。因此，术中精细操作不仅是手术成功的关键，也是保障患者安全、提升治疗效果的重要措施。

（二）子宫内膜癌术后管理

子宫内膜癌术后管理对患者的康复和预后至关重要。术后管理包括以下几个方面：

1. 密切监测生命体征

术后护理是子宫内膜癌患者康复过程中的重要环节，其中密切监测生命体征至关重要。医护人员需定时且细致地记录患者的体温、脉搏、呼吸频率及血压等关键指标，这些数据能够直观反映患者的生理状态及恢复进展。一旦发现异常波动，如体温升高可能预示感染，脉搏加快或血压不稳可能提示循环功能受损，医护人员应立即采取相应措施，迅速干预，以有效控制病情，减少并发症对患者的不良影响，确保患者平稳度过术后恢复期。

2. 合理饮食与营养支持

在子宫内膜癌患者术后的康复阶段，合理的饮食与营养支持是不可或缺的一环。术后初期，患者常伴随一定程度的消化系统功能减弱，因此，饮食应以清淡、易消化为主，避免进食辛辣、油腻及刺激性食物，以免加重胃肠负担或引发不适。此时，流质或半流质饮食，如米汤、稀粥、果汁等是理想的选择，它们既能提供必要的营养，又易于消化吸收。

随着肠道功能的逐渐恢复，患者的饮食也应逐步过渡至正常。此时，增加优质蛋白质的摄入尤为重要，如鱼、虾、瘦肉等富含优质蛋白的食物，有助于促进伤口愈合、增强机体免疫力。搭配富含维生素和矿物质的蔬菜、水果，保持饮食的均衡与多样化，更能全面满足患者术后康复的营养需求。

3. 切口护理与预防感染

手术切口的良好护理是预防术后感染、促进愈合的关键环节。患者及护理人员应密切关注切口状态，确保其保持干燥、清洁的环境。这要求每日或根据医生指示定期更换敷料，以去除旧敷料上可能积聚的分泌物、汗液等污染物，并减少细菌滋生的机会。在更换敷料时，应遵循无菌操作原则，使用消毒棉球或碘伏等消毒液轻轻擦拭伤口周围皮肤，但避免直接接触伤口表面，以免损伤新生组织。

对于接受腹腔镜手术的患者而言，脐孔伤口的护理尤为重要。由于脐孔结构特殊，易藏污纳垢，因此术后需特别注意其卫生状况。在洗澡或清洁时，应避免使用刺激性强的清洁剂，轻轻擦拭周围皮肤即可，并确保脐孔内部干燥，无积水。一旦发现切口红肿、疼痛、渗液等感染迹象，应立即就医处理，以免延误病情。

4.适量活动与休息

术后恢复阶段，适量活动与合理休息的平衡对于子宫内膜癌患者而言至关重要。适量的活动，如散步、简单的伸展运动等，不仅有助于促进胃肠道蠕动，加速术后排气、排便，预防肠梗阻等并发症的发生，还能促进血液循环，减少静脉血栓形成的风险。然而，活动应量力而行，避免剧烈运动和重体力劳动，以免牵拉伤口，影响愈合进程，甚至造成出血、裂开等严重后果。

充足的休息也是恢复体力和精神状态的重要保障。患者应合理安排作息时间，保证充足的睡眠，避免熬夜和过度劳累。在休息时，可采取舒适的体位，减轻身体负担，促进身体各系统功能的恢复。通过适量活动与合理休息的结合，患者能够更快地恢复健康，重返正常生活。

5.心理关怀与疏导

面对子宫内膜癌这一重大疾病，患者术后往往承受着巨大的心理压力和焦虑情绪，这些负面情绪不仅影响患者的心理状态，还可能对康复进程产生不利影响。因此，医护人员在此阶段扮演着至关重要的角色，他们应成为患者心灵的守护者，给予充分的心理支持和关怀。

医护人员需耐心倾听患者的内心感受，理解其焦虑与不安的来源，以同理心建立起信任的桥梁。通过积极的沟通与交流，帮助患者正确认识疾病，了解治疗进展及预后情况，从而减轻不必要的担忧和恐惧。医护人员可引导患者参与心理疏导活动，如放松训练、冥想等，帮助患者学会自我调节情绪，缓解紧张与焦虑情绪。鼓励患者与家人、朋友分享感受，建立社会支持系统，共同面对挑战。

医护人员还需关注患者的心理健康状态，及时发现并干预可能出现的心理问题，如抑郁、失眠等，确保患者能够以积极的心态面对疾病，树立战胜疾病的信心，促进身心全面康复。

6.定期复查与随访

定期复查与随访是子宫内膜癌患者术后管理不可或缺的一部分，它直接关系到患者预后及生活质量。定期到医院接受复查，能够及时发现并处理任何潜在的复发迹象或并发症，为患者的健康保驾护航。复查内容全面而细致，行妇科检查以评估阴道及宫颈状况，行阴道细胞学检查以监测细胞形态变化，行肿瘤标志物检测以捕捉血液中与肿瘤相关的特定物质水平变化，以及行B超等影像学检查以观察盆腔内脏器及淋巴结情况。

根据复查结果及患者的个体情况，医生会综合评估并制定后续治疗计划。对于存在复发风险或已发现复发迹象的患者，医生可能会建议进行化疗或放疗等辅助治疗，以进一步巩固疗效、延长生存期。因此，患者应高度重视定期复查与随访，严格按照医生建议执行，确保病情得到及时、有效的监控与治疗。

7. 注意并发症的预防与处理

子宫内膜癌术后，预防与处理并发症是保障患者安全、促进康复的重要环节。医护人员需时刻保持警惕，密切观察患者的病情变化，特别是关注那些可能预示并发症发生的早期信号。感染是术后常见的并发症之一，医护人员需加强手术切口的护理，保持其清洁、干燥，并遵医嘱合理使用抗生素预防感染。出血也是不容忽视的问题，需定期监测患者的生命体征及血红蛋白水平，及时发现并处理可能的出血情况。

静脉血栓形成的预防同样重要。医护人员应鼓励患者早期下床活动，促进血液循环，降低血栓形成的风险。对于出现下肢肿胀、疼痛等症状的患者，应高度警惕静脉血栓形成的可能，立即进行下肢血管超声检查以明确诊断，并及时给予抗凝、溶栓等干预治疗，以防止病情恶化，保障患者的生命安全。

第四节 卵巢癌

一、卵巢癌的早期诊断与筛查

卵巢癌作为女性生殖器官常见的恶性肿瘤之一，其早期诊断与筛查对提高患者生存率和生活质量至关重要。由于卵巢癌早期症状不典型，且缺乏有效的筛查手段，因此其早期诊断具有一定的挑战性。卵巢癌的早期诊断与筛查是一个复杂而系统的过程，需要综合运用多种方法和手段。通过定期妇科检查、肿瘤标志物筛查、影像学检查以及病理学检查等多种手段的综合应用，可以提高卵巢癌的早期诊断率和治疗效果，从而改善患者的预后和生活质量。

（一）卵巢癌的早期诊断方法

1. 影像学检查

（1）超声检查

方法概述：超声检查是卵巢癌早期诊断中常用的影像学手段，包括腹部B超和经阴道超声。经阴道超声因其高分辨率和清晰的图像质量，在妇科检查中效果更佳。

作用：超声检查可以协助医生定位盆腔或腹部内的肿瘤位置，鉴别卵巢出现的囊性或实性肿瘤，以及初步评估肿瘤的性质。

注意事项：对于影像上发现的盆腔占位，如卵巢或输卵管上的占位，应高度警惕卵巢癌的可能性。

（2）核磁共振成像（MRI）

方法概述：MRI是一种利用磁场和无线电波来生成身体内部详细图像的技术。

作用：MRI可以提供比超声更详细的肿瘤形态、大小、浸润范围及与周围组织的关系等信息，有助于评估肿瘤的发展程度和转移情况。

应用场景：在超声发现异常后，MRI可作为进一步确诊的辅助手段。

（3）CT检查

方法概述：CT检查通过X线和计算机技术生成身体内部的横截面图像。

作用：CT检查在评估肿瘤大小、浸润范围及淋巴结转移等方面具有优势，但相对于MRI，其辐射剂量较大，一般不作为首选检查。

2. 肿瘤标志物检查

（1）CA125

概述：CA125是一种糖蛋白，广泛存在于间皮细胞组织中，正常卵巢组织中不存在，因此是卵巢癌诊断中常用的肿瘤标志物。

作用：CA125水平升高可提示卵巢癌的可能性，但并非特异性指标，因为其在其他妇科疾病（如子宫内膜异位症、盆腔炎等）和某些非妇科疾病（如肝硬化、胰腺炎等）中也可能升高。

应用：CA125主要用于卵巢癌的病情监测和治疗效果评估，而非早期诊断的首选指标。

（2）HE4

概述：HE4（人附睾蛋白4）是近年来发现的另一种卵巢癌肿瘤标志物。

作用：与 CA125 相比，HE4 在卵巢癌诊断中的敏感性和特异性更高，尤其对于早期卵巢癌的诊断具有重要意义。

联合检测：CA125 和 HE4 联合检测可提高卵巢癌诊断的准确率。

3.病理学检查

（1）组织活检

方法：通过手术或腹腔镜等方式获取可疑组织进行活检。

作用：病理学检查是确诊卵巢癌的"金标准"，可以明确肿瘤的性质、类型及分期。

（2）细胞学检查

方法：通过抽取盆腔积液等体液进行细胞学检查。

作用：细胞学检查可以发现癌细胞的存在，为卵巢癌的诊断提供重要依据。

4.淋巴造影

（1）方法

通过向淋巴管内注入造影剂，观察淋巴管的走行和淋巴结的显影情况。

（2）作用

淋巴造影可以估计卵巢癌的分期，是评估肿瘤淋巴结转移情况的重要手段。

5.腹腔镜检查

（1）方法

在腹部开小孔，插入腹腔镜及其配套手术器械进行检查和治疗。

（2）作用

腹腔镜检查可以直观观察盆腔内的情况，取可疑组织进行活检，明确肿瘤的性质和分期，还可以辅助判断治疗效果和预后。

（二）卵巢癌的筛查策略

1.定期妇科检查

（1）重要性

定期妇科检查是发现卵巢癌的重要途径之一。通过妇科检查可以及时发现子宫、卵巢等器官的异常情况。

（2）建议

建议女性每年至少进行一次妇科检查，特别是对于有家族史、年龄较大或存在其他高危因素的女性更应重视。

2.肿瘤标志物筛查

（1）方法

通过抽血检测 CA125、HE4 等肿瘤标志物水平。

（2）作用

虽然肿瘤标志物筛查的敏感性和特异性有限，但可以作为卵巢癌筛查的辅助手段之一。

（3）建议

对于高危人群（如有家族史、年龄较大等），可结合肿瘤标志物筛查进行卵巢癌的早期筛查。

3.影像学检查筛查

（1）方法

通过超声检查、MRI 或 CT 等影像学检查手段进行筛查。

（2）作用

影像学检查可以直观观察盆腔内的情况，发现可疑病灶并进行初步评估。

（3）建议

对于超声检查发现异常的患者，应进一步进行 MRI 或 CT 等影像学检查以明确诊断。

4.综合考虑

（1）个体化筛查

针对卵巢癌的高度异质性，个体化筛查策略显得尤为重要。这意味着在规划筛查方案时，需深入了解每位患者的遗传背景、家族病史、既往疾病经历及个人生活习惯等，以便精准定位其风险水平，并据此定制最适合的筛查方法与频率。此外，随着精准医疗的发展，基于生物标志物的筛查手段也应纳入考量，以期更早地发现潜在病灶。

（2）多学科协作

卵巢癌的早期诊断绝非单一科室所能胜任，它需要多学科团队的紧密合作。从妇科的初步筛查到肿瘤科的深入评估，再到影像科的高精度成像及病理科的细致分析，每一个环节都至关重要。这种跨学科的合作模式能够最大限度地整合各方资源，优化诊断流程，提高诊断效率与准确性，从而为患者争取到宝贵的治疗时机，显著提升卵巢癌的整体治疗效果与生存率。

二、卵巢癌的分期与手术治疗

卵巢癌作为女性生殖系统常见的恶性肿瘤之一，其分期与手术治疗对患者的预后和治疗方案的制定具有重要意义。卵巢癌的分期与手术治疗是卵巢癌治疗中的重要环节之一。通过准确的分期和合理的手术治疗方案制定，可以最大限度地提高患者的治疗效果和生活质量。在临床实践中需要重视卵巢癌的分期工作并选择合适的手术治疗方法。还需要加强患者的术前准备、术中操作和术后护理工作以确保手术的安全性和有效性。

（一）卵巢癌的分期

卵巢癌的分期主要采用FIGO（国际妇产科联盟）分期系统，该系统根据肿瘤的范围、扩散和转移情况将卵巢癌分为四个不同的阶段，即Ⅰ期、Ⅱ期、Ⅲ期和Ⅳ期。每个阶段又进一步细分为不同的亚期，以便更精确地描述肿瘤的病变程度。

1. Ⅰ期卵巢癌

Ⅰ期卵巢癌是早期卵巢癌，肿瘤局限于卵巢本身。根据肿瘤的具体位置和是否伴有包膜破裂或腹水细胞学阳性，Ⅰ期又分为ⅠA、ⅠB和ⅠC3个亚期。

（1）ⅠA期

肿瘤局限于单侧卵巢，包膜完整，无腹水细胞学阳性。

（2）ⅠB期

肿瘤局限于双侧卵巢，包膜完整，无腹水细胞学阳性。

（3）ⅠC期

肿瘤局限于单侧或双侧卵巢，但伴有包膜破裂，卵巢表面有肿瘤种植，或腹水细胞学阳性。

2. Ⅱ期卵巢癌

Ⅱ期卵巢癌表示肿瘤已经扩散到盆腔内的其他组织，但尚未超出盆腔范围。根据肿瘤扩散的具体部位，Ⅱ期又分为ⅡA和ⅡB2个亚期。

（1）ⅡA期

肿瘤扩散至子宫和（或）输卵管，但无腹水细胞学阳性。

（2）ⅡB期

肿瘤扩散至其他盆腔组织，如膀胱、直肠等，但无腹水细胞学阳性。

3. Ⅲ期卵巢癌

Ⅲ期卵巢癌是晚期卵巢癌，肿瘤已经扩散到腹腔内，可能侵犯大网膜、肠管等腹腔内器官，并可能伴有淋巴结转移。根据肿瘤扩散的范围和淋巴结转移的情况，Ⅲ期又分为ⅢA、ⅢB和ⅢC3个亚期。

（1）ⅢA期

肿瘤局限于盆腔内，但伴有显微镜下盆腔外腹膜种植，或肿瘤穿透腹膜并种植于腹膜表面，但肿瘤体积小于2cm，且无淋巴结转移。

（2）ⅢB期

腹腔内肿瘤种植灶大于2cm，或伴有腹膜后淋巴结转移。

（3）ⅢC期

腹腔内肿瘤种植灶无论大小，均伴有淋巴结转移。

4. Ⅳ期卵巢癌

Ⅳ期卵巢癌是晚期中的晚期，表示肿瘤已经发生了远处转移，如肝实质、肺实质等部位的转移，或胸腹腔积液中查到了肿瘤细胞。

（二）卵巢癌的手术治疗

手术是卵巢癌的主要治疗手段之一，其目的在于切除肿瘤组织、减轻肿瘤负荷、改善患者症状并提高生活质量。根据卵巢癌的分期和患者的具体情况，手术治疗方法可分为全面分期手术和肿瘤细胞减灭术2种。

1. 全面分期手术

全面分期手术主要用于早期卵巢癌患者（Ⅰ期和部分Ⅱ期患者），旨在彻底切除肿瘤组织并明确肿瘤分期。手术范围包括全子宫切除、双侧附件切除、大网膜切除、盆腔淋巴结切除以及腹主动脉旁淋巴结切除等。对于某些年轻且要求保留生育功能的患者，在严格掌握适应证的情况下，可以考虑进行保留生育功能的卵巢癌手术。

全面分期手术的优势在于能够彻底切除肿瘤组织并明确肿瘤分期，为后续治疗方案的制定提供重要依据。然而，该手术创伤较大，对患者的身体条件要求较高。

2. 肿瘤细胞减灭术

肿瘤细胞减灭术主要用于晚期卵巢癌患者（Ⅲ期和Ⅳ期患者），旨在尽可能切除所有可见的肿瘤组织以减轻肿瘤负荷并改善患者的症状。手术范围包括全子宫切除、双侧附件切除、大网膜切除以及所有肉眼可见的腹腔内肿瘤切除等。对于部分难以切除的肿瘤组织，可以通过化疗等辅助手段进行治疗。

肿瘤细胞减灭术的优势在于能够减轻肿瘤负荷并改善患者的症状，但由于晚期卵巢癌患者常伴有广泛的腹腔内转移和粘连等情况，手术难度较大且风险较高。在手术前需要充分评估患者的身体条件和手术风险，并制定详细的手术计划和应急预案。

（三）手术治疗的注意事项

1. 术前准备

在手术前，需要对患者进行全面的身体检查和评估，包括心肺功能、肝肾功能、凝血功能等方面的检查，同时还需要了解患者的病史、过敏史和用药史等信息，以便制定个性化的手术方案和麻醉方案。此外，还需要做好术前宣教和心理疏导工作，帮助患者缓解紧张情绪并积极配合手术治疗。

2. 术中操作

在手术过程中，需要严格遵守无菌操作原则和规范的手术操作流程，确保手术的安全性和有效性，同时还需要根据患者的具体情况和手术需求选择合适的手术方式和器械设备，并密切监测患者的生命体征和手术进展情况。对于可能出现的并发症和意外情况，需要提前制定应急预案并随时准备应对。

3. 术后护理

手术后需要加强患者的护理和监测工作，包括密切观察患者的生命体征、伤口情况、疼痛程度等方面的情况，同时还需要根据患者的具体情况制定个性化的康复计划和饮食指导方案，帮助患者尽快恢复身体功能并提高生活质量。此外，还需要定期进行复查和随访工作，以便及时发现并处理可能出现的复发和转移情况。

三、化疗在卵巢癌治疗中的应用

化疗在卵巢癌治疗中的应用是卵巢癌综合治疗的重要组成部分，对提高患者的生存率和生活质量具有重要意义。以下将从化疗的作用、化疗方案的选择、化疗的副作用及应对措施等方面详细阐述化疗在卵巢癌治疗中的应用。

（一）化疗在卵巢癌治疗中的作用

1. 缩小肿瘤包块：开启手术之门

化疗药物通过干扰肿瘤细胞的 DNA 复制与分裂机制，有效遏制了癌细胞的快速增殖。这一过程使得原本庞大、复杂的肿瘤包块逐渐缩小，形态变得更加规则，边界更为清晰。这一转变对于后续的手术治疗至关重要。首先，缩小后的肿瘤包块使得手术操作空间增大，医生能够更加精准地切除肿瘤及其可能累及的周围组织，降低手术难度和风险。其次，化疗还可能使原本因肿瘤过大而难以进行手术的患者重新获得手术机会，尤其是对于那些渴望通过手术彻底清除病灶的患者而言，这无疑是一线生机。

2. 降低肿瘤负荷：缓解症状，提升耐受

化疗通过减少体内肿瘤细胞的数量，直接降低了患者的肿瘤负荷。这一变化带来的直接益处是显著缓解了患者因肿瘤压迫或浸润周围组织而产生的各种症状，如腹部胀痛、呼吸困难（因胸水）、食欲不振、体重下降等。症状的改善不仅提高了患者的舒适度，还增强了他们的体能和精神状态，为后续治疗奠定了良好的生理和心理基础。降低肿瘤负荷还有助于提高患者对后续治疗（包括手术、放疗、靶向治疗等）的耐受性，使得治疗方案能够更为顺利地进行。

3. 控制疾病进展：延长生存，稳定病情

对于晚期或复发性卵巢癌患者而言，化疗不仅是缓解症状的手段，更是控制疾病进展、延长生存时间的关键。通过定期、规律的化疗，可以持续抑制肿瘤细胞的增殖和扩散，使病情保持在相对稳定的状态。这种"带瘤生存"的状态虽然不能完全治愈疾病，但能够显著提高患者的生活质量，并为其争取更多与家人共度的时间，完成未尽的心愿。此外，随着医学技术的不断进步，新的化疗药物和方案不断涌现，为患者提供了更多选择，进一步提高了化疗的有效性和安全性。

4. 提高生活质量：全方位关怀患者

化疗在提高卵巢癌患者生活质量方面的作用是多维度的。除直接缓解身体症状外，它还通过控制疾病进展、减轻患者心理负担等方式间接提升了患者的生活质量。化疗期间，医护人员会密切关注患者的身体反应和心理变化，提供个性化的护理和心理支持。社会支持系统的建立也是提高患者生活质量的重要一环。家庭、朋友、社区以及专业机构的关爱和帮助能够给予患者更多的力量和勇气去面对疾病的挑战。此外，随着生活方式的调整和营养支持的加强，患者的整体健康状况也会得到进一步改善。

（二）化疗方案的选择

化疗方案的选择应根据患者的具体情况进行个体化制定，包括患者的年龄、身体状况、肿瘤分期、病理类型以及既往治疗史等因素。常用的化疗药物包括紫杉醇、卡铂、顺铂等，这些药物可以单独使用或联合使用以达到更好的治疗效果。

1. 一线化疗方案：TC方案的"金标准"

对于初次确诊并接受治疗的卵巢癌患者，一线化疗方案的选择至关重要。目前，紫杉醇联合卡铂的TC方案因其卓越的疗效和相对良好的安全性而被广泛视为卵巢癌治疗的"金标准"。紫杉醇作为一种微管稳定剂，能够干扰肿瘤细胞的分裂过程，阻止其增殖；而卡铂则是一种铂类化合物，通过与DNA结合形成加合物，阻断DNA的复制与转录，从而发挥抗肿瘤作用。两者联合使用，能够产生协同作用，有效抑制肿瘤细胞的生长与扩散，延长患者的无进展生存期（PFS）和总生存期（OS）。

TC方案的疗效显著，不仅体现在肿瘤体积的缩小和临床症状的改善上，更在于其能够显著提高患者的生存质量。该方案的安全性也得到了广泛认可，尽管存在一定的副作用，如骨髓抑制、脱发、神经毒性等，但通过合理的剂量调整、预防性用药及对症支持治疗，这些副作用大多可以得到有效控制。

2. 二线化疗方案：个体化定制的必然选择

然而，并非所有卵巢癌患者都能从一线化疗中获益，部分患者可能因耐药、复发等原因导致治疗失败。对于这些患者而言，二线化疗方案成为了新的希望。二线化疗方案的选择需要充分考虑患者的具体情况，包括年龄、体能状态、既往治疗史、肿瘤生物学特征等，以实现个体化治疗。

常用的二线化疗药物包括多柔比星、吉西他滨等，这些药物具有不同的作用机制和毒性谱，能够针对一线化疗失败后的不同情况进行治疗。例如，多柔比星作为一种蒽环类抗生素，具有广泛的抗肿瘤活性，但心脏毒性是其主要的限制因素；而吉西他滨则是一种抗代谢药物，能够干扰DNA的合成与修复，其毒性相对较低，但疗效可能因患者而异。

二线化疗方案的制定需要由多学科团队共同参与，结合患者的具体情况和最新研究进展，制定出最适合患者的治疗方案。此外，随着精准医疗的发展，基于生物标志物的个体化治疗也将成为二线化疗的重要方向。

3. 新辅助化疗：术前治疗的新探索

对于部分晚期卵巢癌患者而言，由于肿瘤体积巨大、浸润广泛或伴有腹水等症状，直接手术往往难以达到理想的切除效果。为了提高手术切除率和安全性，新辅助化疗应运而生。新辅助化疗是指在手术前给予患者一定疗程的化疗治疗，以缩小肿瘤包块、降低肿瘤负荷。

新辅助化疗的优势在于其能够提前评估患者对化疗药物的敏感性和反应性，为后续治疗方案的制定提供依据。通过缩小肿瘤包块和降低肿瘤负荷，新辅助化疗还能够提高手术的切除率和安全性，减少术后并发症的发生。此外，新辅助化疗还可能诱导肿瘤细胞凋亡、抑制肿瘤血管生成等生物学效应，从而增强手术的治疗效果。

新辅助化疗也存在一定的争议和挑战。一方面，其疗效和安全性需要更多的临床研究来验证。另一方面，新辅助化疗可能会延迟手术时间、增加患者的心理负担和经济负担。因此，在选择是否进行新辅助化疗时，需要综合考虑患者的具体情况和治疗需求。

（三）化疗的副作用及应对措施

化疗在发挥治疗作用的同时，也会带来一定的副作用。这些副作用可能影响患者的身体健康和生活质量，因此需要采取相应的应对措施来减轻或缓解。

1. 消化道反应

化疗药物常引起恶心、呕吐等消化道反应。这些反应可以通过使用止吐药物、调整饮食结构和时间等方式来减轻。患者应避免食用油腻、刺激性食物，以减轻胃肠道负担。

2. 骨髓抑制

化疗药物会抑制骨髓的造血功能，导致白细胞、红细胞和血小板等血细胞的减少。这些变化可能增加患者感染、贫血和出血的风险。在化疗期间，需要密切监测患者的血常规指标，并根据需要给予相应的支持治疗，如输血、使用升白细胞药物等。

3. 脱发

部分化疗药物会导致患者脱发。虽然脱发对身体健康没有直接影响，但可能给患者带来心理压力。在化疗前，应向患者解释脱发的原因和可逆性，并提供相应的心理支持和护理建议。

4. 神经毒性

某些化疗药物可能引起神经毒性反应，如手脚麻木、感觉异常等。这些反应通常会在化疗结束后逐渐缓解或消失。在化疗期间，患者应避免接触冷刺激和重物等可能加重神经毒性的因素。

5. 其他副作用

化疗还可能引起其他副作用，如肝肾功能损害、心脏毒性等。这些副作用的发生率和严重程度因药物种类和患者个体差异而异。在化疗期间，需要密切监测患者的肝肾功能和心脏功能等指标，并根据需要给予相应的治疗和支持。

化疗在卵巢癌治疗中的应用是卵巢癌综合治疗的重要组成部分。通过合理的化疗方案选择和个体化的应对措施，可以最大限度地发挥化疗的治疗作用并减轻其副作用。化疗并非万能的治疗方法，其疗效和安全性受到多种因素的影响。在化疗过程中需要密切监测患者的病情变化和治疗反应，并根据需要及时调整治疗方案以提高治疗效果和患者的生存率及生活质量。

四、靶向治疗与免疫治疗进展

卵巢癌作为对全球女性健康构成重大威胁的疾病之一，其治疗一直是医学界关注的焦点。传统治疗方法，如手术和化疗在卵巢癌治疗中占据重要地位，但对于晚期或复发性卵巢癌患者，其治疗效果有限。随着生物医学技术的快速发展，靶向治疗与免疫治疗作为新兴的治疗手段，在卵巢癌治疗中取得了显著进展，为患者提供了新的治疗选择和希望。本文将从靶向治疗与免疫治疗在卵巢癌治疗中的作用机制、临床应用进展以及未来发展趋势等方面进行详细阐述。

（一）靶向治疗在卵巢癌治疗中的进展

1. 定义与作用机制

靶向治疗，又称分子靶向治疗，是指针对肿瘤细胞内特定的分子靶点（如蛋白质、基因等）设计药物，通过干扰这些靶点的功能来抑制肿瘤细胞的生长和扩散。在卵巢癌治疗中，靶向药物能够精准地作用于肿瘤细胞，减少对正常细胞的损伤，从而提高治疗效果并降低副作用。

2. 主要靶向药物及临床应用

（1）PARP 抑制剂

PARP（聚腺苷二磷酸核糖聚合酶）抑制剂是卵巢癌靶向治疗中最为成功的药物之一。它通过抑制 PARP 酶活性，阻断 DNA 修复途径，从而导致肿瘤细胞死亡。奥拉帕利、鲁卡帕尼、尼拉帕利等 PARP 抑制剂已被批准用于卵巢癌的维持治疗，显著延长了患者的无进展生存期（PFS）和总生存期（OS）。然而，

PARP 抑制剂的耐药性问题仍需解决，且在某些情况下可能增加患者死亡风险。

（2）抗血管生成药物

血管生成是肿瘤生长和扩散的关键过程之一。抗血管生成药物通过抑制肿瘤血管生成，切断肿瘤细胞的营养和氧气供应，从而抑制肿瘤生长。贝伐珠单抗是一种代表性的抗血管生成药物，它通过靶向血管内皮生长因子受体（VEGF）来抑制肿瘤血管生成，在卵巢癌治疗中显示出一定疗效。

（3）其他靶向药物

针对 TP53 基因（P53）突变的靶向药物也在研发中。P53 是一种关键的抑癌基因，在卵巢癌中常发生突变。针对 P53 突变的靶向药物，如 WEE1 抑制剂等，通过启动针对 P53 的合成致死机制来抑制肿瘤生长。此外，还有一些旨在恢复突变 P53 野生型功能的靶向药物正在研究中。

3. 面临的挑战与未来展望

尽管靶向治疗在卵巢癌治疗中取得了显著进展，但仍面临诸多挑战。耐药性是其中最为突出的问题之一。长期使用同一种靶向药物可能导致肿瘤细胞产生耐药性，使药物疗效下降甚至无效。靶向药物的副作用也需要关注。患者在使用靶向药物后可能出现皮疹、腹泻、恶心、呕吐等不良反应，虽然大多比较轻微，但仍需及时处理。

未来，随着对卵巢癌生物学特性的深入了解以及药物研发技术的不断进步，更多新的靶向药物将被发现和应用。联合治疗方案也将成为提高治疗效果的重要手段。通过联合使用多种靶向药物或靶向药物与其他治疗方法（如免疫治疗、化疗等）的联合应用，可以发挥协同作用，提高治疗效果并降低副作用风险。

（二）免疫治疗在卵巢癌治疗中的进展

1. 定义与作用机制

免疫治疗是指利用人体自身的免疫系统来对抗癌症的治疗方法。在卵巢癌治疗中，免疫治疗主要通过激活和增强免疫细胞的抗肿瘤活性，促进免疫细胞对肿瘤细胞的识别和杀伤以及调节肿瘤微环境等方式来发挥作用。

2. 主要免疫治疗方法及临床应用

（1）免疫检查点抑制剂

免疫检查点抑制剂是免疫治疗中的一大类重要药物。它们通过阻断肿瘤细胞逃避免疫监视的机制来恢复免疫系统的抗肿瘤活性。PD-1/PD-L1 抑制剂是其中最具代表性的药物之一。然而，免疫单药治疗卵巢癌的效果并不理想，部分临床研究甚至以失败告终。

（2）免疫联合治疗

为了提高免疫治疗效果，免疫联合治疗逐渐成为研究热点。免疫联合治疗通过将免疫检查点抑制剂与其他治疗方法（如 PARP 抑制剂、化疗、抗血管生成药物等）联合应用，可以发挥协同作用，提高治疗效果。例如，使用奥拉帕利联合抗 PD-L1 单抗治疗携带 BRCA 突变的铂类敏感复发性卵巢癌患者，有效率高达 72%。

3. 面临的挑战与未来展望

免疫治疗在卵巢癌治疗中虽然显示出一定疗效，但仍面临诸多挑战。免疫治疗的反应率较低，且在不同患者中的疗效差异较大。其次，免疫治疗可能引起自身免疫反应等副作用，需要密切监测和处理。免疫治疗的价格较高，也限制了其在临床上的广泛应用。

未来，随着对肿瘤免疫微环境研究的深入以及免疫治疗技术的不断进步，更多新的免疫治疗方法将被发现和应用。通过优化免疫联合治疗方案，开发新的生物标志物以指导患者分层治疗等措施，可以进一步提高免疫治疗的疗效和安全性。

第五节 外阴与阴道肿瘤

一、外阴肿瘤的病理类型与分期

外阴肿瘤，作为女性生殖系统肿瘤的一种，其发生虽相对罕见，但因其位置特殊，对女性患者的身心健康造成显著影响。外阴肿瘤的种类繁多，涵盖了从良性到恶性的广泛范围，其病理类型复杂多样，而准确的病理诊断和分期对制定合适的治疗方案至关重要。

（一）外阴肿瘤的病理类型

外阴肿瘤根据其性质可分为良性肿瘤和恶性肿瘤两大类。每一类又可细分为多种具体的病理类型，每种类型在临床表现、治疗方法及预后上均有所不同。

1. 良性肿瘤

外阴良性肿瘤相对较为常见，多数生长缓慢，边界清楚，不易发生转移，预后良好。常见的外阴良性肿瘤包括：

（1）乳头瘤

乳头瘤，作为外阴部常见的一种良性肿瘤，其直接成因主要归咎于人乳头瘤病毒（HPV）的感染。这种病毒通过性接触、皮肤接触等多种途径传播，感染后可在外阴部引发一系列病变。乳头瘤的典型表现为外阴部出现单发或多发的乳头状、菜花状赘生物，这些赘生物质地柔软，颜色可能与周围皮肤相近或略有不同，给患者带来视觉上的不适。此外，乳头瘤还可能伴有瘙痒、灼热感或轻微疼痛，严重影响患者的日常生活和心理健康。

对于乳头瘤的治疗，首先需明确 HPV 感染状态，并根据患者的具体情况制定个性化治疗方案。常见的治疗方法包括物理治疗（如冷冻、激光等）、手术切除以及免疫调节治疗等。加强个人卫生、避免不洁性行为也是预防乳头瘤复发的重要措施。

（2）纤维瘤

纤维瘤起源于外阴部的结缔组织，是一种质地较硬、边界清晰的良性肿瘤。其外观多呈圆形或椭圆形，表面光滑，触感坚实，且一般无自觉症状，这使得许多患者在早期难以察觉其存在。然而，随着纤维瘤的逐渐增大，可能会对外阴部造成压迫感，影响患者的日常生活。

对于纤维瘤的治疗，手术切除是主要手段。手术过程相对简单，且术后恢复较快。但值得注意的是，纤维瘤虽为良性，但仍存在复发风险，因此术后需定期复查，以便及时发现并处理复发情况。

（3）脂肪瘤

脂肪瘤是由成熟的脂肪细胞构成的良性肿瘤，多发生于大阴唇等脂肪组织丰富的部位。其特点为无痛性、质地柔软的肿块，可随体位变化而移动。脂肪瘤一般生长缓慢，且大多无明显症状，因此许多患者是在体检或偶然间发现其存在的。

对于较小的脂肪瘤，若无明显症状，可定期观察，无须特殊处理。但对于较大或影响美观、功能的脂肪瘤，手术切除是首选治疗方法。手术过程简单，术后恢复良好，但同样须注意术后复查和随访。

(4) 平滑肌瘤

平滑肌瘤是一种较为罕见的外阴部良性肿瘤，起源于平滑肌组织。虽然发病率不高，但可发生于任何年龄段的女性。其临床表现主要为皮下结节或肿块，可伴有疼痛或不适感。由于平滑肌瘤的罕见性和症状多样性，其诊断往往依赖于病理学检查。

对于平滑肌瘤的治疗，手术切除是主要手段。手术过程中需彻底切除肿瘤及其周围组织，以降低复发风险。术后须密切关注患者的恢复情况，并定期进行复查和随访。

2. 恶性肿瘤

外阴恶性肿瘤相对较少见，但恶性程度高，易复发和转移，预后较差。常见的外阴恶性肿瘤包括：

（1）外阴鳞状细胞癌

是最常见的外阴恶性肿瘤，约占外阴恶性肿瘤的 80%～90%。其发生与 HPV 感染、慢性外阴炎症、外阴白斑等因素有关。肿瘤多发生于大阴唇，早期表现为局部丘疹、结节或小溃疡，逐渐增大并融合成菜花状、溃疡状或乳头状肿块，伴有疼痛、瘙痒及出血等症状。

（2）外阴恶性黑色素瘤

较少见，但恶性程度高，预后极差。多发生于中老年女性，表现为外阴部迅速增大的黑色或深褐色肿块，可伴有疼痛、出血及溃疡等症状。

（3）外阴基底细胞癌

起源于外阴表皮基底层的恶性肿瘤，较少见，但恶性程度相对较低。主要表现为外阴部缓慢生长的斑块或结节，边界不清，可伴有溃疡及疼痛等症状。

（4）外阴腺癌

包括前庭大腺癌、汗腺癌等，均较为罕见。肿瘤多发生于大阴唇深部，早期无症状，晚期可出现疼痛、肿胀及溃疡等症状。

（二）外阴肿瘤的分期

外阴肿瘤的分期是评估肿瘤大小、浸润深度、淋巴结受累情况及远处转移情况的重要指标，对制定治疗方案、预测预后具有重要意义。目前，外阴肿瘤的分期主要采用国际妇产科联盟（FIGO）制定的分期系统。

1.FIGO 外阴癌分期系统概述

FIGO 外阴癌分期系统根据肿瘤的浸润深度、淋巴结受累情况及远处转移情况，将外阴癌分为 4 期：

（1）Ⅰ期

肿瘤局限于外阴，无淋巴结受累及远处转移。

（2）Ⅱ期

肿瘤浸润至会阴筋膜，但无淋巴结受累及远处转移。

（3）Ⅲ期

肿瘤侵犯一侧或双侧腹股沟淋巴结，或会阴体，但无远处转移。根据淋巴结受累情况，Ⅲ期又可分为ⅢA期（仅累及同侧淋巴结，且单个淋巴结最大直径≤2cm）、ⅢB期（累及同侧淋巴结，且单个淋巴结最大直径＞2cm，或累及多个淋巴结，但相互无融合，或累及双侧淋巴结，但均为孤立性）、ⅢC期（淋巴结相互融合，或固定于盆壁）。

（4）Ⅳ期

肿瘤侵犯尿道上段、膀胱黏膜、直肠黏膜或远处转移。

2.分期系统的临床应用

（1）指导治疗方案的制定：不同分期的外阴癌患者，其治疗方案有所不同。早期患者（Ⅰ~Ⅱ期）多采用手术治疗，辅以放疗或化疗；晚期患者（Ⅲ~Ⅳ期）则多采用综合治疗，包括手术、放疗、化疗及免疫治疗等。

（2）预测预后：外阴癌的预后与分期密切相关。一般来说，早期患者预后较好，晚期患者预后较差。通过分期系统可以初步评估患者的预后情况，为制定个体化的治疗策略提供参考。

（3）评估治疗效果：在治疗过程中，通过定期复查和分期评估，可以及时了解肿瘤的变化情况，评估治疗效果，并据此调整治疗方案。

二、阴道肿瘤的诊断与鉴别诊断

阴道肿瘤，作为女性生殖系统肿瘤的一部分，其发病率虽低于其他（如子宫、卵巢等）部位的肿瘤，但因其位置的特殊性，对女性的生活质量及生殖健康构成潜在威胁。阴道肿瘤的诊断是一个复杂而细致的过程，需要综合运用多种检查手段，并结合患者的临床表现、病史及实验室检查结果进行综合判断。由于阴道肿瘤在临床表现上可能与多种疾病相似，因此鉴别诊断也显得尤为重要。

（一）阴道肿瘤的诊断

1. 临床表现

阴道肿瘤的临床表现多种多样，可因肿瘤的性质、大小、位置及生长速度而异。早期阴道肿瘤可能无明显症状，仅在体检或妇科检查时偶然发现。随着肿瘤的增大，患者可能出现阴道不规则出血、阴道分泌物增多、阴道疼痛或不适感、性交困难或疼痛、尿频尿急等压迫症状。晚期肿瘤还可能侵犯周围器官，导致相应的症状出现。

2. 妇科检查

妇科检查是诊断阴道肿瘤的重要步骤。通过视诊和触诊，医生可以观察阴道黏膜的颜色、形态及有无肿块，并初步判断肿块的大小、位置、质地及活动度。对于可疑的肿块，医生还会进行进一步的检查以明确诊断。

3. 影像学检查

影像学检查在阴道肿瘤的诊断中发挥着重要作用。常用的影像学检查方法包括超声、CT、MRI 等。超声检查具有无创、便捷、经济的优点，可以实时观察阴道及周围器官的情况，对判断肿瘤的大小、位置及与周围组织的关系具有重要意义。CT 和 MRI 则能提供更为详细的解剖信息，有助于评估肿瘤的浸润范围及淋巴结转移情况。

4. 病理学检查

病理学检查是阴道肿瘤诊断的金标准。通过活检或手术切除的标本进行病理学检查，可以明确肿瘤的性质、类型及分化程度。病理学检查不仅有助于确诊阴道肿瘤，还能为制定治疗方案及评估预后提供重要依据。

5. 实验室检查

实验室检查在阴道肿瘤的诊断中也有一定的辅助作用。例如，血清肿瘤标志物（如 CA125、SCC 等）在某些类型的阴道肿瘤中可能升高，但需要注意的是，这些标志物的特异性并不高，不能作为单一的诊断依据。

（二）阴道肿瘤的鉴别诊断

阴道肿瘤在临床表现上可能与多种疾病相似，因此鉴别诊断显得尤为重要。以下是一些常见的需要与阴道肿瘤进行鉴别诊断的疾病：

1. 阴道息肉

阴道息肉是阴道黏膜的良性赘生物，多由慢性炎症刺激引起。息肉多为单个或多个，表面光滑，质地柔软，可随体位变化而移动。阴道息肉的临床表现与阴道良性肿瘤相似，但通过病理学检查可明确区分。

2. 阴道壁囊肿

阴道壁囊肿是阴道壁内的囊性肿物，多为单房或多房，内含液体或胶冻样物质。囊肿可位于阴道的任何部位，大小不一。阴道壁囊肿的临床表现与阴道良性肿瘤相似，但通过超声检查等影像学检查可明确其囊性结构，有助于鉴别诊断。

3. 子宫内膜异位症

子宫内膜异位症是指子宫内膜组织（腺体和间质）出现在子宫体以外的部位。当子宫内膜异位至阴道时，可引起阴道疼痛、出血等症状。子宫内膜异位症的临床表现与阴道肿瘤相似，但通过妇科检查、影像学检查及病理学检查可明确区分。

4. 阴道尖锐湿疣

阴道尖锐湿疣是由人乳头瘤病毒（HPV）感染引起的良性病变，多发生于年轻女性。尖锐湿疣表现为阴道黏膜的乳头状、菜花状赘生物，质地柔软，易出血。阴道尖锐湿疣的临床表现与阴道乳头瘤相似，但通过 HPV 检测及病理学检查可明确区分。

5. 阴道癌前病变

阴道癌前病变是指阴道黏膜上皮内瘤变（VIN），是阴道癌的潜在前驱病变。VIN 的临床表现与早期阴道癌相似，但病理学检查可明确其病变程度及恶性潜能。对于 VIN 患者，应密切随访观察，必要时进行干预治疗以防止其进展为阴道癌。

6. 其他恶性肿瘤

除阴道肿瘤外，其他部位的恶性肿瘤（如宫颈癌、子宫内膜癌等）也可能侵犯阴道，导致类似症状。在诊断阴道肿瘤时，还需考虑这些恶性肿瘤的可能性并进行相应的鉴别诊断。

三、局部治疗（手术、放疗、化疗）

外阴与阴道肿瘤局部治疗：手术、放疗与化疗的深入探讨。

外阴与阴道肿瘤作为女性生殖系统肿瘤的重要组成部分，其治疗策略的选择对患者的预后至关重要。局部治疗包括手术、放疗和化疗，是外阴与阴道肿瘤治疗的主要手段。每种治疗方法都有其独特的适应证，优、缺点及潜在的并发症，需根据患者的具体情况进行个体化选择。本文将对这3种局部治疗方法进行详细探讨。

（一）手术治疗

手术治疗是外阴与阴道肿瘤的首选治疗方式，尤其对于早期肿瘤，手术往往能达到根治效果。手术的目的在于彻底切除肿瘤及其周围受累组织，尽可能保留正常组织结构和功能。

1. 手术原则

（1）彻底性

确保肿瘤及其周围受累组织被完整切除，防止复发。

（2）安全性

手术过程中，需仔细操作，避免损伤邻近重要器官，如尿道、膀胱、直肠等。

（3）功能性

在保证彻底切除肿瘤的基础上尽量保留患者的生殖道功能以提高生活质量。

2. 手术方式

（1）外阴切除术

根据肿瘤的大小、位置及浸润深度，可选择行局部切除、部分外阴切除或全外阴切除。对于累及尿道或肛门的肿瘤，可能需联合行尿道切除或肛门括约肌成形术。

（2）阴道切除术

对于阴道肿瘤，根据肿瘤的位置和范围，可选择行局部阴道壁切除、部分阴道切除或全阴道切除术。对于需保留生育功能的患者，可考虑行阴道重建术。

（3）淋巴结清扫术

对于中晚期患者，若怀疑淋巴结受累，需行淋巴结清扫术，以评估肿瘤分期并指导后续治疗。

3. 术后并发症与护理

术后患者可能出现疼痛、出血、感染、尿潴留、肠梗阻等并发症。术后需密切观察病情变化，及时给予止痛、止血、抗感染等对症治疗，并加强护理，促进伤口愈合和功能恢复。

（二）放射治疗

放射治疗是利用放射线杀灭肿瘤细胞的一种治疗方法，适用于各期外阴与阴道肿瘤的治疗，尤其是对于手术禁忌或不愿手术的患者。

1. 放疗类型

（1）外照射

利用直线加速器等放疗设备，从体外照射肿瘤区域，杀灭肿瘤细胞。外照射可单独使用，也可与手术或化疗联合应用。

（2）内照射

将放射性物质置于肿瘤内部或附近，通过近距离照射以提高肿瘤局部照射剂量，增强治疗效果。内照射多用于术后辅助治疗或姑息治疗。

2. 放疗适应证

早期肿瘤，患者不愿手术或手术禁忌者。

中晚期肿瘤，作为术前或术后的辅助治疗手段。

复发或转移性肿瘤，作为姑息治疗手段以减轻症状。

3. 放疗并发症与护理

放疗过程中，患者可能出现放射性皮炎、放射性阴道炎、放射性膀胱炎、放射性直肠炎等并发症。放疗期间需加强皮肤护理，保持会阴部清洁、干燥；密切观察病情变化，及时处理放疗相关并发症；加强营养支持，提高患者免疫力。

（三）化学治疗

化学治疗是利用化学药物杀灭肿瘤细胞的一种治疗方法，适用于中晚期外阴与阴道肿瘤的治疗，以及术后辅助治疗和复发转移性肿瘤的治疗。

1. 化疗药物

常用的化疗药物包括顺铂、卡铂、紫杉醇、氟尿嘧啶等。这些药物可单独使用，也可联合应用以提高治疗效果。

2. 化疗方案

化疗方案的选择需根据患者的具体情况，如年龄、身体状况、肿瘤分期及病理类型等制定。常用的化疗方案包括单药化疗、联合化疗及新辅助化疗等。

3. 化疗并发症与护理

化疗过程中，患者可能出现恶心、呕吐、骨髓抑制、肝肾功能损害等并发症。

化疗期间，需密切监测患者的生命体征和化验指标变化，及时给予止吐、升白、保肝等对症治疗，加强心理护理和营养支持，预防感染等并发症的发生。

（四）综合治疗策略

外阴与阴道肿瘤的治疗往往需要综合应用手术、放疗和化疗等多种治疗手段。综合治疗策略的制定需根据患者的具体情况，如年龄、身体状况、肿瘤分期及病理类型等进行个体化选择。对于早期肿瘤，手术是首选治疗方式；对于中晚期肿瘤，则需根据具体情况选择手术联合放疗或化疗的综合治疗方案；对于复发或转移性肿瘤患者，也需根据具体情况制定个性化的综合治疗方案以提高治疗效果并改善患者的生活质量。

四、生活质量与心理支持

外阴与阴道肿瘤作为女性生殖系统的一种严重疾病，其治疗过程不仅涉及生理层面的挑战，更深刻地影响着患者的心理状态和生活质量。随着医疗技术的进步，治疗方案的多样化使得更多患者能够获得生命的延续，但如何在治疗后恢复和提升患者的生活质量，以及提供必要的心理支持，成为了不可忽视的重要议题。通过综合应用生理、心理和社会层面的干预策略以及提供全面的心理支持服务，可以显著提高患者的生活质量并促进其心理康复。未来，应进一步加强对外阴与阴道肿瘤治疗后生活质量与心理支持的研究和实践探索以更好地满足患者的需求并提高其生存质量。社会各界也应加强对癌症患者的关注和支持，为他们的康复之路提供更多的温暖和力量。

（一）外阴与阴道肿瘤治疗后生活质量的影响因素

1. 生理因素

（1）治疗副作用

手术可能导致疼痛、瘢痕形成、性功能障碍、尿失禁或粪失禁等后遗症；放疗和化疗则可能引发放射性皮炎、黏膜炎、骨髓抑制等副作用，影响患者的日常生活。

（2）身体形象改变

外阴或阴道的切除、瘢痕形成等可能导致患者身体形象受损，影响自我认同感和自信心。

（3）功能受限

治疗可能导致患者行动不便、工作能力下降，进而影响其社会参与度和经济独立性。

2. 心理因素

（1）焦虑与抑郁

面对疾病的恐惧、治疗的不确定性、身体形象的改变等均可导致患者产生焦虑和抑郁情绪。

（2）心理创伤

癌症的诊断和治疗过程本身就是一种心理创伤，可能导致患者产生长期的心理阴影和应激反应。

（3）社交障碍

身体形象的改变和功能的受限可能使患者感到自卑和羞耻，从而避免社交活动，进一步加重孤独感和社交隔离现象。

3. 社会因素

（1）家庭支持

家庭的支持和理解对于患者的康复至关重要。缺乏家庭支持的患者更可能面临心理困扰和生活质量的下降。

（2）经济压力

治疗费用、康复费用以及因病导致的收入减少可能给患者及其家庭带来沉重的经济负担。

（3）医疗资源

医疗资源的不均衡分布和可及性差异也可能影响患者的治疗效果和康复进程。

(二) 改善外阴与阴道肿瘤治疗后生活质量的策略

1. 生理层面的干预

（1）康复训练

针对手术或放疗后出现的功能障碍，制定个性化的康复训练计划，如盆底肌锻炼、物理疗法等，以恢复患者的身体功能。

（2）疼痛管理

采用药物、物理或心理干预等手段，有效管理治疗后的疼痛，提高患者的舒适度。

（3）皮肤与黏膜护理

加强对外阴和阴道区域的皮肤与黏膜护理，预防和治疗放射性皮炎、黏膜炎等并发症。

2. 心理层面的支持

（1）心理咨询与辅导

提供专业的心理咨询和辅导服务，帮助患者缓解焦虑、抑郁等负面情绪，增强应对能力。

（2）认知行为疗法

通过认知重构、放松训练等技巧，帮助患者调整不良的认知模式和行为习惯，提升心理韧性。

（3）支持性团体

组织患者参加支持性团体活动，分享治疗经验，交流康复心得，增强社会归属感和支持感。

3. 社会层面的支持

（1）加强家庭沟通

鼓励患者与家人进行开放、坦诚的沟通，增进相互理解和支持。

（2）经济援助

为患者提供经济援助政策信息，减轻其经济负担；倡导社会关注癌症患者的生存状况，加大医疗资源的投入。

（3）提高医疗资源可及性

加强基层医疗机构的建设，提高医疗服务的可及性和质量；推动医疗资源的均衡分布，减少城乡、区域间的差异。

（三）心理支持的重要性与实施方法

1. 重要性

心理支持在外阴与阴道肿瘤患者的康复过程中具有不可替代的作用。它有助于缓解患者的负面情绪、增强应对能力、提高生活质量，还能促进患者与医护人员之间的有效沟通与合作，提高治疗效果和满意度。

2. 实施方法

（1）建立心理支持系统

医院应建立完善的心理支持系统，包括专业的心理咨询团队、心理评估工具以及心理干预方案等。

（2）个性化心理干预

根据患者的具体情况和需求制定个性化的心理干预计划，如认知行为疗法、放松训练、艺术疗法等。

（3）家属参与

鼓励患者家属参与心理支持过程，了解患者的心理状态和需求，共同为患者提供情感支持和帮助。

（4）持续关怀与随访

在患者治疗后的一段时间内，保持持续的关怀与随访，及时了解患者的康复情况和心理状态，提供必要的支持和指导。

第三章 儿科常见疾病

第一节 儿童生长发育与营养

一、儿童生长发育监测与评估标准

儿童生长发育是一个复杂而精细的过程，涉及生理、心理和社会情感的多个方面。为了确保儿童健康成长，科学、系统的生长发育监测与评估显得尤为重要。这一过程不仅能够帮助家长和医疗工作者及时发现并解决儿童成长中的问题，还能为制定个性化的养育和教育计划提供科学依据。

（一）儿童生长发育的基本概念

儿童生长发育是指从受精卵形成到青春期结束，身体各系统、器官和组织在形态、结构和功能上逐渐成熟与完善的过程。这一过程具有连续性和阶段性、不均衡性、顺序性和相互关联性等特点。儿童生长发育的监测与评估，就是通过对儿童身高、体重、头围、胸围等体格指标以及运动、语言、认知、情感等心理行为发展的观察和测量，来评估其生长发育水平和健康状况。

（二）儿童生长发育监测的内容

1.体格生长监测

（1）身高与体重

身高与体重作为儿童生长发育的基石，不仅仅是简单的数字堆砌，它们背后蕴含着儿童整体健康状况的丰富信息。定期监测这两项指标，不仅能帮助家长和医生及时发现生长迟缓或超重肥胖等潜在问题，还能通过数据对比，科学调整饮食结构和生活习惯，促进儿童健康成长。例如，若儿童体重增长过快而身高增长不足，可能提示存在营养过剩或潜在健康风险，须及时干预。

（2）头围与胸围

头围与胸围的测量，则是对儿童身体发育更为精细的考量。头围的增长，特别是婴幼儿期，是大脑快速发育的直接体现，其增长速度及曲线变化能够反映脑容量的增加和神经系统的成熟度。任何异常的快速增长或停滞都可能预示着神经系统疾病的风险，如脑积水或头小畸形等。胸围的增长，作为呼吸功能发育的"晴雨表"，其变化与肺部扩张、胸廓骨骼发育紧密相连，对评估呼吸系统健康状况至关重要。

（3）体型特征

体型特征方面，身体比例、肌肉发育和脂肪分布的综合评估，为全面了解儿童营养状态和体能水平提供了更为全面的视角。一个均衡的体型，即适当的肌肉量与合理的脂肪比例，不仅体现了良好的营养状况，也是儿童积极参与体育锻炼，拥有健康生活方式的重要标志。相反，若儿童出现肌肉发育滞后、脂肪堆积过多或分布不均等体型特征，可能提示存在营养不良、缺乏运动或内分泌异常等问题，须及时采取措施进来行改善。因此，关注并促进儿童体型特征的健康发展，对于培养其终身健康意识和习惯具有重要意义。

2. 心理行为发展监测

（1）运动发展

运动发展在儿童成长中占据着举足轻重的地位，它不仅是身体机能的展现，更是神经系统成熟与协调能力的直观反映。粗大动作的发展，如从蹒跚学步到健步如飞，不仅锻炼了儿童的肌肉力量和协调性，还促进了大脑对身体的控制能力，为日后参与更复杂活动奠定了基础。精细动作的训练，如精细的抓握、灵巧的书写与绘画，则要求更高的手眼协调能力和专注力，这些技能的提升对儿童日后学习、工作乃至日常生活中的自理能力都至关重要。

（2）语言发展

语言发展是儿童智力与情感成长的桥梁。从牙牙学语到流畅表达，再到阅读理解和书面表达，语言能力的每一步飞跃都标志着儿童认知水平的提升和社会交往能力的增强。良好的语言发展不仅帮助儿童更好地理解世界、表达自我，还促进了他们与他人的情感交流和思想碰撞，为构建积极的人际关系网络打下了坚实的基础。

（3）认知发展

认知发展则是儿童智力成长的核心驱动力。感知觉的敏锐、注意力的集中、记忆力的增强、思维能力的拓展以及创造力的激发，共同构成了儿童认知世界的多维图景。这些能力的发展不仅让儿童能够更深入地探索和理解周围环境，还为他们解决问题、创新思维提供了有力的支持，是儿童未来学习和发展不可或缺的关键要素。

（4）情感与社会性发展

情感与社会性发展则是儿童人格完善的基石。学会正确表达情绪、有效调节情感、建立清晰的自我意识以及培养良好的社会交往能力，对儿童形成健康的人格特质、增强社会适应性具有不可估量的价值。这些能力的发展能够让儿童更好地应对生活中的挑战与压力，建立积极的人际关系，为未来的成长之路铺设坚实的情感与社交基础。

（三）儿童生长发育评估的标准与方法

1. 评估标准

儿童生长发育评估的标准通常包括世界卫生组织（WHO）制定的儿童生长曲线、中国九市城区儿童体格发育调查数据等。这些标准根据大量儿童的生长发育数据制定而成，具有广泛的代表性和适用性。评估时，将儿童的测量结果与相应年龄、性别的标准值进行比较，从而判断其生长发育水平是否正常。

2. 评估方法

（1）横断面评估

横断面评估作为儿童生长发育研究的基础方法之一，其优势在于能够迅速捕捉到某一特定时刻下儿童群体的整体生长发育状况。通过在同一时间点上，对广泛样本的儿童进行身高、体重、头围、胸围等多维度的测量与评估，研究者可以直观地了解当前年龄段儿童生长发育的普遍规律和个体差异。这种评估方式不仅有助于识别生长发育偏离正常轨迹的儿童，还能为制定有针对性的干预措施提供科学依据。

（2）纵向评估

相比之下，纵向评估则更加注重儿童生长发育的动态变化过程。通过对同一组儿童进行长期、定期的跟踪测量和评估，研究者能够观察到每个儿童在不同时间点上生长发育的轨迹，以及这些轨迹如何随时间推移而发生变化。这种评估方式有助于揭示儿童生长发育的连续性和阶段性特征，对深入理解生长发育的生物学机制具有重要意义。纵向评估还能帮助评估干预措施的效果，为优化儿童保健策略提供实证支持。

(3) 百分位数法

百分位数法作为评估儿童生长发育水平的一种量化工具，通过将儿童的测量值与同年龄、同性别的参考人群进行比较，得出其在该人群中的相对位置（百分位数）。这种方法不仅能够直观地反映儿童生长发育的优劣程度，还能为制定个性化的干预方案提供参考依据。例如，对于生长发育滞后的儿童，可以根据其百分位数水平制定有针对性的营养干预或运动促进计划。

(4) 综合评价法

综合评价法则是一种更加全面、系统的评估方法。它不仅仅关注儿童的体格生长指标，还将心理行为发展、社会适应能力等多个方面的信息纳入考量范围。通过构建科学合理的评价指标体系，综合评价法能够全面反映儿童的身心发展状况，为制定综合性的干预策略提供有力支持。这种方法强调儿童发展的整体性和协调性，有助于促进儿童全面、健康地成长。

（四）儿童生长发育监测与评估的实际应用

1. 早期发现与干预

通过定期监测和评估儿童的生长发育情况，可以及时发现生长发育迟缓、营养不良、肥胖、运动发展落后、语言发展障碍等问题。针对这些问题，可以制定个性化的干预方案，如调整饮食结构、增加运动量、进行康复训练等，以促进儿童的健康成长。

2. 个性化养育与教育指导

不同儿童在生长发育过程中存在个体差异。通过监测和评估儿童的生长发育情况，可以了解其优势和不足，为家长和教师提供个性化的养育和教育指导。例如，对于运动发展落后的儿童，可以鼓励其多参与户外活动；对于语言发展迟缓的儿童，可以提供更多的语言刺激和交流机会。

3. 预防疾病与促进健康

儿童生长发育监测与评估还有助于预防疾病和促进健康。通过定期监测儿童的体格生长和心理行为发展情况，可以及时发现潜在的健康问题并采取相应的预防措施。通过评估儿童的营养状况和生活习惯等信息，可以指导家长合理安排儿童的饮食和作息时间，培养其良好的生活习惯和卫生习惯。

4. 科学研究与政策支持

儿童生长发育监测与评估的结果还可以为科学研究提供数据支持。通过对大量儿童的生长发育数据进行收集和分析，可以揭示儿童生长发育的规律和特点以及影响因素等。这些研究成果可以为制定相关政策提供科学依据，如制定儿童保健政策以改善儿童营养状况等。

二、儿童营养需求与膳食指导

儿童期是生命发展的关键阶段，这一时期的营养状况直接关系到儿童的生长发育、智力发展及未来的健康水平。了解并满足儿童的营养需求，提供科学合理的膳食指导，对促进儿童健康成长具有重要意义。儿童营养需求与膳食指导是一个复杂而重要的课题。通过了解儿童营养需求的特点、主要营养素的作用以及膳食结构原则等基础知识，并结合实际操作建议和挑战解决方案等方面的内容，我们可以为儿童提供科学合理的膳食指导方案，促进其健康成长。

（一）儿童营养需求的特点

儿童生长发育迅速，新陈代谢旺盛，对能量和各种营养素的需求相对较高。不同年龄段的儿童，其营养需求也有所不同。

1. 能量需求高

儿童期是人生中生长发育最为迅速的时期，无论是身高的增长、体重的增加，还是各组织器官的成熟与功能的完善，都需要消耗大量的能量。这一特点决定了儿童在日常饮食中需要摄入比成年人更多的能量，以满足其快速生长的需要。值得注意的是，这种高能量需求并不意味着可以无限制地摄入高热量食物，而应注重食物的质量和营养均衡，确保能量来源于健康、多样的食物组合。

2. 蛋白质需求量大

蛋白质是生命活动的基础，对于儿童来说，它是构建新组织，修复受损组织，合成酶和激素等生物活性物质的不可或缺的成分。在儿童快速生长的阶段，蛋白质的需求量显著增加，特别是优质蛋白质，如瘦肉、鱼类、蛋类、奶类及豆制品等，这些食物中的蛋白质不仅含量高，而且易于被人体吸收利用。因此，合理安排膳食，确保蛋白质的充足摄入，对促进儿童的生长发育具有重要意义。

3. 矿物质和维生素需求多样化

矿物质和维生素在儿童的生长发育过程中发挥着至关重要的作用。钙是构建骨骼和牙齿的主要成分，对儿童的骨骼发育至关重要；铁则是血红蛋白合成的必要元素，缺铁易导致贫血；锌则参与多种酶的合成和能量代谢，对儿童的免疫功能和智力发育有重要影响。维生素A有助于维护视力,维生素D促进钙的吸收,维生素C则参与胶原蛋白的合成,增强免疫力。因此,儿童应均衡摄入各类富含矿物质和维生素的食物,如绿叶蔬菜、水果、坚果、全谷物等,以满足其多样化的营养需求。

4. 水分和膳食纤维需求

儿童体内水分含量高,且新陈代谢旺盛,容易出汗和排尿,因此对水分的需求量相对较大。保持充足的水分摄入有助于维持体内水平衡,促进新陈代谢和废物排出。此外,适量摄入膳食纤维对儿童的肠道健康也至关重要。膳食纤维可以增加粪便体积,软化粪便,促进肠道蠕动,从而预防便秘等肠道问题。富含膳食纤维的食物包括全谷物、豆类、蔬菜和水果等,家长应鼓励儿童多吃这些食物,以维护良好的肠道健康。

(二)主要营养素的作用

1. 蛋白质

蛋白质是生命的基础物质,对儿童的生长发育至关重要。它参与构成组织器官、合成酶和激素等生物活性物质,并参与免疫功能的调节。

2. 碳水化合物

碳水化合物是儿童获取能量的主要来源。它经过消化,分解为葡萄糖后,通过糖解作用、柠檬酸循环和氧化磷酸化等过程释放能量,供身体各部位使用。

3. 脂肪

脂肪不仅是能量储存的重要物质,还参与构成细胞膜、合成激素等生物活性物质的过程。适量摄入健康脂肪(如不饱和脂肪酸)对儿童的大脑发育和视力维护有益。

4. 矿物质和维生素

矿物质和维生素是维持人体正常生理功能所必需的营养素。它们参与多种生理过程,如骨骼形成、血液生成、免疫功能调节等。

5. 水

水是生命之源,参与体内多种生化反应和物质运输。儿童体内水分含量较高,且新陈代谢旺盛,对水分的需求量较大。

（三）膳食结构原则

1. 多样化原则

多样化原则强调儿童膳食应涵盖广泛的食物种类，以确保各类营养素的均衡摄入。谷物作为主食，提供丰富的碳水化合物和膳食纤维；蔬菜与水果富含维生素、矿物质及抗氧化物，有助于增强免疫力，促进视力发育和皮肤健康；肉类、蛋类和奶类则是优质蛋白质、铁、钙等关键营养素的重要来源，对儿童的肌肉发育、骨骼生长及血液健康至关重要；而豆制品作为植物性蛋白质的良好补充，同样不可忽视。通过合理搭配这些食物，可以有效避免营养素缺乏，促进儿童全面发展。

2. 均衡性原则

均衡性原则要求各类食物在膳食中的比例需科学设定，以满足儿童生长发育的全方位需求。这意味着既要保证足够的能量供应，又要注重蛋白质、脂肪、碳水化合物、维生素、矿物质及膳食纤维等营养素的合理配比。家长和照护者应根据儿童的年龄、性别、体重、活动量等个体差异，灵活调整膳食结构，避免某种营养素的过量或不足。此外，还应引导孩子形成不偏食、不挑食的良好饮食习惯，确保营养摄入的全面与均衡。

3. 适量性原则

适量性原则强调膳食量的合理安排，既要满足儿童生长发育的需要，又要避免过量摄入带来的不良后果。过量摄入高热量食物易导致儿童肥胖，增加未来患慢性疾病的风险；而某些营养素的过量摄入也可能对身体造成负担。因此，家长应根据儿童的具体情况和营养需求，科学计算并控制每日膳食量。鼓励儿童参与适量运动，以消耗多余能量，促进健康成长。

4. 安全性原则

安全性原则是保障儿童膳食健康的基础。家长应严格把关食物来源，选择新鲜、无污染、符合卫生标准的食材。在烹饪过程中，要注意保持食物的原汁原味和营养价值，避免使用过多的油脂、盐和调味品。此外，还应关注食物的保存方式和时间，避免食用过期、变质或受污染的食物。教育儿童养成良好的个人卫生习惯，如饭前、便后洗手等，以预防食物中毒等食品安全问题的发生。通过这些措施，可以为儿童营造一个安全、健康的饮食环境。

（四）实际操作建议

1. 合理安排餐次和食量

根据儿童的年龄和活动量，合理安排每日餐次和食量。一般建议每日三餐两点制（早餐、午餐、晚餐及上午和下午各一次点心），以保证儿童获得足够的能量和营养素。

2. 培养良好饮食习惯

鼓励儿童定时、定量进餐，细嚼慢咽；避免养成边吃边玩或看电视等不良习惯；鼓励儿童尝试多种食物，培养不偏食、不挑食的良好饮食习惯。

3. 注重食物搭配和烹饪方式

在食物搭配方面，应注重谷物、蔬菜、水果、肉类、蛋类、奶类及豆制品等食物的合理搭配；在烹饪方式上，应尽量采用蒸、煮、炖等健康烹饪方式，减少油炸、烧烤等高脂、高盐食物的摄入。

4. 关注特殊时期的营养需求

在婴幼儿期、学龄前期和青春期等特殊时期，儿童对营养素的需求有所不同。应根据儿童的实际情况和营养需求特点，制定个性化的膳食指导方案。

（五）面临的挑战与解决方案

1. 挑战

随着生活水平的提高和饮食习惯的改变，儿童肥胖、营养不良等问题日益突出。市场上零食、饮料等垃圾食品种类繁多，容易诱导儿童产生不良饮食习惯。

2. 解决方案

首先，加强儿童营养教育和宣传普及工作，提高家长和儿童对营养知识的认识和理解；其次，制定科学合理的膳食指导方案和政策措施，鼓励学校、幼儿园等场所提供健康营养的餐食；最后，加强市场监管和执法力度，严厉打击生产和销售垃圾食品的行为，为儿童营造一个健康、安全的饮食环境。

三、特殊儿童的营养管理

在儿科医学领域，特殊儿童群体，尤其是早产儿和低出生体重儿（Low Birth Weight Infants, LBWI），因其生理发育未成熟及出生体重低于正常标准，面临着更高的营养挑战和生长障碍风险。这类儿童在营养管理方面需要更加精细和个性化的策略，以确保其生长发育的顺利进行。

（一）早产儿与低出生体重儿的生理特点

早产儿指胎龄小于 37 周的新生儿，而低出生体重儿则是指出生体重低于 2500 克的新生儿，其中部分早产儿也是低出生体重儿。这类儿童由于提前离开母体环境，其器官系统（尤其是消化系统）尚未发育完全，导致吸吮能力弱，胃容量小，消化吸收功能差，以及免疫功能低下等。他们还可能存在能量储备不足、体脂率低、体温调节能力弱等问题，这些都增加了其营养管理的复杂性。

（二）营养需求

早产儿和低出生体重儿的营养需求远高于足月儿，以满足其快速追赶性生长的需要。主要营养需求包括：

1. 能量

谈及能量，早产儿和低出生体重儿因其高速的生长发育过程，对能量的需求远超同龄足月儿。这种高需求要求我们在提供营养支持时必须格外精细，既要满足他们快速生长的需要，又要避免过度喂养可能带来的长期健康风险，如肥胖、心血管疾病等。因此，个性化的能量摄入计划显得尤为重要，需根据患儿的体重增长情况、生理成熟度及临床状况进行动态调整。

2. 蛋白质

蛋白质作为生命活动的基础，优质蛋白质对早产儿和低出生体重儿的成长至关重要。它们不仅是构建肌肉、骨骼和内脏器官的基本材料，还参与体内多种生化反应和酶促过程。能提供富含必需氨基酸的蛋白质来源的物质有母乳（特别是初乳）、早产儿配方奶等，有助于促进这些宝宝的组织修复和生长发育，减少并发症的发生。

3. 脂肪

脂肪作为能量的另一重要来源，其种类和摄入量同样需要精心考量。中链脂肪酸因其具有分子量小、易于消化吸收的特点，在早产儿配方奶中得到了广泛应用。它们不仅能快速提供能量，还能减少肝脏负担，促进脂肪酸的 β- 氧化，对早产儿的肠道健康也有积极作用。此外，适量的长链多不饱和脂肪酸（如 DHA、ARA）对早产儿的神经系统发育同样重要，有助于提升认知功能和视觉敏感度。

4. 碳水化合物

碳水化合物方面，由于早产儿和低出生体重儿的消化系统发育尚不完善，对碳水化合物的耐受性相对较差。因此，在选择配方奶时应避免高渗性配方以减少对肠道黏膜的刺激和损伤，预防坏死性小肠结肠炎等严重并发症的发生。适当的碳水化合物摄入也有助于维持血糖稳定，为大脑等重要器官提供充足的能量供应。

5. 微量营养素

微量营养素的补充同样不容忽视。维生素 A、维生素 D、维生素 E、维生素 K 等脂溶性维生素以及钙、铁、锌等矿物质对维持儿童正常的生理功能、促进生长发育具有不可替代的作用。它们参与体内多种代谢过程和生理活动，对于产儿和低出生体重儿来说更是至关重要。通过合理的营养支持和补充策略，可以确保这些宝宝获得充足的微量营养素供应，从而为他们的健康成长奠定坚实的基础。

（三）喂养方式

1. 母乳喂养

对于病情稳定、吸吮能力强的早产儿和低出生体重儿，应鼓励母乳喂养。母乳中的营养成分更加符合早产儿的生理需求，且含有多种免疫因子，有助于增强早产儿的免疫力。然而，由于母乳中的营养成分可能无法满足早产儿快速增长的需求，部分早产儿可能需要给予母乳强化剂来增加营养密度。

2. 配方奶喂养

对于无法母乳喂养或母乳不足的情况，应选择专为早产儿设计的配方奶进行喂养。这些配方奶通常具有较高的能量密度和优化的蛋白质、脂肪、碳水化合物比例，以满足早产儿的特殊营养需求。

3. 管饲喂养

对于吸吮能力弱或无法经口喂养的早产儿和低出生体重儿，需采用管饲喂养方式。这包括鼻胃管、鼻十二指肠管等途径，将营养液直接输送至胃肠道内。管饲喂养需要遵循严格的无菌操作，以避免感染等并发症的发生。

（四）营养监测与评估

1. 生长监测

定期测量早产儿的体重、身长、头围等生长指标，绘制生长曲线图以评估其生长发育情况。生长曲线图应与同胎龄、同性别婴儿的参考标准进行比较以判断早产儿是否处于正常生长轨迹上。

2. 营养评估

通过血清学检查（如血红蛋白、血清铁蛋白、血清钙磷等）和临床评估（如皮肤弹性、毛发色泽、精神状态等）来了解早产儿的营养状况。对于存在营养不良风险的早产儿，应及时调整喂养方案，以改善其营养状况。

（五）常见问题与应对策略

1. 喂养不耐受

早产儿和低出生体重儿常出现喂养不耐受的情况，表现为呕吐、腹胀、腹泻等症状。应对策略包括调整喂养速度、减少单次喂养量、增加喂养次数、使用抗反流配方奶等。

2. 营养不良

部分早产儿和低出生体重儿由于营养摄入不足或吸收不良等原因，可能出现营养不良的情况。此时，应加强营养监测与评估，及时调整喂养方案，必要时给予静脉营养支持。

3. 代谢性骨病

早产儿和低出生体重儿易发生代谢性骨病，如维生素 D 缺乏性佝偻病、低磷血症等。预防策略包括补充维生素 D 和钙剂、适当晒太阳等。对于已发生代谢性骨病的早产儿，应及时给予针对性治疗。

4. 感染风险

由于早产儿和低出生体重儿的免疫功能低下，易发生感染。在营养管理方面，应严格遵循无菌操作原则，避免交叉感染的发生。加强环境消毒和护理人员的培训也是预防感染的重要措施。

早产儿和低出生体重儿的营养管理是一项复杂而细致的工作，需要医护人员、家长及社会各界的共同努力。通过了解早产儿的生理特点、营养需求及常见问题，制定科学合理的喂养方案，加强营养监测与评估，我们可以为早产儿和低出生体重儿提供最佳的营养支持，促进其健康成长。随着医学技术的不断进步和营养研究的深入，我们相信，未来将有更多科学有效的手段和方法应用于早产儿和低出生体重儿的营养管理中，为他们的健康成长保驾护航。

第二节 儿童感染性疾病

一、儿童呼吸道感染

儿童呼吸道感染是儿科临床中极为常见的疾病类型，其病原体的多样性导致了疾病表现、诊断方法及治疗策略的复杂性。儿童呼吸道感染根据感染部位的不同，可分为上呼吸道感染（如感冒、咽炎、扁桃体炎等）和下呼吸道感染（如支气管炎、肺炎等）。这些疾病不仅影响儿童的身体健康，还可能对其生长发育造成长远影响。及时、准确的诊断和有效的治疗对保障儿童健康至关重要。

（一）细菌性呼吸道感染

在探讨细菌性呼吸道感染时，我们不得不深入介绍其复杂的发病机制与多样的临床表现。这类感染，作为儿童常见的呼吸系统疾病之一，其病原体主要包括肺炎链球菌、流感嗜血杆菌以及金黄色葡萄球菌等，这些细菌以其强大的生存能力和致病性，在适宜的条件下，通过飞沫或直接接触等途径轻易侵入人体。

1. 发病机制

细菌之所以能在呼吸道内定殖并引发感染，关键在于它们能够巧妙地利用宿主身体的薄弱环节。当人体呼吸道黏膜屏障因各种原因（如受凉、疲劳、营养不良等）受损，或免疫系统功能低下时，细菌便趁机而入，大量繁殖并释放毒素，进而激活体内的免疫反应，导致炎症反应的发生。这一过程不仅涉及局部组织的充血、水肿和渗出，还可能引发全身性的免疫应答，加重病情。

2. 临床表现

细菌性呼吸道感染的临床表现多样且复杂，高热和寒战往往是最先出现的症状，它们标志着体内正经历着激烈的炎症反应。随着病情的进展，咳嗽和咳痰逐渐加重，痰液可能因含有大量细菌及其代谢产物而呈现脓性。此外，呼吸急促和胸痛也是常见的症状，它们反映了肺部受累的程度。部分患儿还可能出现全身症状，如乏力、食欲不振、头痛等，这些症状虽非特异性，但往往提示病情较重，需引起家长和医生的足够重视。

3. 诊断方法

为了准确诊断细菌性呼吸道感染，医生通常会结合临床表现、体格检查及实验室检查等多种手段来进行诊断。血常规检查中白细胞及中性粒细胞的升高是细菌感染的重要线索，C反应蛋白（CRP）和降钙素原（PCT）等炎症指标的升高则进一步证实了炎症的存在。然而，确诊的关键仍在于病原学检查，如痰培养、血培养等。尽管这些检查方法具有较高的特异性，但往往存在滞后性和假阴性问题。因此，医生在解读检查结果时需谨慎，并结合其他临床信息进行综合判断。

4. 治疗策略

治疗细菌性呼吸道感染的核心在于选用合适的抗菌药物。医生会根据病原学检查结果（如药敏试验）及临床经验，选择敏感且对儿童安全的抗生素进行治疗。支持治疗也不可忽视，包括退热、补液、维持水电解质平衡等，以减轻患儿的不适及预防并发症的发生。对于病情严重的患儿，如出现呼吸衰竭等紧急情况，还需考虑进行住院治疗及给予氧疗等辅助措施，以确保患儿的生命安全。此外，加强患儿的营养支持和心理关怀也是治疗过程中的重要环节。

（二）病毒性呼吸道感染

1. 发病机制

病毒性呼吸道感染是由多种病毒引起的，如流感病毒、副流感病毒、腺病毒、呼吸道合胞病毒等。病毒通过飞沫传播或直接接触进入呼吸道，在上皮细胞内复制并引发炎症反应。

2. 临床表现

病毒性呼吸道感染的症状多表现为发热、咳嗽、流涕、鼻塞、咽痛等。部分患儿还可能出现结膜炎、腹泻等症状。流感病毒感染时，患儿可能出现高热、头痛、肌肉酸痛等全身中毒症状。

3. 诊断方法

诊断病毒性呼吸道感染主要依据临床表现及病原学检查。由于病毒培养技术要求高且耗时长，临床上多采用快速抗原检测或分子生物学技术（如PCR）进行诊断。血清学检查也可用于回顾性诊断。

4. 治疗策略

病毒性呼吸道感染的治疗以对症治疗为主，包括退热、止咳、化痰等。对于流感病毒感染，可早期使用抗病毒药物（如奥司他韦）进行治疗。应注意休息、加强营养支持及预防并发症的发生。对于重症或合并细菌感染的患儿，需及时给予相应的治疗。

（三）支原体呼吸道感染

1. 发病机制

支原体呼吸道感染主要由肺炎支原体引起。肺炎支原体通过飞沫传播进入呼吸道后，附着于呼吸道上皮细胞表面，通过其特有的粘附素与宿主细胞结合并侵入细胞内进行复制。

2. 临床表现

支原体呼吸道感染的症状多表现为发热、咳嗽、乏力、咽痛等。咳嗽多为阵发性刺激性干咳，夜间加重。部分患儿还可能出现皮疹、结膜炎、中耳炎等肺外并发症。

3. 诊断方法

诊断支原体呼吸道感染主要依据临床表现及实验室检查。血清学检查（如支原体抗体检测）是确诊的关键。PCR 技术也可用于检测支原体 DNA 以提高诊断的敏感性和特异性。

4. 治疗策略

治疗支原体呼吸道感染首选大环内酯类抗生素（如阿奇霉素、红霉素等）。这些药物对支原体具有强大的抗菌活性且副作用相对较小。治疗疗程需根据病情严重程度及患儿的年龄、体重等因素进行调整。应注意对症治疗及预防并发症的发生。

二、儿童消化道感染

儿童消化道感染是儿科临床中极为常见的疾病类型，其病原体多样，包括但不限于病毒、细菌、寄生虫等。其中，轮状病毒和细菌性痢疾作为两种主要的病原体，对儿童的健康构成了严重威胁。本文将从发病机制、临床表现、诊断方法及治疗策略等方面，对这两种消化道感染进行全面而深入的探讨。

（一）轮状病毒消化道感染

1. 发病机制

轮状病毒是引起婴幼儿腹泻的主要病原体之一，属于呼肠孤病毒科。该病毒通过粪、口途径传播，进入消化道后，主要侵袭小肠上皮细胞，导致细胞损伤和功能障碍。病毒在细胞内复制并释放大量病毒颗粒，进一步破坏肠道黏膜屏障，引起肠道吸收功能下降和分泌功能亢进，最终导致腹泻。

2. 临床表现

轮状病毒消化道感染的临床表现以急性胃肠炎为主，起病急骤，常伴有发热、呕吐、腹泻等症状。腹泻多为水样便或蛋花汤样便，无腥臭味，每日可达数次至十数次不等。部分患儿还可能出现脱水、电解质紊乱、酸中毒等严重并发症。轮状病毒感染还可能引起呼吸道症状，如咳嗽、流涕等，形成胃肠型感冒。

3. 诊断方法

轮状病毒消化道感染的诊断主要依据临床表现和病原学检查。临床表现具有特征性，但需注意与其他病原体引起的腹泻相鉴别。病原学检查包括粪便轮状病毒抗原检测、核酸检测及电子显微镜观察病毒颗粒等，其中抗原检测因其具有快速、简便、准确的特点，在临床上应用最为广泛。

4. 治疗策略

在治疗轮状病毒消化道感染的策略中，细致的观察与及时的干预至关重要。首先，补液治疗是核心措施之一，旨在纠正因腹泻导致的体液丢失和电解质失衡。对于轻中度脱水的患儿，口服补液盐（ORS）不仅易于接受，而且能有效补充失去的水分和电解质，维持体内环境的稳定。然而，对于脱水症状严重或无法耐受口服补液的患儿，则需采取更为积极的静脉补液方案以确保其迅速恢复体液平衡。

改善肠道微生态也是治疗的关键环节。通过给予肠黏膜保护剂，可以减轻病毒对肠道黏膜的损伤，促进肠道修复。而微生态制剂的应用，则有助于恢复肠道菌群的平衡，增强肠道的免疫屏障功能，进一步遏制病毒的复制和传播。鉴于轮状病毒感染的特异性，抗生素的使用在此类病例中应严格限制。因为抗生素对病毒无直接作用，反而可能破坏肠道内有益菌群的平衡，加剧肠道菌群失调，从而延长病程或引发其他并发症。因此，在轮状病毒消化道感染的治疗过程中，避免抗生素的滥用显得尤为重要

（二）细菌性痢疾

1. 发病机制

细菌性痢疾是由志贺菌属细菌引起的肠道传染病，主要通过粪、口途径传播。志贺菌进入消化道后，可穿透肠黏膜上皮细胞并侵入黏膜下层，在局部繁殖并释

放毒素。毒素作用于肠壁，引起炎症反应和血管通透性增加，导致肠黏膜充血、水肿、出血及溃疡形成。大量炎性渗出物和坏死组织随粪便排出，形成黏液脓血便。

2. 临床表现

细菌性痢疾的临床表现轻重不一，但多数患儿起病急骤，伴有畏寒、高热等全身中毒症状。腹痛常为阵发性绞痛，位于左下腹或脐周。腹泻频繁，初为黄稀便，后转为黏液脓血便，伴有里急后重感。部分患儿还可能出现恶心、呕吐、头痛、乏力等全身症状。重症病例可出现中毒性休克、脑水肿等严重并发症，甚至危及生命。

3. 诊断方法

细菌性痢疾的诊断主要依据临床表现、粪便常规检查和病原学检查。粪便常规检查可见大量白细胞和红细胞，有时可见吞噬细胞。病原学检查包括粪便志贺菌培养、核酸检测及血清学检查等，其中粪便培养是确诊的金标准。但需注意培养结果的滞后性和假阴性问题，必要时可结合其他检查方法综合判断。

4. 治疗策略

细菌性痢疾的治疗策略是一个综合且个体化的过程，其核心在于迅速而准确地应用敏感抗菌药物以控制感染源。在选择抗菌药物时，医生需详尽评估患儿的年龄、体重、肝肾功能以及疾病的严重程度，同时参考病原学检测结果，确保所选药物既能有效杀灭痢疾杆菌，又能最大限度地减少副作用。

对于大多数患儿，尤其是成人及年长儿童，喹诺酮类药物因其广谱抗菌活性和良好的组织穿透力而成为首选。然而，鉴于此类药物可能影响儿童骨骼发育，故在幼儿中应谨慎使用或避免使用，转而考虑其他如头孢菌素类的安全替代方案。在治疗过程中，除抗菌治疗外，对症治疗同样不可或缺。及时补液以纠正因腹泻导致的脱水和电解质紊乱，以及调整酸碱平衡，对维护患儿生命体征稳定至关重要。此外，对于出现中毒性休克等严重并发症的患儿，必须立即启动紧急救治程序，包括扩容、升压、维持呼吸循环功能等措施，以挽救患儿生命。

细菌性痢疾的治疗是一个复杂而精细的过程，需要医生根据患儿的具体情况制定个性化的治疗方案，并密切监测病情变化，及时调整治疗策略。

三、儿童免疫接种与预防接种反应处理

儿童免疫接种是预防和控制传染病最有效、最经济的手段之一，通过接种疫

苗，可以刺激机体产生特异性免疫应答，从而预防相应传染病的发生。然而，在接种过程中，部分儿童可能会出现预防接种反应，这些反应虽然大多轻微且短暂，但也需要我们给予足够的关注和妥善处理。

（一）儿童免疫接种的重要性

儿童是传染病的高发人群，由于他们的免疫系统尚未完全发育成熟，对病原体的抵抗力相对较弱。通过免疫接种，使儿童体内产生针对特定病原体的免疫力，是保护儿童健康、减少传染病流行的重要措施。免疫接种不仅可以保护个体免受疾病侵害，还能通过群体免疫效应，降低整个社会的传染病发病率和死亡率。

（二）预防接种反应的类型

预防接种反应根据发生机制和临床表现的不同，可分为一般反应和异常反应两大类。

1. 一般反应

一般反应是指由疫苗本身所固有的特性引起的，与疫苗免疫学特性有关且对机体只会造成一过性生理功能障碍的反应。主要包括局部反应和全身反应两种。局部反应多表现为接种部位的红肿、疼痛、硬结等；全身反应则可能出现发热、乏力、头痛、恶心等症状。这些反应一般较轻微，持续时间短，不需要特殊处理即可自行缓解。

2. 异常反应

异常反应是指合格的疫苗在实施规范接种过程中或接种后造成受种者机体组织器官、功能损害，相关各方均无过错的药品不良反应。异常反应的发生率极低，但一旦发生，可能较为严重，甚至危及生命。常见的异常反应包括过敏性休克、无菌性脓肿、血管神经性水肿等。

（三）预防接种反应的原因

预防接种反应的发生原因复杂多样，主要包括以下几个方面：

1. 疫苗因素

疫苗本身的质量问题、纯度、制造工艺等可能影响其安全性和有效性，从而引发接种反应。不同疫苗之间也可能存在相互作用，增加接种反应的风险。

2. 个体因素

儿童的年龄、体质、免疫状态、遗传因素等个体差异可能导致其对疫苗的反应不同。例如，过敏体质的儿童在接种某些疫苗时更容易发生过敏反应。

3. 接种操作因素

接种人员的操作技术、接种部位的选择、接种前后的注意事项等也可能影响接种反应的发生。例如，接种部位选择不当或接种前未进行充分的皮肤消毒，可能增加局部感染的风险。

（四）预防接种反应的预防措施

为了降低预防接种反应的发生率，我们需要从以下几个方面入手：

1. 加强疫苗管理

确保疫苗来源正规、质量可靠，严格按照规定的储存和运输条件进行管理。加强疫苗使用过程中的监管和监测，及时发现并处理疫苗质量问题。

2. 严格掌握接种禁忌证

在接种前详细询问儿童的健康状况和过敏史，对存在接种禁忌证的儿童不予接种或暂缓接种。加强对接种人员的培训，提高其识别和处理接种禁忌证的能力。

3. 规范接种操作

接种人员应熟练掌握接种技术，按照规定的接种部位、剂量和途径进行接种。接种前后要做好皮肤消毒和清洁工作，避免交叉感染的发生。

4. 加强健康教育

向家长和儿童普及免疫接种的重要性和相关知识，提高其对接种反应的认识和应对能力。鼓励家长在接种后密切观察儿童的反应情况，一旦发现异常应及时就医。

（五）预防接种反应的处理措施

对于已经发生的预防接种反应，我们需要根据具体情况采取相应的处理措施：

1. 一般反应的处理

对于轻微的一般反应，如局部红肿、疼痛等，可进行局部热敷或冷敷等物理疗法来缓解症状。对于全身反应如发热等，可根据体温情况给予适当的退热药物或物理降温措施。注意让儿童多休息、多喝水以促进恢复。

2. 异常反应的处理

对于异常反应的处理，需要更加谨慎和及时。一旦发现儿童出现过敏反应等严重异常反应时，应立即停止接种并拨打急救电话以寻求医疗救助。在医疗人员的指导下进行抗过敏治疗、抗休克治疗等紧急处理措施以挽救生命。及时上报相关部门进行后续的调查和处理工作。

第三节 儿童神经系统疾病

一、癫痫的分类、诊断与治疗

癫痫，作为一种常见的神经系统疾病，其特征是大脑神经元突发性异常放电，导致短暂的大脑功能障碍。这种疾病的临床表现多种多样，从轻微的肌肉抽搐到严重的全身性发作，给患者的生活带来了极大的影响。癫痫作为一种常见的神经系统疾病，其分类、诊断与治疗涉及多个学科和领域。随着医学技术的不断进步和研究的深入，我们对癫痫的认识和治疗手段也在不断发展和完善。未来，我们期待有更多创新的治疗方法能够应用于临床实践中，为癫痫患者带来更好的治疗效果和生活质量。加强公众对癫痫的认识和理解也是非常重要的工作之一，以减少社会对癫痫患者的歧视和偏见。

（一）癫痫的分类

癫痫的分类方法多种多样，根据不同的分类标准，可以将癫痫划分为不同的类型。以下是一些主要的分类方式：

1. 按病因分类

（1）原发性癫痫

原发性癫痫，即特发性癫痫，是一种病因尚未完全阐明的癫痫类型，其显著特点在于缺乏可识别的脑部器质性病变或明确的代谢异常作为直接诱因。这类癫痫往往与个体的遗传背景密切相关，可能由多个基因变异累积效应所致，表现出较强的家族聚集现象。尽管发病机制复杂且难以直接追溯，但通过详细的家族史询问和基因筛查，可以为部分患者提供诊断线索。

（2）继发性癫痫

继发性癫痫，亦称症状性癫痫，则有着明确的致病因素，这些因素多源于脑部疾病或全身性健康问题，如严重的脑外伤后遗症、脑部感染性疾病（如脑炎）、脑肿瘤占位效应、脑血管疾病（脑出血、脑梗死等）以及寄生虫感染等。继发性癫痫的发作，是这些原发疾病对大脑结构或功能造成损伤后的一种病理表现，其治疗往往需要针对原发疾病进行干预，以减轻或控制癫痫症状。

2. 按发作类型分类

（1）部分性发作

部分性发作，顾名思义，是指癫痫发作时症状仅局限于脑部的一侧，即所谓的局灶性起源。这种发作可以进一步细分为部分性继发全面性发作和部分性非继发全面性发作，主要区别在于是否随后发展为全面性发作。

部分性继发全面性发作癫痫：在此类发作中，初始症状可能表现为一侧肢体的抽搐、麻木、视觉或听觉异常等局部症状，随后这些症状可能迅速扩散至整个大脑，导致全面性发作，如全身抽搐、意识丧失等。这种转变过程可能非常迅速，也可能较为缓慢，但均提示了癫痫病灶在脑内的扩散。

部分性非继发全面性发作癫痫：相比之下，部分性非继发全面性发作则是指癫痫发作始终局限于脑部的一侧，不会发展为全面性发作。这类发作的患者在发作期间可能保持部分或全部的意识清醒，能够感知到自身的症状，如局部肌肉的抽搐或感觉异常，但无法控制这些症状的发生。

（2）全面性发作

全面性发作则是指癫痫发作时，症状起源于两侧大脑半球，影响范围广泛，常表现为全面性意识障碍，即患者完全丧失对外界环境的感知和反应能力。这类发作常伴有自主神经症状，如面色苍白、出汗、心率加快等，以及精神症状，如恐惧、焦虑、幻觉等。

全面性强直-阵挛发作（GTCS）：作为全面性发作中最具代表性的类型，GTCS以全身肌肉强直和随后出现的阵挛性抽搐为特征，常伴有意识丧失和大小便失禁。此发作类型对患者的影响最为严重，需要给予紧急医疗干预。

其他全面性发作类型：除GTCS外，全面性发作还包括强直性发作（仅表现为全身肌肉强直而无阵挛）、阵挛性发作（仅有肌肉阵挛而无强直）、肌阵挛发作（快速而短暂的肌肉收缩，可累及全身或局限于某一部位）、失神发作（短暂的意识中断，持续数秒至数十秒）以及失张力发作（全身肌肉张力突然丧失，导致患者跌倒）等。

（3）按综合征分类

癫痫综合征的分类则更加深入地揭示了癫痫的复杂性和多样性。这些综合征通常具有特定的发病年龄、病因、脑电图特征及预后，为临床诊断和治疗提供了重要的参考依据。

婴儿痉挛症：一种常见于婴儿期的癫痫综合征，以频繁的点头样痉挛发作为特征，常伴有智力发育迟缓。其脑电图表现为高峰节律紊乱，预后较差。

Lennox-Gastaut 综合征：多发生于儿童期，以多种形式的癫痫发作（包括全面性强直-阵挛发作、不典型失神发作等）和智力障碍为主要特征，治疗难度较大。

青少年肌阵挛癫痫：主要影响青少年群体，以清晨起床时的肌阵挛发作为主要表现，多数患者预后良好。

（二）癫痫的诊断

癫痫的诊断是一个综合性的过程，需要结合患者的病史、临床表现、脑电图检查以及影像学检查等多方面的信息进行综合判断。

（1）病史采集：细致入微的线索追踪

病史采集是癫痫诊断的基石，它要求医生具备高度的耐心和敏锐的观察力。在询问过程中，医生不仅要关注患者发作时的直接症状，如抽搐、意识障碍等，还要深入挖掘发作前的诱发因素，如情绪波动、睡眠不足、药物调整或特定环境刺激等。这些信息有助于医生理解癫痫发作的触发机制，并为后续的治疗策略提供依据。发作后的状态同样重要，患者可能经历头痛、乏力、意识模糊等症状，都是评估癫痫发作严重程度及影响范围的关键指标。询问发作频率有助于医生判断病情的稳定性及进展趋势，为制定长期治疗计划打下基础。

（2）临床表现：细致观察与鉴别诊断

癫痫发作的临床表现千变万化，但核心特征在于其突发性和重复性。医生需具备丰富的临床经验，能够迅速而准确地识别出癫痫特有的发作模式，如部分性发作的局部症状、全面性发作的全身性抽搐及意识障碍等。鉴别诊断同样重要。癫痫需与其他非癫痫性发作性疾病，如晕厥、短暂性脑缺血发作、睡眠障碍等进行区分。这要求医生在观察患者发作时，不仅要关注症状本身，还要结合患者的病史、体检结果及辅助检查结果，进行综合判断。

（3）脑电图检查：电活动的"侦探"

脑电图作为癫痫诊断的"金标准"，其重要性不言而喻。通过精密的电极装置，脑电图能够实时记录大脑的电活动，捕捉到癫痫发作时的异常放电波形。这些波形不仅为癫痫的诊断提供了客观依据，还有助于确定癫痫的类型及病灶位置。

脑电图正常并不能完全排除癫痫的诊断。因为部分癫痫患者在非发作期可能无法捕捉到异常放电波形，或者由于技术限制导致波形记录不全。因此，医生在解读脑电图结果时，需结合患者的临床表现及其他检查结果进行综合判断。

（4）影像学检查：揭秘脑部结构异常

影像学检查在癫痫诊断中扮演着重要角色。头颅 CT 和 MRI 等先进技术能够清晰地显示脑部结构异常，如脑肿瘤、脑血管病、脑外伤等继发性癫痫的常见病因。这些检查不仅有助于明确癫痫的病因，还为后续的手术治疗提供了精准的定位信息。随着影像学技术的不断发展，如功能 MRI、PET 等高级成像技术的应用，使得医生能够更深入地了解癫痫患者的大脑功能状态及代谢变化，为癫痫的精准治疗提供了有力支持。

（5）其他检查：全面排查潜在病因

除上述检查外，医生还可能根据患者的具体情况建议进行一系列其他检查。例如，血液学检查可以评估患者的肝肾功能、电解质平衡及药物代谢情况；脑脊液检查则有助于排除中枢神经系统感染性疾病；神经心理学评估则能够评估患者的认知功能及心理状态，为制定个性化的治疗方案提供依据。

（三）癫痫的治疗

癫痫的治疗目标是控制发作、提高生活质量，并尽可能减少药物副作用和并发症的发生。治疗方法主要包括药物治疗、手术治疗、神经调控治疗以及生酮饮食治疗等。

（1）药物治疗

药物治疗在癫痫管理中占据着核心地位，其有效性在于能够稳定控制病情，减少发作频率，甚至在某些情况下实现无发作状态，显著提高患者的生活质量。这一治疗策略的实施，严格遵循着"早期、足量、长程、个体化"四大原则。

"早期"意味着一旦癫痫诊断明确，应尽早启动药物治疗，以迅速控制症状，防止病情恶化及可能造成的脑损伤。"足量"则是指医生会根据患者的具体情况，选择足够剂量的药物以达到治疗目的，但同时也会密切关注患者的耐受性，避免过量导致的不良反应。"长程"强调的是治疗的持续性，癫痫往往需要长期甚至终身服药，以维持病情的稳定，避免反复发作带来的危害。"个体化"则体现了精准医疗的理念，每位患者的病情、体质、年龄、性别等因素均不相同，因此治疗方案需量身定制，以确保最佳疗效。

在治疗过程中，定期复查是不可或缺的环节。通过脑电图监测，医生可以评估治疗效果，观察是否有异常放电的减少或消失。肝肾功能等生化指标的检测也是必要的，以监测药物可能带来的副作用，及时调整用药方案，保障患者的安全。这种动态调整、持续优化的治疗模式，为癫痫患者提供了更为科学、合理的治疗路径。

（2）手术治疗

对于药物难治性癫痫患者而言，当传统药物治疗无法有效控制病情时，手术治疗便成为了一个重要的治疗选择。手术方法根据癫痫病灶的性质和位置，可分为切除性手术与姑息性手术两大类。前者如病灶切除术、脑叶切除术等，直接针对癫痫病灶进行切除，力求从根本上消除癫痫源；后者如胼胝体切开术、迷走神经刺激术等，则通过改变神经传导路径或刺激特定神经结构，以达到降低癫痫发作频率或减轻发作程度的目的。

手术治疗的成功与否，关键在于术前评估的准确性和术后随访的及时性。术前需通过详细的病史采集、神经影像学检查、脑电图监测等手段，对癫痫病灶进行精确定位；术后则须密切关注患者的病情变化，及时调整治疗方案，并进行必要的康复训练，以确保手术的安全性和有效性，最大化地提升患者的生活质量。

（3）神经调控治疗

神经调控治疗作为癫痫治疗领域的新星，正逐步展现其独特的魅力。其中，重复经颅磁刺激（rTMS）利用变化的磁场作用于大脑皮层，无创地调节神经元活动，平衡大脑兴奋与抑制状态，从而有效减少癫痫发作的次数。脑深部电刺激（DBS）则更为精准，通过植入脑内的电极直接刺激特定核团，达到控制癫痫发作的目的，因其属于微创治疗，但术后恢复快，效果显著。

这两种神经调控治疗方式不仅具备安全性高、副作用小的特点，还因其可重复性良好，为癫痫患者提供了更多元化的治疗选择。随着技术的不断进步和临床经验的积累，神经调控治疗有望在癫痫治疗领域发挥更加重要的作用。

（4）生酮饮食治疗

生酮饮食，作为一种非传统的治疗策略，在癫痫管理中，尤其对于儿童难治性癫痫患者，展现出独特疗效。其核心理念在于通过极端调整饮食结构，迫使身体进入一种特殊的代谢状态——酮症，此时身体将脂肪作为主要能源来源，而非传统的碳水化合物，进而促进大脑利用酮体作为替代能量。这一过程不仅减少了癫痫发作的诱因，还可能通过调节神经递质和离子通道功能，直接抑制癫痫活动的发生。然而，生酮饮食的实施需严格遵循专业医师的指导，以确保营养均衡，避免潜在的健康风险，并根据患者的具体情况进行个性化调整。此外，长期坚持与定期监测也是保证治疗效果的关键。

二、脑膜炎与脑炎的鉴别诊断与治疗

脑膜炎与脑炎是两种常见的中枢神经系统感染性疾病，它们在临床表现、病因、诊断及治疗上既有相似之处，也存在显著差异。准确区分这两种疾病对制定恰当的治疗方案至关重要。脑膜炎与脑炎作为两种常见的中枢神经系统感染性疾病，其鉴别诊断与治疗需综合考虑患者的临床表现、影像学特征、脑脊液检查结果以及病原学检测等多方面因素。随着医学技术的不断进步和研究的深入，我们对这两种疾病的认识将更加深入，诊断手段将更加精准，治疗方案也将更加个性化和有效。

（一）脑膜炎与脑炎的鉴别诊断

1. 定义与部位

（1）脑膜炎

脑膜炎，作为一种严重的神经系统疾病，其特征在于软脑膜（紧贴大脑及脊髓表面的薄膜）发生广泛而持续的炎症性反应。此病症的根源广泛，涵盖了从常见细菌（如脑膜炎双球菌），到各类病毒、真菌、螺旋体、原虫，乃至更为罕见的立克次体、肿瘤浸润及白血病细胞侵犯等多种生物性因素。这些病原体通过不同途径侵入体内，进而引发脑膜的免疫应答与炎症反应，严重威胁患者健康。

（2）脑炎

脑炎更侧重于脑实质（大脑、小脑、脑干等内部结构）的炎症性损害。其主要由各类病原体直接攻击脑实质细胞所致，病毒是最常见的罪魁祸首，但细菌、霉菌、螺旋体、立克次氏体乃至寄生虫等亦不容忽视。值得注意的是，部分脑炎病例可能源于机体自身的免疫反应异常，如急性播散性脑脊髓炎，此类疾病虽非直接由外源性病原体引起，但其对脑组织的损害同样严重且复杂。

2. 临床表现

（1）脑膜炎

脑膜炎作为一种急性感染性疾病，其典型症状群常令患者痛苦不堪。发热作为炎症反应的标志性表现，往往是最早出现的症状之一，伴随着体温的急剧升高，患者会感到全身不适。头痛则因脑膜受刺激而加剧，尤其在咳嗽或转动头部时更为明显，这种持续的钝痛或锐痛极大地降低了患者的生活质量。呕吐，尤其是喷射性呕吐，是颅内压增高的直接体现，常与剧烈头痛相伴出现，进一步加剧了患者的痛苦。此外，烦躁不安、情绪波动大也是脑膜炎患者的常见表现，而脑膜刺激征（如颈项强直、克氏征及布氏征的阳性体征）更是对疾病严重程度的直观反映。

（2）脑炎

脑炎的临床表现更为复杂多变，从轻微到严重不等。轻症患者可能仅表现出轻微的头痛、发热、恶心等前驱症状，类似于普通感冒，但随着病情的发展，可逐渐出现意识障碍，患者可能陷入昏迷或表现为不同程度的嗜睡、谵妄。精神异常是脑炎的另一大特点，患者可能出现幻觉、妄想、行为异常等，严重影响社交功能。癫痫发作是脑炎常见的神经系统症状之一，表现为突然的意识丧失、肢体抽搐等，对患者及周围人构成安全威胁。此外，偏瘫、共济失调、言语障碍等神经功能障碍也可能在脑炎患者中出现，严重影响患者的日常生活能力。

3. 鉴别要点

（1）症状差异

在探讨脑膜炎与脑炎的差异时，症状与影像学表现是两个至关重要的方面。首先，从症状差异来看，脑膜炎的显著标志在于脑膜刺激征的显现，如颈项强直、克氏征及布氏征的阳性反应，这些体征直接反映了脑膜受到炎症侵袭的状态。脑炎则更侧重于脑实质受损所引发的广泛症状，包括意识障碍、精神异常、癫痫发作等，这些症状深刻揭示了脑功能受损的严重程度。

（2）影像学表现

脑膜炎在影像学检查中可能呈现出脑膜的异常强化，这是炎症反应导致脑膜血管通透性增加、液体渗出增多的直接结果。相反，脑炎则可能表现为脑实质内的多种病变，如水肿导致的脑组织肿胀、血管破裂引起的出血灶，以及严重情况下的脑组织坏死等。这些病变在影像学图像上清晰可辨，为临床医生的诊断提供了重要依据。

（3）脑脊液检查

脑脊液检查是鉴别两者的关键。脑膜炎患者脑脊液中白细胞计数通常升高，以中性粒细胞为主；而脑炎患者脑脊液中白细胞计数也可能升高，但淋巴细胞比例相对较高。脑脊液中病原体的直接检测（如细菌培养、病毒 PCR 等）对确定病原体类型具有重要意义。

（二）病因分析

脑膜炎的常见病因包括细菌（如脑膜炎奈瑟菌、肺炎链球菌、流感嗜血杆菌等）、病毒（如肠道病毒、流行性腮腺炎病毒、单纯疱疹病毒等）、真菌（如隐球菌、念珠菌等）以及结核杆菌等。

脑炎的病因同样多样，但以病毒感染最为常见，如乙型脑炎病毒、单纯疱疹病毒、带状疱疹病毒等。细菌、真菌、螺旋体、寄生虫等也可引起脑炎。

（三）诊断方法

1. 病史与体格检查

详细询问患者的病史，包括发病前是否有感染史、疫苗接种史、旅行史等，并进行全面的体格检查，特别是神经系统检查，以评估患者的意识状态、是否有脑膜刺激征、运动感觉功能等。

2. 实验室检查

（1）血常规

了解患者的基本感染状态。

（2）脑脊液检查

包括常规、生化、病原学检测等，是诊断脑膜炎和脑炎的关键。

（3）影像学检查

CT 或 MRI 检查有助于发现脑实质或脑膜的病变。

（4）电生理检查

如脑电图，对于评估脑功能状态有一定帮助。

3. 病原学检测

通过脑脊液或血液样本进行细菌培养、病毒 PCR、真菌检测等，以明确病原体类型。

（四）治疗策略

1. 一般治疗

保持患者呼吸道通畅，给予必要的氧疗和营养支持。密切监测患者的生命体征和意识状态，及时处理并发症。

2. 病因治疗

（1）抗感染治疗

根据病原学检测结果选择合适的抗生素、抗病毒药物或抗真菌药物进行治疗。对于未明确病原体的患者，可根据临床表现和当地流行病学特点进行经验性治疗。

（2）抗结核治疗

对于结核性脑膜炎患者，需进行规范的抗结核治疗。

3. 对症治疗

（1）降低颅内压

对于颅内压增高的患者，采用甘露醇、甘油果糖等高效脱水剂，可有效减轻脑水肿，迅速降低颅内压，预防脑疝形成，保护患者生命安全。

（2）控制癫痫发作

对于出现癫痫发作的患者，迅速而准确地应用抗癫痫药物是控制病情发展的关键，旨在中止发作，防止反复发作导致的神经元进一步损伤。

（3）支持治疗

全面的支持治疗亦不可或缺，通过精细调节水电解质平衡，纠正可能出现的酸碱失衡状态，并适时补充营养物质，以增强患者体质，为机体恢复创造有利条件。

4. 康复治疗

康复治疗在脑炎后遗症患者的康复过程中占据着举足轻重的地位。脑炎作为一种可能严重损害脑实质的疾病，其治疗后的康复阶段往往伴随着一系列的后遗症，如偏瘫、失语、认知障碍等，这些问题不仅严重影响了患者的日常生活自理能力，也对其社交、工作乃至心理状态造成了深远影响。

针对偏瘫患者，物理治疗是康复治疗的核心内容之一。通过专业的康复训练师指导，患者将接受一系列针对肌肉力量、关节活动度、平衡与协调能力的训练，旨在逐步恢复肢体功能，提高日常生活活动能力。辅以适当的辅助器具，如矫形器、助行器等，可以进一步促进患者的独立生活能力。

对于失语患者，语言治疗是重建沟通能力的关键。语言治疗师会根据患者的具体情况，制定个性化的训练计划，包括发音训练、词汇扩展、句子构建等，通过反复练习和刺激，帮助患者逐步恢复语言理解和表达能力。此外，利用现代科技手段，如语音识别软件、电子交流辅助设备等，也能为患者提供有效的沟通支持。

认知障碍的康复则更加复杂和多样化。认知训练包括注意力训练、记忆力训练、思维训练等多个方面，旨在通过一系列有针对性的训练活动，帮助患者改善认知功能，提高解决问题和适应环境的能力。心理治疗和社会支持也是认知康复不可或缺的一部分，通过心理疏导和社会融入训练，帮助患者建立积极的心态，增强社会适应能力。

三、神经发育障碍

儿童神经发育障碍是一类广泛影响儿童认知、情感、行为和社会交往能力的疾病，其中自闭症谱系障碍（Autism Spectrum Disorder, ASD）和智力障碍（Intellectual Disability, ID）是最为常见且复杂的两种类型。这些障碍不仅给患儿本身带来巨大的挑战，也对其家庭和社会产生了深远的影响。

（一）定义与概述

（1）自闭症谱系障碍（ASD）

自闭症谱系障碍（ASD）是一种复杂且多维的神经发展性病症，其核心特征在于深刻的社交障碍，表现为难以建立和维护正常的人际关系，缺乏眼神交流、共享兴趣及情感共鸣的能力。沟通方面，ASD 患者可能面临语言发展迟缓、非言语沟通困难及难以理解抽象概念等挑战。此外，他们还常展现出高度重复性和刻板的行为模式，如坚持固定的日常活动流程，对特定物品或话题的过度迷恋等。这些特征的多样性和严重程度的差异性，使得 ASD 成为一个广泛而复杂的"谱系"，每个患者都是这个谱系上独一无二的存在。早期诊断与干预对于促进患者社交技能、语言能力和情感表达的发展至关重要。

（2）智力障碍（ID）

智力障碍，亦称为智力发展迟缓或智力低下（ID），是一种深刻影响个体智力功能的状况。其核心在于智力能力的显著受限，这种受限不仅体现在智商测试结果上——通常表现为智商分数远低于正常范围（如普遍接受的界限为 70 或 75 以下，但具体标准可能因文化、地区或专业机构而异），还体现在实际生活中的适应行为困难。

ID 患者在多个方面遭遇挑战，包括理解复杂概念、进行逻辑推理、解决问题以及掌握新知识和技能的能力受限。这些智力上的局限性进而影响到他们的社交互动，表现为难以建立和维护人际关系、理解并适应社交规则及情感交流等方面的困难。实用技能，如日常生活自理、职业功能及经济独立等方面的能力也往往受到不同程度的影响。ID 的诊断是一个综合性的过程，除智商测试外，还需综合考虑患者的适应行为表现、生活技能、学习能力以及社会功能等多个方面。这种全面评估有助于更准确地理解患者的需求，制定个性化的干预和支持计划，以促进其潜能的最大化发展。

（二）病因与发病机制

（1）自闭症谱系障碍（ASD）

ASD 的病因复杂且多样，目前认为是由遗传和环境因素共同作用的结果。遗传因素在 ASD 的发病中起主要作用，包括基因突变、染色体异常等。环境因素如孕期感染、药物暴露、环境污染等也可能增加 ASD 的风险。神经生物学研究表明，ASD 患者的大脑结构和功能存在异常，如神经元连接和信号传递的障碍。

（2）智力障碍（ID）

ID 的病因同样复杂，包括遗传因素（如基因突变、染色体异常）、环境因素（如孕期感染、营养不良、中毒等）以及遗传因素与环境因素的相互作用。一些特定的遗传性疾病或综合征也常伴有 ID。神经生物学方面，ID 患者的大脑发育可能受到干扰，导致神经元数量减少、突触连接不足或功能异常。

（三）临床表现

（1）自闭症谱系障碍（ASD）

ASD 的核心症状包括社交互动障碍（如缺乏眼神交流、难以理解他人情绪）、沟通障碍（如语言发展迟缓、非言语沟通困难）以及限制性、重复性行为模式（如刻板动作、强烈兴趣于特定物品或话题）。ASD 患者还可能表现出感官敏感性异常（如对声音、光线或触觉的过度反应或低反应），焦虑、抑郁等情绪问题。

（2）智力障碍（ID）

ID 的临床表现因个体差异而异，但通常包括智力功能低下（如学习能力差、记忆力差、解决问题的能力有限）、适应性行为障碍（如日常生活自理能力差、社交技能不足）以及可能伴随的躯体症状（如运动协调障碍、视觉或听觉障碍）。ID 患者的智力水平范围广泛，从轻度到极重度不等。

（四）诊断

（1）自闭症谱系障碍（ASD）

ASD 的诊断基于详细的病史采集、临床观察以及标准化的评估工具。医生会评估患儿的社交互动、沟通技能以及限制性、重复性行为模式等方面的表现，还会进行神经心理学测试、语言能力评估以及必要的医学检查以排除其他潜在病因。

（2）智力障碍（ID）

ID 的诊断同样需要综合评估患儿的智力功能、适应性行为以及可能的病因。智商测试是诊断 ID 的关键步骤之一，通过标准化的智商测试工具可以评估患儿的智力水平。医生还会关注患儿的日常生活自理能力、社交技能以及学习表现等方面的情况。

（五）治疗与干预

（1）自闭症谱系障碍（ASD）

ASD 的治疗强调早期干预和个体化治疗。治疗方法包括行为疗法（如应用行为分析疗法、认知行为疗法）、言语和语言疗法、职业疗法以及药物治疗等。行为疗法旨在改善患儿的社交互动、沟通技能和减少限制性、重复性行为模式；言语和语言疗法则侧重于提高患儿的语言理解和表达能力；职业疗法则关注患儿的日常生活技能和独立性；药物治疗主要用于缓解伴随的情绪问题，如焦虑、抑郁等。

（2）智力障碍（ID）

ID 的治疗重点在于提供全面的支持和干预措施以促进患儿的发展。这包括特殊教育服务（如个别化教学、小组教学）、职业疗法、物理疗法以及社会技能训练等。特殊教育服务旨在根据患儿的智力水平和兴趣定制个性化的教学计划，职业疗法和物理疗法则帮助患儿提高日常生活技能和运动能力，社会技能训练则注重培养患儿的社交技能和人际交往能力。

（六）未来展望

随着科学技术的不断进步和研究的深入，我们对儿童神经发育障碍的认识将更加全面和深入。未来，我们期待在以下几个方面取得突破：

（1）病因与发病机制

随着科学技术的飞速进步，尤其是基因测序、表观遗传学以及神经影像学等领域的突破性发展，我们正逐步揭开 ASD 与 ID 复杂病因的面纱。基因测序技术使我们能够以前所未有的精度识别与这两种障碍相关的遗传变异，包括单核苷酸多态性（SNP）、基因拷贝数变异（CNV）以及罕见变异等。这些发现不仅加深了我们对 ASD 与 ID 遗传基础的理解，还为未来的遗传咨询、风险预测及潜在治疗靶点的发现提供了重要依据。

表观遗传学的兴起揭示了基因表达调控在 ASD 与 ID 发病中的关键作用。环境因素如何通过影响表观遗传标记（如 DNA 甲基化、组蛋白修饰等）来调控基因表达，进而参与疾病的发生发展，成为当前研究的热点。神经影像学技术，如功能性磁共振成像（fMRI）、弥散张量成像（DTI）等，则为我们提供了观察大脑结构与功能异常的直接窗口，帮助科学家绘制出 ASD 与 ID 患者大脑发育异常的精细图谱。

（2）早期诊断

早期诊断对于 ASD 与 ID 患者至关重要，因为它能确保尽早开始干预和治疗，最大限度地促进患者的潜能发展。为此，科研人员正致力于开发更加敏感和特异的生物标志物和筛查工具。这些工具可能包括基于血液或脑脊液的生物标志物检测、先进的神经认知评估量表以及结合人工智能技术的自动化筛查系统。通过这些手段，我们有望在不远的将来实现 ASD 与 ID 早期快速、准确的诊断，为患儿争取宝贵的治疗时间。

（3）个性化治疗

鉴于 ASD 与 ID 患者之间存在的广泛变异性和个体差异，个性化治疗已成为未来发展的必然趋势。精准医疗作为个性化治疗的重要实践，强调根据患者的遗传信息、生理状态及疾病特征制定个性化的治疗方案。对于 ASD 与 ID 患者而言，这可能包括基于遗传变异的靶向药物治疗、神经调控技术（如经颅磁刺激、脑深部电刺激）的应用以及基于行为疗法的个性化干预策略。此外，随着基因治疗技术的不断成熟，未来也有可能为部分 ASD 与 ID 患者提供根治性的治疗手段。

（4）社会支持体系

建立完善的社会支持体系同样不可或缺。这包括为 ASD 与 ID 患者提供特殊教育服务、职业培训和就业机会，以及为他们及其家庭提供心理咨询、社会融入指导等全方位的支持。政府、学校、医疗机构以及社会各界应共同努力，构建一个包容、理解和支持的环境，让 ASD 与 ID 患者能够享有平等的权利和机会，实现自我价值和社会参与。

第四节 儿童呼吸系统疾病

一、支气管哮喘的规范化管理

儿童支气管哮喘的规范化管理是一个综合性的过程，旨在通过一系列科学、系统的措施，有效控制哮喘症状，减少发作频次，提高儿童的生活质量。儿童支气管哮喘的规范化管理是一个持续的过程，需要医生、患儿及其家长的共同努力和配合。通过建立健康档案、患者教育、环境控制、规范用药、非药物治疗和心理支持等综合措施的实施，可以有效控制哮喘症状，减少发作频次，提高患儿的生活质量。未来，随着医学技术的不断进步和研究的深入，相信会有更多、更有效的治疗方法和管理策略出现，为哮喘患儿带来更好的治疗效果和生活体验。

（一）建立健康档案与定期随访

1. 建立健康档案

建立哮喘儿童的健康档案是确保患儿得到精准管理和有效治疗的关键第一步。这份档案不仅是患儿健康状况的详细资料，更是医生制定个性化治疗方案的重要依据。档案中除了包含患儿的基本信息，如姓名、年龄、性别、联系方式等，还应详尽记录其过敏史，明确列出已知的过敏原，这对预防哮喘发作至关重要。家族史同样不容忽视，因为哮喘具有一定的遗传性，了解家族中是否有哮喘或其他过敏性疾病患者，有助于医生评估患儿的遗传风险。

病情严重程度的评估也是档案中的核心内容之一，它反映了患儿当前的健康状态，为治疗方案的制定提供了直接依据。医生会根据患儿的症状表现、发作频率、夜间症状及活动受限程度等因素，综合评估病情轻重，并据此调整治疗策略。

2. 定期随访

定期随访则是确保患儿病情得到有效控制的重要手段。随访计划应根据患儿的具体情况量身定制，包括但不限于定期的面诊、电话随访或远程监测。随访过程中，医生会详细询问患儿的症状变化，包括咳嗽、喘息、胸闷等是否有所缓解或加重，还会检查药物使用情况，确保患儿正确、规律地使用吸入装置和药物，避免误用或漏用。此外，肺功能指标的监测也是随访中的重要环节，通过定期检测肺功能，可以客观评估患儿的治疗效果，及时调整治疗方案，以达到最佳的治疗效果。

（二）患者教育与家庭参与

1. 患者教育

患者教育是哮喘管理中不可或缺的一环，旨在增强患儿及其家庭的知识储备与自我管理能力。我们精心设计了一系列教育活动，如定期举办的哮喘知识讲座，邀请专家深入浅出地讲解哮喘的病理生理过程、常见症状及不典型表现，帮助家长和患儿建立科学的认知框架；发放图文并茂的哮喘管理手册和视频教程，让学习内容更加生动直观，便于随时查阅与复习。

2. 家庭参与

我们特别强调家庭参与的重要性，认为家庭是哮喘管理的第一道防线。通过培训，使家庭成员掌握监督患儿规范用药的技巧，学会识别并远离潜在的哮喘诱发因素，如烟雾、尘螨等。加强家庭应急处理能力的建设，确保每位家长都能熟练掌握哮喘急性发作时的初步救治步骤，为患儿争取宝贵的救治时间，共同构建坚实的哮喘防控网络。

（三）环境控制与诱发因素预防

1. 避免接触过敏原

在哮喘的日常管理中，避免接触过敏原是预防哮喘发作的首要措施。这需要家长和患儿共同努力，细心观察并记录可能引发哮喘症状的环境因素，以便精准地识别并远离这些"隐形敌人"。除已知的尘螨、花粉、动物皮屑等常见过敏原外，还应留意个人特异性的过敏物质，如某些食物、药物或化学物质。

2. 保持空气清新

为了营造一个低敏的居住环境，保持室内清洁至关重要。定期清扫地面、家具表面，使用高效过滤的吸尘器以减少尘螨及其排泄物的积累。床上用品如被褥、枕头应勤洗勤换，并在阳光下暴晒，利用紫外线杀灭尘螨。尽量避免在家中饲养宠物，特别是那些容易脱毛或皮屑较多的动物，以减少过敏原的暴露。

保持空气清新同样不容忽视。每天定时开窗通风，确保室内空气流通，减少室内污染物的积聚。家庭成员应自觉戒烟，并避免在室内使用刺激性强的清洁剂、香水等物品，以免诱发哮喘。在花粉季节或空气污染较为严重的时期，尽量减少户外活动时间，特别是对于那些对花粉或空气污染特别敏感的患儿。如需外出，应佩戴防护口罩，以减少吸入过敏原或有害颗粒物。

3. 避免冷空气刺激

冷空气也是哮喘的常见诱发因素之一。在寒冷的季节里，患儿应注意保暖，避免穿着过于单薄或长时间暴露在冷空气中。外出时可佩戴围巾、口罩等防护用品，以减少冷空气对呼吸道的直接刺激。适当进行体育锻炼，增强体质和免疫力，也是预防哮喘发作的有效手段之一。但需注意运动方式和强度的选择，避免剧烈运动或过度劳累导致哮喘发作。

（四）药物治疗与规范管理

1. 规范用药

根据患儿的病情严重程度和年龄等因素，制定合适的药物治疗方案。常用药物包括吸入性糖皮质激素（ICS）、长效β2受体激动剂（LABA）、白三烯调节剂等。患儿应遵医嘱按时、按量使用药物，避免自行停药或增减剂量。

2. 定期复诊

定期复诊在哮喘管理中占据重要地位，它不仅能让医生及时了解患儿病情的变化，还能根据最新的评估结果精准调整治疗策略。在复诊时，医生会详细询问患儿的症状改善情况，检查肺功能指标，以及评估药物的治疗效果。医生还会密切关注患儿是否出现药物副作用，一旦发现不良反应，会迅速调整药物种类或剂量，以减轻患儿的身体负担，确保治疗的安全性和有效性。这样的动态管理过程，对维持哮喘的长期稳定控制至关重要。

（五）非药物治疗与心理支持

1. 非药物治疗

呼吸训练作为非药物治疗的重要组成部分，其目的在于帮助患儿建立正确的呼吸模式，从而提高呼吸效率，减少呼吸困难的发生。常见的呼吸训练方法包括腹式呼吸、缩唇呼吸等。腹式呼吸强调通过腹部肌肉的运动来带动呼吸，使呼吸更加深沉而缓慢，有助于增加肺活量和气体交换效率。缩唇呼吸则是在呼气时通过缩唇的方式，延长呼气时间，减少呼气末的肺内残留气体，从而改善通气功能。这些训练不仅可以在医院或专业机构进行，家长也可以学习后在家中指导患儿进行日常练习，持之以恒，必能见效。

运动疗法同样重要，它不仅能够增强患儿体质，提高心肺功能，还能促进心理健康，提升生活质量。然而，对于哮喘患儿而言，运动的选择和强度需格外谨慎。一般来说，建议选择中低强度的有氧运动，如散步、慢跑、游泳等，这些运动既能达到锻炼效果，又不会过于剧烈而诱发哮喘发作。运动前应进行充分的热身，运动过程中注意监测呼吸和心率变化，一旦出现不适症状应立即停止运动并寻求帮助。此外，保持运动环境的清洁和通风也是减少哮喘发作风险的关键。

2. 心理支持

哮喘作为一种慢性疾病，其反复发作的特点往往给患儿及其家庭带来巨大的心理压力。患儿可能因病情的不确定性、对治疗的恐惧以及对社交活动的限制而产生焦虑、抑郁等负面情绪。这些情绪问题不仅影响患儿的心理健康，还可能通过神经-内分泌-免疫网络的作用机制，进一步加重哮喘症状，形成恶性循环。

提供心理支持成为哮喘管理中不可或缺的一环。家长应成为患儿最坚实的后盾，给予他们足够的关爱和鼓励，帮助他们建立战胜疾病的信心。医生也应关注患儿的心理状态，适时进行心理疏导和干预，如通过认知行为疗法帮助患儿调整不良认知，减轻焦虑情绪；通过放松训练、音乐疗法等方法缓解紧张情绪，促进身心放松。此外，鼓励患儿参与集体活动，扩大社交圈子，也是促进心理健康的重要途径。

二、急性上呼吸道感染与喉炎的治疗

儿童急性上呼吸道感染（Acute Upper Respiratory Infection, AURI）与喉炎是儿科常见的急性疾病，两者在症状、病因及治疗方法上既有相似之处，也有各自的特点。本文将从病因、临床表现、诊断、治疗及预防等方面，对儿童急性上呼吸道感染与喉炎进行详细的阐述。

（一）病因

1. 急性上呼吸道感染

急性上呼吸道感染，这一常见疾病，广泛影响各年龄段人群，但尤以儿童群体更为易感。其病原体的多样性，包括多种病毒，如鼻病毒、冠状病毒、流感病毒等，以及少数情况下的细菌、支原体等，共同构成了复杂的感染环境。病毒主要通过空气中的飞沫进行传播，特别是在密闭或人群密集的环境中，感染风险显著增加。此外，直接接触患者或受污染的物品也是不可忽视的传播途径。儿童因免疫系统尚处于发育阶段，对病原体的识别和清除能力相对较弱，故更易受到急性上呼吸道感染的侵袭，常表现为发热、咳嗽、鼻塞、流涕等症状，需及时就医并采取相应治疗措施。

2.喉炎

喉炎，作为喉部黏膜的急性炎症反应，其主要病因同样以病毒感染为主，特别是流感病毒、副流感病毒及腺病毒等，这些病毒常常在上呼吸道肆虐时波及喉部。尽管细菌、真菌等微生物也能引起喉炎，但相比之下并不常见。值得注意的是，喉炎的发生常与上呼吸道感染紧密相连，往往是上呼吸道感染病情发展过程中的一种并发症，进一步加剧了患者的咽喉不适。此外，在特定情境下，如长时间大声喊叫导致喉部过度使用，或是吸入有害气体、粉尘等刺激性物质，都可能成为喉炎的诱发因素，使喉部黏膜受损，引发炎症反应，需及时采取措施以缓解症状并防止病情恶化。

（二）临床表现

1.急性上呼吸道感染

急性上呼吸道感染的临床表现多种多样，主要包括：

（1）鼻部症状

急性上呼吸道感染初期，患者往往首先感受到的是鼻部的不适。鼻塞是最常见的症状之一，它让患者感到呼吸不畅，尤其是在夜间休息时更为明显，可能严重影响睡眠质量。流涕也是不可避免的，初期多为清水样鼻涕，这是机体为了清除鼻腔内病毒和细菌而分泌的液体。随着病情的进展，鼻涕逐渐变得浓稠，这标志着鼻腔内的炎症反应正在加剧，可能伴有细菌感染的风险。此外，打喷嚏也是鼻部症状的一部分，它是身体为了排除鼻腔内的刺激物而做出的自然反应。

（2）咽部症状

咽部作为上呼吸道的门户，同样容易受到病原体的侵袭。咽痛、咽干、咽痒以及咽部灼热感是常见的咽部症状，这些症状不仅让患者感到痛苦，还可能影响进食和说话。做咽部检查时，可以发现咽部黏膜充血、水肿，这是炎症反应的直接表现。在某些情况下，炎症还可能波及扁桃体，导致扁桃体肿大，进一步加重患者的痛苦。扁桃体肿大不仅可能引起吞咽困难，还可能成为细菌藏匿的温床，增加继发感染的风险。

（3）全身症状

急性上呼吸道感染不仅仅是局部的症状表现，它还会引发一系列全身症状。发热是最常见的全身症状之一，它是机体对病原体入侵的一种防御反应。然而，高热也可能对身体造成损害，特别是对于儿童来说，高热可能导致惊厥等严重后果。此外，头痛、乏力、食欲不振等症状也是常见的全身症状，会让患者感到全身不适，影响日常生活和工作。部分患儿由于体温调节中枢发育不完善，可能出现高热、寒战等严重症状，需要及时就医进行治疗。

（4）其他症状

除上述典型的鼻部、咽部和全身症状外，急性上呼吸道感染还可能引起一些其他症状。咳嗽是常见的症状之一，它是机体为了清除呼吸道内的分泌物和病原体而做出的自然反应。然而，剧烈的咳嗽也可能对呼吸道造成损伤。声音嘶哑则是由于声带受到炎症影响而出现的症状，它让患者说话变得困难。此外，流泪、结膜充血等眼部症状也可能出现，这是病毒通过鼻泪管扩散至眼部的结果。值得注意的是，部分患儿在急性上呼吸道感染过程中还可能并发中耳炎、鼻窦炎等疾病，这些并发症需要得到及时的诊断和治疗。

2. 喉炎

喉炎的临床表现以喉部症状为主，主要包括：

（1）声音嘶哑

声音嘶哑，作为喉炎的标志性症状，其严重程度往往能直观反映喉部炎症的进展。患者的声音从原本的清晰明亮变得低沉而粗糙，严重时甚至可能完全失声，这不仅影响了日常交流，还给患者带来了极大的心理压力。在喉炎的影响下，喉部黏膜充血肿胀，声带受到压迫或功能受限，从而导致了声音的异常。

（2）喉部疼痛

喉部疼痛是喉炎患者普遍的主诉，这种疼痛在吞咽时尤为明显，因为吞咽动作会加剧喉部肌肉的收缩与摩擦，进而加重疼痛感。患儿常因此拒绝进食或饮水，进一步影响了身体的营养摄入和水分补充。

（3）咳嗽

咳嗽是喉炎常见的伴随症状之一，多为干咳，即无痰或仅有少量痰液。这种咳嗽是机体为了清除喉部异物和分泌物而做出的自然反应，但在喉炎的情况下，频繁的咳嗽可能会进一步刺激喉部黏膜，加重炎症和水肿。

（4）呼吸困难

当喉炎病情发展至严重程度时，患儿可能会出现呼吸困难、气促、发绀等危急症状。这是由于喉部黏膜水肿导致喉腔狭窄，进而影响了空气的顺畅流通。呼吸困难不仅会让患儿感到极度不适和恐慌，还可能引发窒息等严重后果，因此必须及时采取有效的治疗措施。

（5）全身症状

全身症状明显，患儿常伴有发热、全身乏力、精神不振及食欲不振，整体状态显著下降。

（三）诊断

1. 急性上呼吸道感染

急性上呼吸道感染的诊断主要依据患儿的临床表现、体征及实验室检查。实验室检查包括血常规、C反应蛋白等，以了解炎症程度及病原体类型。必要时可进行病原学检查，如病毒核酸检测、细菌培养等。

2. 喉炎

喉炎的诊断同样依赖于患儿的临床表现、体征及实验室检查。喉镜检查是诊断喉炎的重要手段，可直接观察喉部黏膜的充血、水肿及声带运动情况。血常规、C反应蛋白等实验室检查也有助于了解病情严重程度及病原体类型。

（四）治疗

1. 急性上呼吸道感染

急性上呼吸道感染的治疗以对症治疗为主，辅以抗病毒或抗菌治疗（根据病原体类型而定）。具体治疗措施包括：

（1）一般治疗

一般治疗是基础，强调患儿应充分休息，避免过度劳累以利于机体恢复。保持室内空气流通与清新，减少空气中的病原体浓度，有助于病情的好转。鼓励患儿多饮水，以稀释痰液、缓解喉部不适，并促进体内毒素的排出。在饮食方面，应选择清淡、易消化的食物，避免辛辣、油腻等刺激性食物对咽喉部的进一步刺激。

（2）对症治疗

对症治疗是缓解患儿症状的关键。对于发热症状，可采用物理降温，如温水擦浴或药物降温，也可采用药物降温，如使用对乙酰氨基酚等，以降低体温并缓解不适感。鼻塞、流涕时，可使用鼻用减充血剂或抗组胺药以减轻鼻腔黏膜充血和分泌物增多。咽痛时，可选用解热镇痛药或清热解毒中成药以缓解疼痛和炎症。

（3）抗病毒治疗

抗病毒治疗则针对明确为病毒感染的患儿，如流感病毒感染者可使用奥司他韦等抗病毒药物，以抑制病毒复制并减轻病情。然而，需注意抗病毒药物的使用应在医生指导下进行，避免滥用和误用。

（4）抗菌治疗

对于合并细菌感染的患儿，抗菌治疗是必不可少的。根据药敏试验结果选用敏感的抗菌药物，以确保治疗的有效性和安全性。在治疗过程中，应密切监测患儿的病情变化，及时调整治疗方案。

2. 喉炎

喉炎的治疗需更加关注喉部症状的缓解及预防并发症的发生。具体治疗措施包括：

（1）一般治疗

与急性上呼吸道感染相同，注意休息，保持室内空气清新，多饮水等。

（2）对症治疗

声音嘶哑时给予雾化吸入治疗，以减轻喉部黏膜水肿；咳嗽时给予止咳药或祛痰药；呼吸困难时给予吸氧、保持呼吸道通畅等。

（3）抗菌或抗病毒治疗

根据病原体类型选用合适的抗菌或抗病毒药物。

（4）喉部护理

避免大声喊叫、过度用嗓等加重喉部负担的行为；保持喉部湿润，可给予雾化吸入 0.9% 氯化钠溶液等。

（5）并发症处理

如出现喉梗阻等严重并发症，需及时行气管切开术等手术治疗。

（五）预防

1. 增强免疫力

增强免疫力是儿童抵抗疾病的第一道防线。家长应引导儿童建立合理的膳食结构，确保摄入均衡的营养物质，如优质蛋白质、维生素及矿物质，以支持免疫系统的正常运作。鼓励儿童参与适量的户外活动与体育锻炼，增强体质，提高抵抗力。此外，保证充足的睡眠时间对儿童的免疫系统发育也至关重要，有助于身体机能的恢复与免疫力的提升。

2. 接种疫苗

疫苗接种是预防特定传染病，如流感的有效手段。家长应密切关注当地疾控中心的疫苗接种通知，及时为儿童接种流感疫苗等，以降低感染风险并减少并发症的发生。

3. 注意个人卫生

个人卫生习惯同样不可忽视。家长应教育儿童养成勤洗手的良好习惯，特别是在饭前、便后、外出归来等关键时刻，使用流动水和肥皂彻底清洁双手。在流感高发季节或人群密集场所，佩戴口罩也是有效的防护措施。此外，避免与感冒患者密切接触，减少交叉感染的机会。

4. 环境卫生

环境卫生方面，家长应努力为儿童创造一个健康的生活环境。保持室内空气清新，定期开窗通风换气，以降低室内空气中的病原体浓度。避免在室内吸烟，以减少烟雾对儿童呼吸道的刺激和损害。

5. 早期发现与治疗

早期发现与治疗是防止病情恶化的关键。家长应密切关注儿童的身体状况，一旦发现上呼吸道感染症状，如鼻塞、流涕、咳嗽等，应及时就医并进行规范治疗。通过医生的诊断和指导，采取有针对性的治疗措施，以控制病情发展并预防喉炎等严重并发症的发生。

三、慢性咳嗽的病因诊断与治疗

儿童慢性咳嗽是指儿童持续咳嗽超过 4 周，且无明显肺部疾病证据的咳嗽症状。这类咳嗽不仅影响儿童的日常生活和学习，还可能对其身心健康造成不良影响。儿童慢性咳嗽的病因复杂多样，诊断时需综合考虑病史、体格检查及辅助检查结果。治疗时应针对病因进行特异性治疗，并结合对症治疗、心理干预及生活方式调整等综合措施。预防措施则包括加强疫苗接种、增强体质、注意个人卫生、积极治疗原发病及避免过敏原接触等。通过综合施策，可有效降低儿童慢性咳嗽的发生率，提高患儿的生活质量。

（一）病因分析

儿童慢性咳嗽的病因复杂多样，大致可分为以下几类：

1. 特异性咳嗽

特异性咳嗽是指由特定疾病引起的咳嗽，这些疾病通常具有明确的诊断标准和治疗方法。常见的特异性咳嗽病因包括：

（1）呼吸道感染后咳嗽

呼吸道感染后咳嗽是较为常见的情况，特别是在急性呼吸道感染，如感冒、支气管炎等得到控制后，咳嗽症状却迟迟未能完全消退。这可能是由于呼吸道黏膜受损后修复过程缓慢，或是炎症因子持续作用所致，需要家长和医生耐心观察并适当治疗。

（2）支气管哮喘

气管哮喘是另一种导致儿童慢性咳嗽的重要原因。这种疾病以反复发作的喘息、气促、胸闷或咳嗽为主要特征，且这些症状往往在夜间及凌晨时更为严重。支气管哮喘的发病机制复杂，涉及气道高反应性、慢性炎症等多种因素，因此治疗上也需采取综合措施，包括控制症状、预防发作和改善肺功能等。

（3）上气道咳嗽综合征（UACS）

上气道咳嗽综合征（UACS）也是儿童慢性咳嗽的常见病因之一。这一疾病多由鼻炎、鼻窦炎、腺样体肥大等上气道疾病引起，当这些疾病导致分泌物倒流至咽喉部时，会刺激咳嗽感受器，从而引发咳嗽。治疗 UACS 的关键在于针对原发病因进行治疗，以减少分泌物的产生和倒流。

（4）肺炎支原体感染/肺结核

肺炎支原体感染和肺结核也是儿童慢性咳嗽的潜在病因。肺炎支原体感染可引起持续性干咳，并伴有发热、胸痛等症状，而肺结核虽不常见，但在某些地区或特定人群中仍有一定的发病率。对于这两种疾病，及时的诊断和治疗至关重要，以防止病情进一步恶化和传播。

2. 非特异性咳嗽

非特异性咳嗽是指咳嗽为主要或唯一症状，胸部 X 线检查无明显异常，且难以用上述特异性咳嗽病因解释的咳嗽。这类咳嗽可能与气道高反应性、心理性咳嗽等因素有关。

(二)诊断方法

1. 详细询问病史

了解咳嗽的持续时间、性质(干咳或湿咳)、发作时间(昼夜分布)、伴随症状(如发热、喘息、流涕等)及诱发因素(如冷空气、运动、接触过敏原等),对初步判断病因至关重要。

2. 体格检查

注意检查咽喉部、肺部有无异常体征,如咽部充血、扁桃体肿大、肺部啰音等。注意观察患儿的精神状态、呼吸频率及节律等。

3. 辅助检查

(1)血常规

了解白细胞计数及分类,有助于判断是否存在感染。

(2)C反应蛋白(CRP)及降钙素原(PCT)

评估炎症程度。

(3)胸部X线检查

排除肺部器质性病变。

(4)肺功能检查

评估气道功能,对支气管哮喘的诊断具有重要意义。

(5)过敏原检测

包括皮肤点刺试验、血清特异性IgE检测等,有助于明确过敏性疾病的诊断。

(6)鼻咽部内窥镜检查

对怀疑UACS的患儿进行此检查,可直观观察鼻咽部病变情况。

(7)痰培养及药敏试验

对于怀疑有细菌感染的患儿,可进行痰培养及药敏试验以指导抗菌治疗。

(三)治疗策略

1. 病因治疗

针对特异性咳嗽的病因进行针对性治疗是关键。例如,对于支气管哮喘患儿,应给予吸入性糖皮质激素(ICS)联合长效β2受体激动剂(LABA)等抗炎平喘治疗;对于UACS患儿,应积极治疗鼻炎、鼻窦炎等原发病,减少分泌物倒流;对于肺炎支原体感染患儿,应给予大环内酯类抗生素,如阿奇霉素治疗。

2. 对症治疗

对于非特异性咳嗽或特异性咳嗽的对症治疗，主要包括止咳、祛痰、平喘等。止咳药物应谨慎使用，避免使用中枢性镇咳药，以免抑制咳嗽反射，加重痰液潴留。祛痰药物可通过稀释痰液、促进痰液排出等方式缓解咳嗽症状。平喘药物则主要用于缓解气道痉挛，改善通气功能。

3. 心理干预

心理性咳嗽往往与患儿的焦虑、紧张等情绪状态密切相关，因此，提供专业的心理疏导至关重要。通过倾听患儿的心声，理解其内心困扰，引导其以积极的心态面对疾病，可以有效减轻其心理压力。行为疗法也是一种有效的心理干预手段，通过教授患儿深呼吸、放松训练等技巧，帮助其调整呼吸模式，减少因紧张而引发的咳嗽反应。

4. 生活方式调整

生活方式的调整也是缓解慢性咳嗽不可忽视的一环。家长应确保患儿远离吸烟环境，避免吸入二手烟等刺激性气体。保持室内空气的清新与流通，减少尘埃、花粉等过敏原的积聚，为患儿创造一个舒适的生活环境。此外，鼓励患儿参与适当的体育锻炼，增强体质，提高免疫力，也是预防和治疗慢性咳嗽的有效途径。

（四）预防措施

1. 加强疫苗接种

加强疫苗接种是预防呼吸道感染性疾病的重要措施，特别是流感疫苗和肺炎球菌疫苗，它们能显著降低儿童罹患这些疾病的风险，进而减少因呼吸道感染引发的慢性咳嗽。

2. 增强体质

增强体质是儿童抵抗疾病的根本。通过均衡饮食，确保儿童摄入足够的营养，支持其生长发育和免疫系统建设；适量运动能够锻炼心肺功能，提高身体抵抗力；而保证充足的睡眠则是身体恢复与成长的关键，对增强免疫力至关重要。

3. 注意个人卫生

个人卫生习惯的培养也不容忽视。家长应引导儿童养成勤洗手的习惯，特别是在饭前、便后和外出归来时；在流感高发季节或人群密集场所，佩戴口罩可以有效减少病原体的吸入；避免与感冒患者密切接触，也是预防交叉感染的有效手段。

4. 积极治疗原发病

积极治疗原发病是防止咳嗽反复发作的关键。通过药物治疗、物理治疗或手术等方式，有效控制鼻炎、鼻窦炎、腺样体肥大等疾病，减少分泌物倒流至咽喉部的可能，从而减轻咳嗽症状。

5. 避免过敏原接触

对于已知过敏原的患儿，家长应格外注意避免其接触过敏原，如花粉、尘螨、宠物皮屑等，以减少过敏反应引发的咳嗽。通过定期清洁家居环境、使用空气净化器等措施，为患儿创造一个更加安全、舒适的生活空间。

第四章 新生儿科

第一节 新生儿常见生理与病理状态

一、新生儿黄疸的监测与治疗

新生儿黄疸是新生儿期常见的临床症状之一，主要表现为皮肤、巩膜等组织黄染。这一现象主要由血液中胆红素水平升高引起，可分为生理性黄疸和病理性黄疸两大类。生理性黄疸是新生儿出生后的一种正常生理现象，多数情况下无需特殊治疗即可自行消退。病理性黄疸则可能由多种因素导致，如溶血、感染、代谢异常等，需要及时监测并采取相应的治疗措施。通过加强监测和及时治疗，可以有效控制黄疸的进展及预防并发症的发生。加强孕期保健、早期开奶、密切观察、预防感染及健康教育等预防措施的落实，也有助于降低新生儿黄疸的发生率。在未来的工作中，我们需要继续深入研究新生儿黄疸的发病机制和治疗手段，为新生儿健康提供更加科学、有效的保障。

（一）发病机制

新生儿黄疸的发病机制主要涉及胆红素的生成、代谢和排泄过程。

1. 胆红素生成增多

新生儿出生后，红细胞寿命相对较短，加之出生后血氧分压升高，红细胞破坏增多，导致胆红素生成增加。新生儿肝脏发育尚不成熟，对胆红素的摄取、结合和排泄能力有限，也是胆红素水平升高的重要原因。

2. 胆红素代谢障碍

新生儿肝脏内葡萄糖醛酸转移酶活性不足，不能将非结合胆红素转化为结合胆红素，导致非结合胆红素在血液中蓄积。新生儿肠道内缺乏细菌，不能将结合胆红素还原为尿胆原排出体外，因而进一步加重了胆红素的蓄积。

3. 胆红素排泄减少

新生儿肾小球滤过功能尚未完善，对胆红素的排泄能力有限。新生儿肠肝循环增加,即肠道内未结合的胆红素被重新吸收回肝脏,再次进入血液循环,也增加了胆红素的排泄难度。

(二)监测方法

1. 临床观察

在新生儿黄疸的诊疗过程中,临床观察与实验室检查相辅相成,共同为医生提供了详尽的信息,以制定个性化的治疗方案。临床观察不仅是初步评估黄疸严重程度的基石,也是后续治疗效果的重要监测手段。医护人员需细致入微地记录新生儿皮肤及巩膜黄染的颜色变化,这些变化往往能直观反映胆红素在体内的累积情况。密切关注新生儿的整体状态,如精神状态是否活跃,食欲是否良好,体温是否稳定以及大小便的颜色与量,这些信息对判断黄疸是否影响到新生儿的生理功能至关重要。

2. 血清胆红素测定

血清胆红素测定作为确诊新生儿黄疸的核心方法,其准确性直接关系到后续治疗决策的合理性。通过精确的实验室技术,测定新生儿血液中总胆红素和直接胆红素或间接胆红素的含量,能够量化评估黄疸的程度。结合新生儿的胎龄(早产或足月)、日龄以及是否存在早产、窒息、感染等高危因素,医生可以进一步区分生理性黄疸与病理性黄疸,并决定是否需要采取光疗、药物治疗甚至换血疗法等干预措施。

3. 其他辅助检查

一系列辅助检查的开展,为黄疸病因的深入探究提供了有力支持。血常规检查可帮助评估新生儿是否存在贫血或感染迹象;尿常规检查则能反映肾脏功能及尿胆原、尿胆素等排泄情况;肝功能检查则直接关联到胆红素的代谢与排泄过程,对判断肝脏功能状态尤为重要。血型及抗体筛查有助于识别因母婴血型不合引起的溶血性黄疸,为及时干预赢得宝贵时间。这些辅助检查的综合运用,不仅提高了黄疸病因诊断的准确性,也为制定有针对性的治疗方案提供了科学依据。

(三)治疗策略

1. 生理性黄疸

生理性黄疸作为新生儿时期的常见现象,其管理关键在于促进胆红素的自然代谢与排泄。对于母乳喂养的新生儿,强化按需哺乳的原则,确保新生儿能够频繁、有效地吸吮,从而刺激乳汁分泌,增加乳汁摄入量。这不仅能满足新生儿的生长发育需求,还能通过母乳中的营养成分来促进肠道蠕动,加速胎便排出,减少胆红素的肠肝循环,进而有助于胆红素的排泄。对于人工喂养的新生儿,选择贴近母乳成分的配方奶,并严格按照说明书要求配制,既能保证营养的全面均衡,又能避免奶液过浓或过稀导致的消化问题,适当补充水分,促进尿液生成与排出,也是加速胆红素排泄的有效手段。通过这些措施,可以温和而有效地帮助新生儿度过生理性黄疸期。

2.病理性黄疸

病理性黄疸需要根据病因采取有针对性的治疗措施。

(1)光疗

光疗,特别是蓝光和绿光照射,已成为治疗新生儿非结合胆红素升高(间接胆红素升高)的首选方法。其原理在于特定波长的光线能够穿透皮肤浅层,促使非结合胆红素分子结构发生改变,形成水溶性异构体,这些异构体随后通过尿液和胆汁途径排出体外,从而有效降低血清胆红素水平。光疗过程中,确保新生儿的眼睛和生殖器官得到有效保护至关重要,因为这些部位对光线敏感,可能受到伤害。通常,医护人员会使用遮光眼罩和尿布遮盖相应部位,同时监测新生儿体温,以防过热导致不适。

(2)药物治疗

针对黄疸的不同病因,药物治疗提供了个性化的解决方案。对于溶血性黄疸,免疫球蛋白的应用能有效阻断红细胞破坏过程中的免疫反应,从而减少胆红素的生成。感染性黄疸则需根据病原体选用合适的抗生素或抗病毒药物进行抗感染治疗,从根本上消除病因。此外,肝酶诱导剂(如苯巴比妥)通过诱导肝脏内酶系统的活性,增强肝脏对非结合胆红素的摄取、结合及转化能力,促进胆红素的代谢排出。值得注意的是,药物治疗需严格遵循医嘱,确保药物剂量和疗程的合理性。

(3)换血疗法

换血疗法是一种较为极端的治疗手段,通常用于病情极为严重,如严重溶血、败血症引起的高胆红素血症,或光疗、药物治疗均无明显效果的情况下。此疗法通过输入新鲜血液或经洗涤的红细胞,同时抽出患儿体内含有大量胆红素的血液,从而迅速降低血液中胆红素浓度,预防胆红素脑病的发生。然而,换血疗法操作复杂,风险较高,可能引发感染、电解质紊乱等并发症,因此必须严格掌握适应证，在具备丰富经验和良好设备条件的医疗机构进行。

（4）其他治疗

除上述主要治疗方法外，还有一些辅助措施可帮助促进黄疸的消退。例如，输注白蛋白能够增加非结合胆红素与白蛋白的结合能力，减少游离胆红素通过血脑屏障进入神经系统的风险，从而保护神经系统免受损害。此外，纠正酸中毒、低血糖等代谢紊乱状态，对改善肝脏功能、促进胆红素代谢也具有重要意义。这些措施往往需要与主要治疗方法相结合，形成全面、系统的治疗方案，以达到最佳的治疗效果。

（四）预防措施

1. 加强孕期保健：奠定健康基础

孕期保健是预防新生儿黄疸的第一道防线。孕妇应积极参与产前检查，这不仅有助于监测胎儿的生长发育情况，还能及时发现并干预可能影响胎儿健康的潜在问题。对于 Rh 血型不合的孕妇而言，孕期抗体效价测定尤为重要，它能在早期预警溶血风险，为后续的预防性治疗提供宝贵时间。通过科学合理的孕期管理，如均衡饮食、适量运动、避免有害物质的暴露等，可以优化母体内环境，为胎儿的健康发育创造良好条件。

2. 早期开奶与母乳喂养：自然的力量

新生儿出生后，尽早开奶并鼓励母乳喂养是预防黄疸的重要措施之一。母乳被誉为"黄金液体"，其中不仅富含丰富的营养物质，如蛋白质、脂肪、糖类、维生素和矿物质，还包含大量的免疫因子，如免疫球蛋白、乳铁蛋白等，这些都能有效促进新生儿的生长发育和免疫功能的建立。此外，母乳喂养还能促进新生儿肠道菌群的快速建立，这些有益的肠道菌群在胆红素的代谢过程中扮演着重要角色，有助于加速胆红素的排泄，从而降低黄疸的发生率和严重程度。

3. 密切观察：及时发现，早期干预

新生儿出生后，家长和医护人员应密切观察其黄疸情况，特别是对于那些存在高危因素的新生儿，如早产、低出生体重、窒息等，更应给予更多的关注和监测。通过定期测量黄疸指数，观察皮肤及巩膜的颜色变化，评估新生儿的精神状态、食欲及大小便情况，可以及时发现并处理病理性黄疸。一旦发现黄疸加重或出现其他异常症状，应立即就医，以免延误治疗时机。

4. 预防感染：守护脆弱的生命

新生儿期是感染的高发期，由于他们的免疫系统尚未完全发育成熟，对外界病原体的抵抗力较弱，因此，加强护理和卫生工作对预防感染的发生至关重要。家长和医护人员应共同努力，保持室内空气清新、流通，定期消毒婴儿用品和居住环境，注意手卫生，避免交叉感染的发生。此外，还应密切关注新生儿的体温、呼吸、心率等生命体征变化，一旦发现感染迹象，应立即采取措施进行治疗。

5. 健康教育：提升认知，共筑防线

向家长普及新生儿黄疸的相关知识是预防工作的重要组成部分。通过举办讲座、发放宣传册、建立咨询热线等方式，向家长介绍黄疸的发病机制、监测方法、治疗原则及预防措施等，提高他们的认知水平和自我管理能力。只有当家长充分了解黄疸的相关知识后，他们才能更加敏锐地观察到新生儿的异常变化，及时采取措施进行处理。家长还应积极参与新生儿的日常护理和监测工作，与医护人员共同构建一道坚实的防线，守护新生儿的健康成长。

二、胎粪吸入综合征的处理

胎粪吸入综合征（Meconium Aspiration Syndrome, MAS）是新生儿期的一种严重疾病，主要发生在胎儿在宫内或娩出过程中吸入被胎粪污染的羊水，导致气道阻塞、肺内炎症及一系列全身症状。通过氧疗、机械通气治疗、肺表面活性物质治疗及其他综合治疗措施的综合应用，可以显著改善患儿的临床症状，提高治疗效果。加强孕期保健和分娩过程中的监测与干预，也是预防胎粪吸入综合征发生的重要措施。在未来的工作中，我们需要继续深入研究胎粪吸入综合征的发病机制和治疗手段，为新生儿健康提供更加科学、有效的保障。

（一）发病机制

胎粪吸入综合征的发病机制主要涉及胎儿在宫内或分娩过程中的缺氧状态。当胎儿出现缺氧时，肛门括约肌松弛，胎粪被排出并污染羊水。缺氧引起的喘息样呼吸会将混有胎粪的羊水吸入气管，加重气道阻塞。胎粪的化学性刺激可引起支气管或肺泡上皮的炎症反应，导致肺通气和换气功能障碍，进而加重低氧血症和高碳酸血症。严重的缺氧和酸中毒还可能引起肺血管痉挛，增加肺血管阻力，加重右心负荷，导致肺动脉高压和右心功能衰竭。

（二）临床表现

胎粪吸入综合征的临床表现多样，但主要以呼吸窘迫为主。新生儿在吸入被胎粪污染的羊水后，肺部受到严重影响，常表现为呼吸急促、呼吸困难、皮肤青紫（发绀）等症状。随着病情的加重，还可能出现呼吸窘迫、喂养困难、凹征（吸气时胸骨上窝、锁骨上窝、肋骨间隙明显凹陷）等体征。这些症状和体征的出现提示患儿病情严重，需要及时就医进行治疗。

（三）诊断

胎粪吸入综合征的诊断主要依据病史、临床表现、体格检查和辅助检查。诊断标准包括羊水有胎粪污染，出生时或出生后很快出现呼吸困难，皮肤、指甲、脐带等有胎粪污染的痕迹，阳性 X 线结果，气管内吸出胎粪。此外，还需要结合患儿的胎龄、日龄及是否存在高危因素等进行综合判断。

（四）治疗方法

胎粪吸入综合征的治疗方法主要包括氧疗、机械通气治疗、肺表面活性物质治疗以及其他综合治疗措施。

1. 氧疗

依据患儿缺氧程度选用不同的吸氧方式，如鼻导管、头罩、面罩等，以维持患儿的血氧饱和度在正常范围内。氧疗是治疗胎粪吸入综合征的重要措施之一，可以有效缓解患儿的缺氧症状。

2. 机械通气治疗

对于病情较重的患儿，需要采用机械通气治疗。机械通气治疗可以试验性使用持续正压气道，但需要根据患儿的病情和反应个体化调节压力。需要注意防止气体潴留和肺气漏的发生。高频通气和高频振荡通气在新生儿胎粪吸入综合征的治疗中应用广泛，特别是在合并严重肺气漏和新生儿持续性肺动脉高压时，可作为首选的呼吸机治疗方式。

3. 肺表面活性物质治疗

补充外源性肺表面活性物质对改善肺顺应性及氧合有效，可用于严重胎粪吸入综合征的治疗。联合高频通气吸入效果更佳，但确切结论仍有待于进一步的证实。

4. 其他综合治疗措施

（1）限制液体入量

对于因肺部疾病（如胎粪吸入综合征）导致肺水肿或心功能受损的患儿，过多的液体摄入会增加心脏负担，进一步恶化病情。因此，医生会根据患儿的体重、尿量、循环状态等精细计算每日液体入量，确保既满足基础生理需求，又不至于加重心脏和肺部的负担。这一措施的实施需要严密的监测和动态调整，以确保治疗的安全性和有效性。

（2）抗生素治疗

新生儿由于免疫系统发育不完善，极易发生继发细菌感染。一旦发现感染迹象，及时、有效地使用抗生素至关重要。广谱抗生素的选择能够覆盖多种可能的病原体，但为避免耐药性的产生，后续会根据细菌培养及药敏试验结果进行精准调整。这一过程需要临床微生物实验室的紧密配合，以确保治疗的针对性和有效性。

（3）支持治疗

对于出现休克症状的新生儿，迅速而有效的支持治疗是挽救生命的关键。扩容治疗通过使用0.9%氯化钠溶液或血浆等液体，迅速增加血容量，改善微循环。根据病情需要选择性应用血管活性药物，如多巴胺、多巴酚丁胺等，以调节血管张力，维持血压稳定。这些措施旨在恢复患儿的生命体征平稳，为后续治疗赢得时间。

（4）镇静剂和肌松剂

在机械通气过程中，部分新生儿可能会因呼吸机对抗或活瓣效应导致过度通气，增加肺气漏的风险。此时，合理使用镇静剂和肌松剂可以有效缓解这些症状，使患儿更加平稳地接受呼吸机治疗。然而，这些药物的使用必须严格掌握适应证和剂量，以避免出现呼吸抑制等不良反应。

（5）保温和营养支持

新生儿体温调节中枢发育不完善，易受环境温度影响。保持适宜的体温对减少能量消耗、维持生命体征稳定具有重要意义。合理的营养支持也是促进患儿康复的关键。根据患儿的年龄、体重和病情，制定个性化的喂养方案，确保热卡、蛋白质、维生素及微量元素的充足摄入，有助于维持血糖和血清离子正常，促进组织修复和生长发育。

（6）体外膜肺氧合（ECMO）

ECMO 作为一种先进的体外循环支持技术，在危重胎粪吸入综合征等严重肺部疾病的治疗中展现出巨大的潜力。它能够在体外完成气体交换和血液循环支持，为受损的肺脏提供充分的休息和恢复时间。然而，由于技术复杂、费用高昂且存在一定的风险，ECMO 在国内尚未得到广泛应用。但随着医疗技术的不断进步和临床经验的积累，相信 ECMO 将在更多新生儿重症救治中发挥重要作用。

三、早产儿的生长发育与并发症管理

早产儿的生长发育与并发症管理是一个复杂而细致的过程，涉及多个方面，包括营养支持、呼吸管理、体温控制、感染预防、神经系统发育监测以及长期随访等。早产儿的生长发育与并发症管理是一个复杂而细致的过程，需要医护人员、家长以及社会各界的共同努力。通过科学的护理和治疗措施，我们可以最大限度地促进早产儿的生长发育和健康状况的改善。加强早产儿的长期随访与管理也是确保其健康成长的重要保障。我们需要继续深入研究早产儿的生长发育规律和并发症发生机制，为早产儿的医疗护理提供更加科学、有效的指导。

（一）早产儿的生长发育特点

早产儿，即出生时胎龄小于 37 周的新生儿，其生长发育特点与足月儿存在显著差异。由于早产，他们的器官系统尚未完全成熟，特别是肺部、免疫系统和神经系统，这使得他们在出生后需要更多的关注和特殊护理。

1. 肺部发育不全

早产儿的肺部发育不全是一个显著且紧迫的问题。肺泡表面活性物质的缺乏使得肺泡难以维持稳定的形态，在呼吸过程中易发生萎陷，进而引发呼吸窘迫综合征（RDS）。RDS 不仅会导致早产儿呼吸困难、发绀，还可能引发呼吸衰竭，危及生命。因此，呼吸管理在早产儿护理中占据核心地位。这包括采用正压通气、持续气道正压通气（CPAP）或表面活性物质替代疗法等先进手段，以帮助早产儿维持稳定的呼吸功能。密切监测呼吸频率、血氧饱和度等关键指标，及时调整治疗方案，确保早产儿呼吸系统发育的平稳过渡。

2. 营养需求高

早产儿的生长速度虽然快，但其吸吮和吞咽能力有限，加之胃肠道功能尚未成熟，使得他们难以通过常规喂养方式获得足够的营养。为了满足早产儿的高营养需求，医护人员需制定个性化的营养计划，结合静脉营养（肠外营养）和管饲喂养（肠内营养）两种方式。静脉营养能够直接为早产儿提供必要的营养物质，如葡萄糖、氨基酸、脂肪乳等，确保其在早期获得充足的能量支持。随着早产儿胃肠道功能的逐渐完善，适时引入管饲喂养，逐步过渡到经口喂养，以促进其胃肠道功能的发育和成熟。此外，定期监测早产儿的体重增长、营养指标及喂养耐受情况，及时调整营养方案，确保早产儿获得均衡、充足的营养支持。

3. 免疫系统脆弱

早产儿的免疫系统相对脆弱，容易受到各种病原体的侵袭。为了预防感染的发生，早产儿护理中需采取一系列严格的预防措施。这包括保持病房环境的清洁与消毒，减少人员流动，降低交叉感染的风险；对早产儿进行定期的健康评估，及时发现并处理潜在的感染灶；在必要时给予预防性抗生素治疗或免疫球蛋白输注，以提高早产儿的抗感染能力。此外，加强医护人员的感染控制培训，提高手卫生依从性，也是预防感染的重要措施之一。

4. 神经系统发育滞后

早产儿的神经系统发育滞后是另一个值得关注的问题。这种滞后可能影响早产儿的认知、运动和社会情感发展。因此，对早产儿的神经系统发育进行密切监测和早期干预至关重要。这包括定期进行神经行为评估、头颅影像学检查等，以了解早产儿的神经系统发育状况。对于存在神经系统发育问题的早产儿，应制定个性化的干预计划，如物理治疗、作业治疗、语言治疗等，以促进其神经系统的发育和功能的恢复。加强与家长的沟通与合作，共同关注早产儿的神经发育情况，为其提供全面的支持和关爱。

（二）早产儿的并发症管理

针对早产儿的生长发育特点，我们需要采取一系列措施来预防和管理其可能出现的并发症。

1. 呼吸管理

对于出现 RDS 的早产儿，应及时给予呼吸支持，包括氧疗、持续气道正压通气（CPAP）和机械通气等。密切监测患儿的呼吸频率、血氧饱和度等指标，及时调整治疗方案。对于病情较重的患儿，可考虑使用肺表面活性物质治疗以改善肺顺应性。

2.营养支持

早产儿的营养支持应遵循"尽早开始、逐渐增量、个体化调整"的原则。在出生后尽早开始喂养，首选母乳喂养，如母乳不足或无法获得，可选择适合早产儿的配方奶进行管饲喂养。根据患儿的体重增长情况、喂养耐受性和生化指标等调整喂养方案，确保患儿获得充足的营养支持。

3.感染预防

早产儿的感染预防包括环境清洁、手卫生、无菌操作等多个方面。应保持病房内空气流通、温度适宜、湿度适中，定期清洁消毒。医护人员在进行诊疗操作前应严格洗手或手消毒，遵循无菌操作原则。对于疑似感染的患儿，应及时进行病原学检查和抗感染治疗。

4.神经系统发育监测与干预

对早产儿的神经系统发育进行密切监测是预防脑损伤和促进其正常发育的重要手段。可通过定期评估患儿的肌张力、反射、行为模式等指标来了解其神经系统发育状况。对于存在神经系统发育滞后的患儿，应尽早进行干预治疗，如物理疗法、作业疗法、语言疗法等，以促进其神经系统的正常发育。

（三）早产儿的长期随访与管理

早产儿的长期随访与管理，是确保其健康成长、减少并发症风险的关键环节。这一过程不仅依赖于医疗机构的持续关注和专业指导，更离不开家长的细心照料与积极参与。

在出院后，家长应视医院为坚强的后盾，严格按照医生的指导进行定期复查和评估。这不仅仅是为了监测早产儿的生长发育是否达标，更重要的是要评估其神经系统、听力、视力等关键功能的发育状况。这些检查能够及时发现并干预可能影响早产儿未来生活质量的问题，如神经系统发育异常、听力或视力障碍等。

为了确保随访的有效性，医生会根据早产儿的具体情况，制定个性化的随访计划和管理方案。这些方案可能包括定期检查的时间表、特定的康复训练计划以及家庭护理的注意事项等。家长应仔细阅读并理解这些方案，确保在家中也能为早产儿提供科学合理的照护。

家长在照顾早产儿时还需注意诸多细节。例如，保持室内环境的温湿度适宜，避免早产儿因环境变化而引发不适；在喂养时采用正确的姿势和频率，防止呛奶等意外发生；关注早产儿的情绪变化，给予足够的关爱和安全感。

家长应积极参与早产儿的康复训练和教育活动。这些活动不仅能够帮助早产儿更好地恢复和发展各项功能，还能为家长提供与专业人士交流的平台，学习更多关于早产儿护理和教育的知识。通过家庭与医疗机构的共同努力，为早产儿营造一个充满爱、支持与鼓励的成长环境，助力他们健康、快乐地成长。

第二节 新生儿感染性疾病

一、新生儿败血症的诊断与治疗

新生儿败血症（Neonatal Sepsis）是一种严重的全身性感染疾病，主要发生在新生儿期，由于新生儿免疫系统尚未发育成熟，对病原体的抵抗力较弱，因此一旦发生感染，极易扩散至全身，导致败血症的发生。综合评估患儿的临床表现、实验室检查、影像学检查以及病原学检查等多方面信息可以做出准确的诊断；在治疗方面应坚持早期、足量、足疗程的抗生素治疗原则并给予适当的支持治疗和免疫调节治疗以控制病情的发展并预防并发症的发生；密切监测患儿的病情变化及时调整治疗方案以提高治疗效果并降低病死率。

（一）新生儿败血症的诊断

新生儿败血症的诊断是一个综合评估的过程，需要结合临床表现、实验室检查、影像学检查以及病原学检查等多方面信息进行综合判断。

1.临床表现

新生儿败血症的临床表现多样，且常无特异性。常见的症状包括发热或体温不升、反应差、嗜睡、拒乳、黄疸加重或退而复现、肝脾肿大、皮肤瘀点或瘀斑、呼吸窘迫、休克等。然而，需要注意的是，部分新生儿败血症患儿可能仅表现为轻微的非特异性症状，如食欲下降、活动减少等，这给早期诊断带来了一定的困难。

2.实验室检查

实验室检查在新生儿败血症的诊断中起着至关重要的作用。常用的实验室检查项目包括血常规、C反应蛋白（CRP）、降钙素原（PCT）、血培养等。

（1）血常规

在探讨新生儿败血症的实验室诊断手段时，我们不得不深入理解并细化各项检测的意义及其局限性。血常规作为常规检查项目之一，其白细胞计数及分类的变化虽能提供一定的感染线索，但其非特异性使得以单独依赖这一指标进行败血症诊断显得不足为据。新生儿期，尤其是早产儿，其免疫系统尚未成熟，白细胞反应可能不典型，这进一步增加了诊断的复杂性。

（2）C反应蛋白（CRP）和降钙素原（PCT）

C反应蛋白（CRP）和降钙素原（PCT）作为近年来广泛应用于临床的炎症标志物，它们在细菌感染时能够迅速且显著地升高，为新生儿败血症的早期识别提供了有力的辅助。CRP的升高通常早于体温变化和其他临床症状，而PCT则具有更高的特异性，能够在一定程度上区分细菌感染与其他类型的炎症反应。然而，两者虽敏感，但同样受到非感染因素，如应激反应、手术操作等的影响，因此需结合临床实际综合判断。

（3）血培养

血培养作为诊断新生儿败血症的"金标准"，其重要性不言而喻。然而，由于新生儿败血症的病原菌多样，且感染初期病原菌在血液中的浓度可能较低，加之抗生素的预先使用等因素，血培养的阳性率往往不高。为了提高诊断的准确性，临床上常采取多次、多部位采血进行培养的策略，同时结合其他实验室及临床信息，进行综合分析和判断。此外，随着分子生物学技术的发展，如16S rRNA基因测序等新型检测手段的应用，也为新生儿败血症的病原学诊断提供了新的思路和工具。

3. 影像学检查

X线影像学检查在新生儿败血症的诊断与并发症评估中扮演着不可或缺的角色。X线胸片能够直观显示肺部病变，是诊断新生儿肺炎的重要手段；而B超以其无创、便捷的特点，常用于监测腹腔脏器及血管情况，对排查新生儿败血症引起的肝脾肿大、腹腔积液等具有重要价值。此外，随着医疗技术的进步，MRI与CT等高级影像技术的应用，更是极大地提高了诊断的精准度，能够更清晰地展现脑、脊髓等结构的变化，对及时发现并确诊新生儿败血症的神经系统并发症（如脑膜炎）提供了强有力的支持。

4. 病原学检查

病原学检查在新生儿败血症的诊断中占据核心地位，它不仅限于血培养，还广泛涉及尿液、脑脊液、脓液等多部位标本的采集与培养。这些标本的细致培养与鉴定，能够直接揭示病原体种类，为治疗方案的制订提供科学依据。分子生物学技术的飞跃，特别是PCR（聚合酶链式反应）和基因测序等高新技术的引入，更是实现了对病原体的快速、精准识别，极大地缩短了诊断周期，提高了诊断效率，为新生儿败血症的及时救治赢得了宝贵时间。

（二）新生儿败血症的治疗

新生儿败血症的治疗原则是早期、足量、足疗程的抗生素治疗，给予支持治疗以维持生命体征的稳定。

1. 抗生素治疗

抗生素治疗是新生儿败血症的主要治疗手段。在选择抗生素时，应根据病原菌的种类、药敏试验结果以及患儿的临床表现等因素进行综合考虑。一般来说，对于疑似或确诊的新生儿败血症患儿，应尽早给予经验性抗生素治疗，待病原学检查结果出来后再根据药敏试验结果调整抗生素种类和剂量。常用的抗生素包括青霉素类、头孢菌素类、氨基糖苷类等。需要注意的是，由于新生儿肝肾功能尚未发育成熟，对药物的代谢和排泄能力较差，因此在使用抗生素时应严格控制剂量和疗程，避免药物过量或长期使用导致不良反应。

2. 支持治疗

支持治疗是新生儿败血症治疗的重要组成部分。对于病情较重的患儿，应给予适当的呼吸支持、循环支持、营养支持等以维持生命体征的稳定。此外，还需要密切监测患儿的体温、心率、呼吸、血压等生命体征变化以及肝肾功能、电解质等生化指标的变化情况，及时调整治疗方案以预防并发症的发生。

3. 免疫调节治疗

免疫调节治疗是近年来新生儿败血症治疗领域的新进展。研究表明，新生儿败血症的发生与免疫功能紊乱密切相关。通过调节患儿的免疫功能可以增强其抵抗病原体的能力，促进疾病的恢复。常用的免疫调节治疗方法包括使用免疫球蛋白、细胞因子等生物制剂以及中药制剂等。需要注意的是，免疫调节治疗应在医生的指导下进行，避免盲目使用导致不良反应。

4. 并发症治疗

新生儿败血症的并发症种类繁多且严重，如肺炎、脑膜炎、骨髓炎等。一旦发生并发症，应及时进行针对性的治疗以控制病情的发展。例如，对于肺炎患儿，应给予吸氧、雾化吸入等治疗；对于脑膜炎患儿，应给予降颅压、营养神经等治疗；对于骨髓炎患儿，应给予切开引流、抗感染治疗等。

二、坏死性小肠结肠炎的识别与处理

坏死性小肠结肠炎（Necrotizing Enterocolitis, NEC）是新生儿期一种严重的胃肠道急症，主要影响早产儿和低出生体重儿，但也可发生在足月儿中。NEC 的发病机制复杂，涉及肠道微生态失衡、肠黏膜屏障功能受损、肠道血流灌注不足以及免疫反应异常等多个方面。其临床表现多样，早期诊断困难，且病情进展迅速，常导致严重的并发症甚至死亡。对 NEC 的及时识别与有效处理至关重要。在临床工作中，我们应加强对 NEC 的认识和警惕性，提高早期诊断水平并采取相应的治疗措施以控制病情的发展并预防并发症的发生。此外，还应加强预防策略的制定和实施以减少 NEC 的发生风险。

（一）坏死性小肠结肠炎的识别

1. 临床表现

NEC 的临床表现差异很大，从轻微到严重不等，但通常包括以下几个方面：

（1）喂养不耐受

喂养不耐受作为 NEC 最常见的早期预警信号，常表现为新生儿对母乳喂养或配方奶喂养的抗拒，伴有频繁的呕吐，呕吐物可能含有胆汁或咖啡渣样物质。腹胀是另一个显著特征，患儿腹部明显膨隆，触诊时可能感到腹部紧张或坚硬。胃潴留则表明胃排空延迟，食物在胃内滞留时间过长。这些症状的出现提示肠道功能受损，家长和医护人员需高度警惕。

（2）腹部体征

腹部体征的演变反映了 NEC 病情的进展。随着炎症对肠道的侵袭，患儿腹部逐渐变得更为膨隆，肠鸣音由活跃转为减弱甚至消失，这是肠道蠕动减弱或停止的直接表现。此外，腹壁发红、腹壁静脉显露等体征的出现，往往意味着肠道炎症已波及腹膜，是病情恶化的重要信号。

（3）全身症状

全身症状的出现则进一步揭示了 NEC 对新生儿全身系统的影响。体温不稳定，既可能表现为发热，也可能出现低体温，反映了机体对感染的复杂反应。患儿精神状态变差，反应迟钝，嗜睡增加，甚至可能出现呼吸暂停和心率异常（心动过缓或心动过速），这些都是新生儿在应对严重感染时常见的全身反应。

（4）消化道出血

消化道出血作为 NEC 病情严重的标志性症状，一旦出现，往往预示着病情危重。呕血和便血或两者同时出现是肠道黏膜受损严重，血管破裂所致的。排出的粪便可能呈现暗红色或果酱样，这是血液与肠道内容物混合后的特征性表现。此时，必须立即采取紧急治疗措施，以挽救患儿生命。

2. 辅助检查

（1）血液检查

血常规可显示白细胞计数增高或降低，伴有核左移；血小板计数可能减少；C 反应蛋白（CRP）和降钙素原（PCT）等炎症指标升高。

（2）腹部 X 线检查

是 NEC 诊断的重要辅助手段，典型表现为肠壁积气（门静脉积气）、肠管扩张、肠壁增厚、肠间隙增宽及气腹等。但需注意，X 线表现可能滞后于临床症状，且非特异性。

（3）超声检查

近年来，超声检查在 NEC 诊断中的应用逐渐增多，其优点是无辐射、可重复性强，能够实时观察肠管蠕动、肠壁厚度及血流灌注情况。

（4）其他检查

如腹部 CT、MRI 等高级影像学检查，虽然能提供更为详细的解剖信息，但考虑到新生儿的辐射暴露风险及检查费用，通常不作为常规诊断手段。

3. 鉴别诊断

NEC 的诊断需与多种疾病相鉴别，如先天性巨结肠、肠梗阻、肠套叠、败血症等。这些疾病在临床表现和影像学表现上可能与 NEC 有相似之处，但通过详细的病史询问、体格检查及必要的辅助检查，通常可以作出鉴别诊断。

（二）坏死性小肠结肠炎的处理

1. 一般治疗

（1）禁食与胃肠减压

禁食旨在即刻切断食物对受损肠道的进一步刺激，为肠道修复创造有利条件。实施胃肠减压，通过鼻胃管等装置抽出胃内容物及气体，有效减轻肠道压力，防止肠道膨胀加剧，从而减缓病情进展。

（2）维持水、电解质平衡

密切关注患儿的水、电解质平衡状态，根据具体脱水程度及电解质检测结果，精准计算并补充所需液体及电解质，确保机体内环境稳定，为后续治疗奠定坚实基础。

（3）抗感染治疗

在 NEC 的发病过程中，感染是一个重要的触发因素。在确诊 NEC 后，应尽早给予广谱抗生素治疗，待病原学检查结果出来后再根据药敏试验结果调整抗生素种类和剂量。

2. 支持治疗

（1）呼吸支持

对于出现呼吸功能不全的患儿，应给予适当的呼吸支持，如鼻导管吸氧、面罩吸氧或机械通气等。

（2）循环支持

NEC 患儿常出现循环不稳定，表现为低血压、心动过缓或心动过速等。此时，应给予积极的循环支持治疗，如补充血容量、使用血管活性药物等。

（3）营养支持

在 NEC 的治疗过程中，营养支持是不可或缺的。对于病情较轻的患儿，可通过肠外营养（PN）途径给予足够的热量和营养素；对于病情较重的患儿，则需待肠道功能恢复后再逐渐过渡到肠内营养（EN）。

3. 外科治疗

对于病情严重、内科治疗无效的 NEC 患儿，应及时进行外科手术治疗。手术的目的主要是切除坏死肠段、解除肠梗阻、恢复肠道通畅并预防肠穿孔等严重并发症的发生。手术方式包括肠切除吻合术、肠造口术等，具体选择应根据患儿的病情和手术条件而定。

4. 并发症处理

NEC 的并发症种类繁多且严重，如肠穿孔、腹膜炎、败血症、休克等。一旦发生并发症，应立即进行有针对性的处理以控制病情的发展。例如，对于肠穿孔患儿，应立即进行手术治疗；对于败血症患儿，应加强抗感染治疗并密切监测生命体征变化；对于休克患儿，应给予积极的抗休克治疗等。

(三）预防策略

NEC 的预防策略主要包括以下几个方面：

（1）优化早产儿的喂养策略

优化早产儿的喂养策略至关重要。母乳喂养因其独特的营养价值和免疫保护成分，被强烈推荐为早产儿的首选喂养方式。母乳中的活性成分，如乳铁蛋白、免疫球蛋白等，有助于增强早产儿的免疫力，减少肠道感染的风险。对于无法进行母乳喂养的早产儿，应选用经过严格筛选和配比的早产儿配方奶，确保营养成分接近母乳，同时避免过度喂养和过快增加奶量，以减少对肠道的过度刺激和负担。

（2）维持肠道微生态平衡

维持肠道微生态平衡是预防 NEC 的重要一环。肠道微生态的平衡状态直接影响着肠道的健康和免疫功能。通过给予早产儿益生菌制剂，如双歧杆菌、乳酸杆菌等，可以促进肠道有益菌的生长和繁殖，抑制有害菌的繁殖和定植，从而维护肠道微生态的平衡，增强肠道的抵抗力。

（3）加强肠道黏膜屏障功能的保护

加强肠道黏膜屏障功能的保护也是必不可少的措施。肠道黏膜屏障是阻止病原体和有害物质进入体内的重要防线。给予早产儿适量的肠道黏膜保护剂，如谷氨酰胺等，可以增强肠道黏膜屏障的完整性和防御功能，提高肠道的自我保护能力。

（4）减少医源性感染的风险

减少医源性感染的风险同样重要。医院作为早产儿治疗和护理的主要场所，其感染控制工作的质量直接关系到早产儿的健康和安全。因此，我们需要加强医院感染控制工作，严格执行手卫生、无菌操作等医疗规范，减少医源性感染的发生。定期对医院环境进行消毒和监测，确保早产儿在一个安全、卫生的环境中接受治疗和护理。

三、先天性梅毒与 HIV 感染

先天性梅毒（Congenital Syphilis）与 HIV（人类免疫缺陷病毒）感染是两种严重的母婴传播疾病，它们对新生儿的健康构成了巨大威胁。这两种疾病不仅影响新生儿的生存质量，还可能带来长期的健康问题和社会负担。通过加强疾病的筛查、诊断和治疗工作以及实施有效的预防措施，我们可以有效控制这两种疾病的传播和流行，保护新生儿的健康权益。社会各界也应加强对这两种疾病的宣传和教育力度，提高公众的防病意识和自我保护能力。

（一）先天性梅毒

1. 病因与传播机制

先天性梅毒是梅毒螺旋体（Treponema pallidum）通过胎盘从母体传染给胎儿所致的。梅毒螺旋体是一种微小的螺旋形微生物，对人体具有高度的侵袭性和致病性。在妊娠期间，如果母亲患有梅毒且未经有效治疗，梅毒螺旋体可通过胎盘的血液循环进入胎儿体内，导致胎儿感染。梅毒螺旋体还可通过产道感染新生儿，但这种途径相对较少见。

2. 临床表现

先天性梅毒的临床表现多种多样，可因感染时间、感染程度及个体差异而异。早期先天性梅毒（出生后2年内）主要表现为皮肤黏膜损害、肝脾肿大、贫血、血小板减少等；晚期先天性梅毒（出生后2年以上）则可能出现骨骼、牙齿、眼、耳等器官的发育异常和功能障碍。值得注意的是，部分先天性梅毒患儿可能无明显症状，成为隐性梅毒携带者，这对疾病的防控提出了更高要求。

3. 诊断方法

先天性梅毒的诊断主要依据母亲的梅毒感染史、患儿的临床表现以及实验室检查结果。实验室检查包括暗视野显微镜检查寻找梅毒螺旋体、血清学检查检测特异性抗体（如TPPA、TPHA）和非特异性抗体（如RPR、TRUST）等。对于疑似病例，应尽早进行诊断以避免漏诊和误诊。

4. 治疗策略

先天性梅毒的治疗原则是早期、足量、规范使用抗生素。青霉素是治疗梅毒的首选药物，对梅毒螺旋体具有强大的杀灭作用。根据患儿的病情和年龄，可选择不同的青霉素制剂和给药方案。对于青霉素过敏的患儿，可选用头孢曲松等替代药物。治疗期间应密切监测患儿的病情变化，及时调整治疗方案。

5. 预防措施

预防先天性梅毒的关键在于控制梅毒在育龄妇女中的流行。这包括加强梅毒的筛查和治疗工作，提高育龄妇女的梅毒知晓率和治疗率；推广安全套等避孕措施，减少梅毒的性传播；加强母婴保健服务，对孕妇进行梅毒筛查和及时干预等。

（二）HIV 感染

1. 病因与传播机制

HIV 感染是由人类免疫缺陷病毒（HIV）引起的传染病。HIV 主要攻击人体的免疫系统，特别是 CD4+T 淋巴细胞，导致机体免疫功能逐渐丧失，从而引发各种机会性感染和肿瘤。HIV 的传播途径主要包括性接触传播、血液传播和母婴传播。在母婴传播中，HIV 可通过胎盘、产道或哺乳等途径从母体传染给胎儿或新生儿。

2. 临床表现

HIV 感染的临床表现具有多样性和复杂性。在感染初期，部分患者可出现发热、皮疹、淋巴结肿大等急性感染症状，但这些症状通常短暂且轻微，易被忽视。随着病情的进展，患者逐渐进入无症状期（潜伏期），此期可持续数年甚至 10 年以上。最终，患者将进入艾滋病期，出现各种严重的机会性感染和肿瘤，如肺孢子菌肺炎、卡波西肉瘤等，严重威胁患者的生命健康。

3. 诊断方法

HIV 感染的诊断主要依据实验室检查结果。目前，常用的检测方法包括 HIV 抗体检测、HIV 核酸检测和 HIV 抗原抗体联合检测等。其中，HIV 抗体检测是最常用的方法，具有操作简便、成本低廉等优点。但需要注意的是，HIV 抗体检测存在窗口期（从感染 HIV 到抗体产生的时间段），在此期间内可能无法检测到抗体，导致假阴性结果。对于高度怀疑 HIV 感染的患者，应进行多次检测或结合其他检测方法以提高诊断的准确性。

4. 治疗策略

HIV 感染的治疗目标是最大限度地抑制病毒复制，保存和恢复免疫功能，降低病死率和 HIV 相关疾病的发病率，提高患者的生活质量。目前，抗逆转录病毒治疗（ART）是 HIV 感染的主要治疗方法。ART 通过联合使用多种抗病毒药物来抑制 HIV 的复制和扩散，从而控制病情的发展。机会性感染和肿瘤等并发症的治疗也是 HIV 感染治疗的重要组成部分。

5. 预防措施

预防 HIV 感染的关键在于切断传播途径。这包括加强性教育，推广安全套等避孕措施，加强血液制品的监管和检测，实施母婴阻断策略等。母婴阻断策略包括为 HIV 感染的孕妇提供抗病毒治疗，为新生儿提供预防性治疗以及避免母乳喂养等。通过这些措施的实施，可以有效降低 HIV 的母婴传播率，维护新生儿的健康。

第三节 新生儿重症监护

一、呼吸机管理与呼吸支持技术

新生儿，尤其是早产儿和低出生体重儿，由于呼吸系统发育尚未成熟，常面临呼吸功能不全或呼吸衰竭的风险。在这些情况下，及时、有效的呼吸机管理与呼吸支持技术对维持新生儿生命体征稳定、促进肺部发育及改善预后至关重要。新生儿呼吸机管理与呼吸支持技术是保障新生儿生命安全的重要措施之一。通过遵循基本原则，合理选择呼吸支持技术，加强并发症的预防与处理以及关注未来发展趋势等措施的实施，可以提高新生儿呼吸机管理的水平和效果，从而为患儿提供更加安全、有效的呼吸支持治疗。

（一）新生儿呼吸机管理的基本原则

1. 病情评估与适应证确定

在决定是否需要呼吸机支持前，应对新生儿的病情进行全面评估，包括胎龄、出生体重、Apgar 评分、呼吸频率、血氧饱和度、血气分析结果等。适应证通常包括严重的呼吸窘迫综合征（RDS）、胎粪吸入综合征（MAS）、持续性肺动脉高压（PPHN）、新生儿肺炎、先天性膈疝等导致的呼吸衰竭。

2. 呼吸机选择与设置

根据新生儿的病情和生理特点选择合适的呼吸机类型，如常频通气（CMV）、高频通气（HFOV）、无创正压通气（NIPPV）等。呼吸机设置包括潮气量（VT）、呼吸频率（RR）、吸入氧浓度（FiO_2）、呼气末正压（PEEP）等参数的调整。这些参数的设定需根据患儿的体重、肺部顺应性、气道阻力及血气分析结果进行个体化调整。

3. 监测与调整

呼吸机使用过程中应持续监测患儿的生命体征、呼吸力学参数及血气分析结果，及时调整呼吸机设置以维持适宜的通气和氧合状态。注意观察患儿的皮肤颜色、胸廓起伏、呼吸音等体征变化，及时发现并处理可能的并发症。

4. 感染控制与无菌操作

呼吸机使用过程中应严格遵守无菌操作原则，定期更换呼吸机管道、湿化罐等耗材，预防呼吸机相关性肺炎（VAP）等感染并发症的发生。此外，还需加强患儿的手卫生和环境清洁消毒工作。

（二）常用呼吸支持技术

1. 常频通气（CMV）

CMV（持续气道正压通气）作为新生儿呼吸机支持的核心模式之一，其运作机制在于精确设定并维持恒定的呼吸频率与潮气量，为患儿提供稳定、可靠的呼吸支持。这一模式广泛适用于多种需呼吸机辅助呼吸的患儿场景，如早产儿呼吸窘迫、肺炎合并呼吸衰竭等，有效缓解了患儿呼吸肌负担，保障了基本的氧合与通气需求。

CMV 模式的应用也需谨慎、细致，需根据患儿的具体病情、肺顺应性及血气分析结果进行个性化调整，以防出现过度通气或通气不足等潜在风险。过度通气可能引发呼吸性碱中毒、肺泡破裂等严重并发症，而通气不足则会导致缺氧、二氧化碳潴留，进一步加重病情。因此，在 CMV 使用过程中，密切监测患儿生命体征及呼吸机参数，及时调整通气策略，对保障患儿安全至关重要。

2. 高频通气（HFOV）

HFOV（高频振荡通气）作为一种先进的呼吸支持技术，其独特之处在于利用高频低潮气量的通气方式，实现了更为高效的气体交换过程。与 CMV（持续气道正压通气）相比，HFOV 能够显著减少肺泡塌陷，提高肺部的通气效率，同时由于其较低的潮气量要求，大大降低了因高压力或高容量通气所导致的肺损伤风险。这一特性使得 HFOV 在治疗如 RDS（呼吸窘迫综合征）等需要高浓度氧疗和 PEEP（呼气末正压）支持的患儿时，展现出独特的优势。然而，HFOV 技术的操作相对复杂，对医护人员的专业技能和经验要求较高，需要他们具备精准的参数调节能力和严密的患儿监护意识，以确保治疗的安全性和有效性。

3. 无创正压通气（NIPPV）

NIPPV（无创正压通气）作为一种温和而有效的呼吸支持手段，通过非侵入性的面罩或鼻罩装置，为轻至中度呼吸窘迫的患儿提供了必要的正压通气支持。其最大优势在于避免了气管插管等有创操作，从而显著降低了呼吸机相关性肺炎、气道损伤及呼吸机依赖等严重并发症的风险。NIPPV 的应用不仅提高了患儿的舒适度和配合度，还加速了其呼吸功能的恢复进程。然而，要确保 NIPPV 的成功实施，患儿的气道通畅性和呼吸驱动能力成为关键因素。因此，在应用前需对患儿进行全面评估，并在治疗过程中密切监测其生理指标和通气效果，及时调整治疗方案，以保障患儿的呼吸安全和治疗效果。

4. 液体通气

液体通气，这一前沿的呼吸支持技术，正逐步成为呼吸医学领域的研究热点。它颠覆了传统气体通气的概念，采用全氟碳化合物等惰性液体作为介质，直接注入肺泡内，以此实现气体交换。这一创新技术凭借其卓越的氧合能力和显著降低的肺表面张力，为 ARDS（急性呼吸窘迫综合征）等严重肺部疾病的治疗开辟了新的可能。理论上，液体通气能够更有效地促进氧气和二氧化碳在血液中的溶解与释放，从而改善患者的氧合功能，减轻肺部负担。然而，值得注意的是，尽管前景广阔，液体通气目前仍处于临床研究阶段，其在实际应用中的安全性、有效性以及长期影响尚需经过严格的科学验证和临床实践来逐步明确。

（三）并发症的预防与处理

1. 呼吸机相关性肺炎（VAP）

VAP（呼吸机相关性肺炎）作为新生儿呼吸机支持中的棘手并发症，其预防与治疗策略尤为重要。为有效遏制 VAP 的发生，首要任务是强化呼吸机管道的日常维护，包括定期清洁与严格消毒，确保无菌操作，从源头上减少致病菌的滋生与传播。医护人员的手卫生亦不容忽视，需严格遵守洗手规范，防止交叉感染。此外，保持病房环境的清洁与消毒，减少空气中悬浮微粒与病原体的含量，也是预防 VAP 的关键措施之一。对于确需使用有创通气的患儿，应密切监测其病情进展，一旦条件允许，应尽早实施拔管计划，以减少 VAP 的风险。对于已罹患 VAP 的患儿，则需依据病原学检查结果，精准选用敏感抗生素进行治疗，以控制感染，促进患儿康复。

2. 气压伤

气压伤作为呼吸机治疗中潜在的严重并发症，其根源在于呼吸机参数的设置不当，进而引发肺泡的异常扩张乃至破裂。为有效预防这一并发症，医护人员需具备高度的责任心与专业技能，对呼吸机参数进行精细化的调整与监控。具体而言，应确保潮气量设置合理，避免过大导致肺泡过度膨胀；PEEP（呼气末正压）

的设定也需谨慎，以防过高压力对肺泡造成损伤。此外，持续监测患儿的呼吸力学参数与血气分析结果，能够实时反映肺部状态与通气效果，为及时调整呼吸机设置提供科学依据。通过这一系列预防措施的落实，可以显著降低气压伤的发生风险，保障患儿的安全与治疗效果。

3. 慢性肺疾病（CLD）

CLD（慢性肺疾病）是长期依赖呼吸机支持的患儿面临的一大挑战，其特征是呼吸功能持续受损及肺部影像学上的异常改变。为有效预防 CLD 的发生，首要任务是把握撤机的最佳时机，避免不必要的长时间机械通气，以减轻对肺部的长期压力与损伤。促进肺部发育也是预防 CLD 的关键环节，这包括采取适当的呼吸支持策略，如使用肺表面活性物质等，以改善肺部结构与功能。此外，患儿的营养支持与康复训练同样不容忽视，通过提供均衡的营养摄入与针对性的呼吸功能训练，能够增强患儿的体质与呼吸能力，为顺利撤机及预防 CLD 奠定坚实基础。

4. 呼吸机依赖

呼吸机依赖是呼吸机治疗中的一个复杂问题，它反映了患儿在撤机后自主呼吸能力的不足。为了有效预防呼吸机依赖，必须制定个性化的撤机计划，该计划应基于患儿的具体病情、呼吸功能恢复情况及整体健康状况，逐步减少呼吸机使用时间，直至最终实现完全撤机。康复训练方案的制定也至关重要，通过针对性的呼吸肌锻炼、体位管理、气道清理等措施，帮助患儿增强呼吸肌力量，改善呼吸效率，提高自主呼吸能力。此外，还应关注患儿的心理状态，给予必要的心理支持和疏导，减轻其焦虑、恐惧等负面情绪，增强其信心和提高其配合度，为成功撤机创造有利条件。

（四）未来发展趋势

1. 个性化呼吸机管理

随着医疗技术的不断进步和医疗信息化的发展，未来新生儿呼吸机管理将更加注重个性化。通过收集并分析患儿的生理参数、遗传信息、疾病特征等数据，可以制定更加精准、有效的呼吸机管理方案以提高治疗效果并降低并发症发生风险。

2. 无创呼吸支持技术的发展

无创呼吸支持技术因其操作简便、并发症少等优点而备受关注。未来，随着技术的不断进步和材料的创新应用，无创呼吸支持技术将在新生儿呼吸管理中发挥更加重要的作用。例如，新型的面罩或鼻罩设计可以提高患儿的舒适度和依从性，而新型的无创通气模式则可以更好地满足患儿的通气需求。

3. 智能化呼吸机系统的应用

智能化呼吸机系统可以通过集成先进的传感器、算法和人工智能技术来实现对患儿呼吸状态的实时监测和精准调控。这些系统可以根据患儿的生理参数变化自动调整呼吸机设置以维持适宜的通气和氧合状态，还可以通过数据分析预测并发症的发生并提前采取干预措施。未来，随着技术的不断成熟和普及，智能化呼吸机系统将成为新生儿呼吸机管理的重要工具之一。

二、循环支持（如 ECMO）在新生儿救治中的应用

体外膜肺氧合（Extracorporeal Membrane Oxygenation, ECMO）作为一种高级的生命支持技术，自 20 世纪 70 年代问世以来，在新生儿及婴幼儿重症救治领域发挥着越来越重要的作用。特别是在面对严重心肺功能衰竭，传统治疗手段无效或预期效果不佳的情况下，ECMO 能够暂时替代或支持心肺功能，为患儿争取宝贵的治疗时间和恢复机会。ECMO 作为一种高级的生命支持技术，在新生儿重症救治中发挥着不可替代的作用。通过合理选择适应证、精细操作流程、加强并发症管理以及关注未来发展趋势等措施的实施，可以提高 ECMO 治疗的效果和安全性，从而为患儿提供更加全面、有效的生命支持治疗。

（一）ECMO 在新生儿中的适应证

ECMO 在新生儿中的适应证主要集中在严重的心肺功能障碍，包括但不限于以下几种情况：

1. 新生儿持续肺动脉高压（PPHN）

新生儿持续肺动脉高压（PPHN）是新生儿期一种危及生命的严重状况，其特点为肺动脉压力异常升高，阻碍了右向左的分流，导致氧合血液难以有效进入体循环，从而引发严重的低氧血症。在传统治疗手段，如优化机械通气参数、应用血管扩张剂（如吸入一氧化氮）等尝试后，若肺动脉压力仍居高不下，肺通气和氧合功能无法得到有效改善，此时体外膜肺氧合（ECMO）便成为了一种重要的挽救生命的治疗选择。ECMO 通过体外循环的方式，绕过受损的肺部，直接为患儿提供氧气和排出二氧化碳，为肺部功能的恢复赢得了宝贵的时间。

2. 新生儿呼吸窘迫综合征（RDS）伴严重呼吸衰竭

新生儿呼吸窘迫综合征（RDS）是早产儿，尤其是极低出生体重儿常见的严重呼吸系统疾病，其主要原因是肺表面活性物质缺乏导致肺泡萎陷和不张。尽管临床上已采用高浓度氧疗、及时补充肺表面活性物质以及呼吸机辅助通气等积极的治疗措施，但在某些情况下，患儿病情仍可能持续恶化，出现严重的呼吸衰竭，甚至危及生命。在这种情况下，ECMO作为一种高级生命支持手段，能够暂时替代或部分替代患儿的心肺功能，为肺部发育和损伤修复提供足够的时间和条件，从而提高患儿的生存率并改善其预后。

3. 先天性膈疝

先天性膈疝是一种罕见的先天性畸形，其特点是腹腔内的脏器（如胃、肠管或肝脏的一部分）通过膈肌的缺损进入胸腔，这不仅占据了胸腔空间，还直接压迫了肺组织，导致肺发育受限和通气功能障碍，进而引发严重的呼吸循环衰竭。对于这类患儿，紧急手术修复膈肌缺损是治疗的根本，但在手术前，患儿的生命体征往往极不稳定，需要强有力的呼吸和循环支持以维持生命。此时，ECMO（体外膜肺氧合）便成为了一种关键的治疗手段。ECMO能够暂时替代患儿的肺功能和部分心脏功能，确保充足的氧合血液供应至全身，稳定患儿的生命体征，为手术创造有利条件。在手术后，若患儿仍需进一步的呼吸支持以促进肺部恢复，ECMO同样可以发挥重要作用。

4. 先天性心脏病术后心功能不全

对于复杂先天性心脏病患儿而言，尽管现代心脏外科技术已取得了显著进步，但术后心功能不全仍然是一个不容忽视的挑战。这些患儿的心脏结构复杂，手术难度大，术后心脏功能恢复缓慢，甚至可能出现急性心力衰竭等严重并发症。在这种情况下，ECMO作为一种临时心脏支持手段，能够有效地减轻心脏负担，提高心脏输出量，维持全身循环稳定，为心脏功能的恢复赢得宝贵时间。ECMO的介入不仅提高了复杂先心病患儿的生存率，还显著改善了其术后的生活质量。

5. 新生儿败血症伴多器官功能衰竭

新生儿败血症是一种严重的全身性感染，当病情进展至多器官功能衰竭阶段时，患儿的生命将受到严重威胁。特别是当心肺功能严重受损时，传统的治疗手段往往难以奏效。此时，ECMO凭借其强大的生命支持能力，成为了挽救患儿生命的最后一道防线。ECMO能够全面接管患儿的呼吸和循环功能，确保全身各器官获得充足的氧供和血流灌注，为各器官功能的恢复创造有利条件。ECMO 还为抗生素治疗提供了充足的时间窗口，有助于控制感染源，减少并发症的发生。在 ECMO 的支持下，许多原本被认为无法救治的败血症伴多器官功能衰竭患儿得以重获新生。

（二）ECMO 操作流程

ECMO 的操作流程复杂且精细，需要由经验丰富的医疗团队共同完成，主要包括以下几个步骤：

1. 评估与准备

在 ECMO（体外膜肺氧合）治疗的实施过程中，评估与准备阶段是至关重要的第一步。医疗团队需对患儿的病情进行全面而细致的评估，包括心肺功能、凝血功能、肝肾功能以及是否存在其他潜在并发症等，以确定 ECMO 治疗的必要性和可行性。这一过程中，多学科协作尤为重要，儿科医生、重症监护专家、心脏外科医生、麻醉师及护理团队需紧密配合，共同制定个性化的治疗方案。

2. 置管与连接

进入置管与连接阶段。根据患儿的年龄、体重、血管条件及病情紧急程度，医疗团队会选择最合适的置管部位，如颈内静脉、股静脉等，进行精细的血管穿刺或切开置管操作。此过程需严格遵循无菌原则，确保操作安全。置管成功后，导管将被迅速而准确地与 ECMO 机连接，建立起一条生命攸关的体外循环通路。

3. 参数设置与调整

在 ECMO 机参数设置与调整阶段，医疗团队会根据患儿的实时生理参数和病情变化，精确设定血流量、气体流量、FiO_2（吸入氧浓度）等关键参数。他们还会持续监测患儿的生命体征、血气分析结果以及 ECMO 机的工作状态，确保体外循环的稳定性和有效性。一旦发现任何异常或偏离预设目标的情况，医疗团队将立即进行参数调整，以优化治疗效果。

4. 并发症监测与处理

并发症的监测与处理也是 ECMO 治疗过程中不可忽视的重要环节。医疗团队会密切观察患儿可能出现的并发症，如出血、感染、血栓形成等，并制定相应的预防和应对策略。一旦发现并发症的苗头，他们将迅速采取相应措施进行处理，以确保患儿的安全和治疗的顺利进行。在整个 ECMO 治疗过程中，医疗团队的专业素养、责任心以及紧密的合作精神都是决定治疗成败的关键因素。

5. 撤离与恢复

当患儿的心肺功能逐渐恢复并能够满足自身需求时，可考虑逐渐降低 ECMO 支持力度并最终撤离 ECMO；撤离后继续密切观察患儿病情变化并采取相应的康复治疗措施。

（三）并发症管理

ECMO 作为一种侵入性治疗手段，不可避免地会带来一定的并发症风险。在 ECMO 治疗期间，必须加强对并发症的监测和管理。常见的 ECMO 并发症包括：

1. 出血

由于 ECMO 需要全身肝素化以防止血栓形成，因此，出血是 ECMO 治疗期间最常见的并发症之一，应密切监测患儿的凝血功能并及时调整肝素剂量；对于严重出血者，需给予输血或止血治疗。

2. 感染

ECMO 治疗期间，患儿处于免疫抑制状态且需要长时间暴露于外界环境中，因此易发生感染，应加强无菌操作原则的执行和患儿的护理管理；一旦发现感染征象，应立即进行病原学检查和抗生素治疗。

3. 血栓形成

尽管 ECMO 期间会使用肝素进行抗凝治疗，但仍有可能发生血栓形成，应定期监测患儿的凝血功能和超声检查结果；对于发现血栓者，应给予溶栓或取栓治疗。

4. 神经系统并发症

如脑水肿、脑出血等。这可能与 ECMO 治疗期间血流动力学不稳定、炎症反应等因素有关。应加强神经系统的监测和采取保护措施以降低并发症风险。

（四）未来发展趋势

随着医疗技术的不断进步和临床经验的积累，ECMO 在新生儿中的应用前景将更加广阔。未来发展趋势可能包括以下几个方面：

1. 技术创新与设备升级

随着材料科学、生物医学工程等领域的快速发展，ECMO 设备将更加小型化、智能化和便携化；新的技术，如磁悬浮离心泵、生物相容性更好的膜肺材料等将不断涌现以提高 ECMO 的治疗效果和安全性。

2. 个体化治疗方案的制定

基于大数据和人工智能技术的应用，未来 ECMO 治疗将更加注重个体化治疗方案的制定。通过分析患儿的生理参数、遗传信息、疾病特征等数据可以制定更加精准有效的治疗方案以提高治疗效果并降低并发症风险。

3. 多学科协作与远程医疗

ECMO 治疗需要多学科团队的紧密协作和密切配合。未来，随着远程医疗技术的发展和应用，不同地区的医疗团队可以更加便捷地进行远程会诊和协作治疗以提高 ECMO 治疗的成功率和安全性。

4. 早期干预与预防策略

通过早期识别和干预可能导致严重心肺功能衰竭的高危因素（如早产、低出生体重、宫内感染等）可以降低 ECMO 治疗的需求并提高患儿的生存率和生活质量。

三、神经监护与脑保护策略

新生儿神经监护与脑保护策略是新生儿医疗护理中的重要组成部分，旨在通过一系列措施来监测新生儿神经系统的发育状况，及时发现并干预可能存在的神经系统问题，以保护新生儿的脑功能免受损害。通过加强神经监护、实施早期干预、提供营养支持、控制环境因素、预防感染和并发症以及加强家庭支持与教育等多方面的努力，可以有效保护新生儿的脑功能免受损害并促进其神经发育的顺利进行。

（一）新生儿神经监护

1. 监护目的

早期识别神经系统异常：通过神经监护，可以及时发现新生儿可能存在的神经系统发育异常、脑损伤等问题。

指导治疗与干预：根据神经监护的结果，医生可以制定有针对性的治疗方案和干预措施，以改善新生儿的神经发育结局。

2. 监护方法

（1）脑电图（EEG）。

脑电图作为新生儿神经监护的基石，其重要性不言而喻。EEG 通过精密布置的头皮电极，无创地捕捉并记录大脑皮层的电活动，这些电活动反映了神经元的兴奋性和同步性变化，是评估新生儿大脑功能状态的关键指标。连续脑电图（cEEG）因其能够持续不断地监测并记录脑电活动，成为研究新生儿脑发育、癫痫活动及脑损伤机制的重要工具。它不仅能够捕捉到偶发的癫痫发作，还能揭示出背景活动的异常，如背景活动的减慢或不对称，这些都可能与新生儿脑损伤密切相关。相比之下，振幅整合脑电图（aEEG）则以其简单易行、结果直观的特点，在临床实践中得到了广泛应用。aEEG 通过简化处理 EEG 信号，将复杂的波形转化为易于理解的振幅趋势图，便于医护人员快速评估新生儿的脑功能状态，特别是在资源有限或紧急情况下，其优势尤为明显。

（2）近红外光谱技术（NIRS）。

近红外光谱技术（NIRS）作为一种新兴的非侵入性监测手段，在新生儿神经监护中展现出了巨大潜力。该技术利用近红外光能够穿透皮肤和颅骨的特性，监测脑组织内部氧合血红蛋白和脱氧血红蛋白的浓度变化，从而间接反映脑组织的氧合状态。NIRS 的优势在于其实时、连续、无创的监测能力，能够及时发现新生儿脑缺氧或脑灌注不足的情况，为临床干预提供及时指导。此外，NIRS 还可用于评估新生儿在手术、复苏等过程中的脑血流灌注情况，以及早产儿在暖箱中的脑发育状态，为个性化治疗方案的制定提供依据。

（3）神经影像学技术。

神经影像学技术，如头颅 MRI 和 CT 扫描，是现代医学诊断新生儿脑损伤、脑出血等疾病的重要手段。MRI 以其高分辨率、多参数成像的特点，能够清晰显示脑组织的细微结构和功能变化，如脑白质损伤、脑水肿、脑出血等，为临床提供丰富的诊断信息。此外，MRI 还具有无创、无辐射的优点，特别适合于新生儿这一特殊群体的检查。CT 扫描虽然具有成像速度快、空间分辨率高的特点，但其辐射暴露相对较大，因此在新生儿中的应用需更加谨慎。近年来，随着影像技术的不断进步，如功能 MRI（fMRI）、扩散张量成像（DTI）等高级成像技术的应用，进一步提高了我们对新生儿脑发育和脑损伤机制的认识。

3. 监护注意事项

（1）确保监测设备的准确性和稳定性。

（2）密切观察新生儿的生命体征和神经系统症状。

（3）及时发现并处理监测过程中出现的异常情况。

（二）新生儿脑保护策略

1. 早期干预

针对存在脑发育异常或脑损伤高危因素的新生儿，采取早期干预策略是至关重要的。这意味着在问题初现端倪时便迅速启动综合性的治疗计划，此计划涵盖物理疗法以促进肌肉与运动能力的发展，通过药物治疗以调控神经递质平衡，以及进行专业的康复训练来强化感知、认知及行为能力。此举旨在最大限度地激发新生儿大脑的潜能，加速神经网络的修复与重构，从而有效减轻甚至逆转潜在的神经系统损伤，为孩子的长远发展奠定坚实基础，减少未来可能面临的长期后遗症风险。

2. 营养支持

（1）在新生儿脑发育的黄金时期，合理膳食与营养补充扮演着举足轻重的角色。孕妇作为胎儿营养的直接提供者，其孕期饮食的均衡性直接关系到胎儿脑部的健康发育。因此，孕妇应特别注重摄入多样化的食物，确保蛋白质、健康脂肪（如 Omega-3 脂肪酸）、优质碳水化合物、丰富的维生素族群（如维生素 A、维生素 C、维生素 E 等促进细胞生长与修复）以及必要的矿物质（如铁、锌、钙等支持神经系统构建）得到充足供应。这不仅有助于胎儿脑细胞的增殖与分化，还能为后续的智力与情感发展奠定坚实的基础。

（2）新生儿降临后，母乳喂养作为首选的喂养方式，其重要性不言而喻。母乳中蕴含的丰富营养物质、生长因子及免疫活性成分，对新生儿的大脑发育、免疫系统构建及整体健康维护具有不可替代的作用。鉴于新生儿体内维生素 D 合成能力有限，适时、适量地补充维生素 D 也至关重要，它有助于促进钙的吸收与利用，对维持骨骼健康及神经肌肉功能具有深远影响。因此，家长应在医生指导下，根据新生儿的具体需求，合理安排母乳喂养与必要的营养素补充计划。

3. 环境控制

（1）为了优化新生儿的成长环境，促进其脑部健康发育，我们需特别关注室内环境的调控。首先，确保室内温度与湿度维持在适宜范围内，既不过冷，以防新生儿体温不稳，也不过热，以防脱水或影响睡眠质量，从而间接干扰脑部的正常发育过程。

（2）减少周围环境中的噪音与强光刺激，为新生儿打造一个宁静、柔和的睡眠空间。这样的环境有助于新生儿获得高质量的睡眠，进而促进生长激素的分泌与神经系统的成熟，为其全面发展奠定良好基础。

4. 预防感染和并发症

（1）在新生儿护理领域，严格遵守操作规范是预防脑部损伤的首要原则。医护人员需接受专业培训，掌握正确的抱持、换尿布、脐带护理等技巧，确保每一项操作都轻柔且精准，避免对新生儿娇嫩的头部及颈部造成不必要的压力或挤压，从而预防发生潜在的脑部损伤风险。

（2）密切监测新生儿的生命体征和病情变化同样至关重要。这包括定期测量体温、呼吸、心率等基本参数，以及观察新生儿的精神状态、进食情况、睡眠模式等细微变化。一旦发现新生儿出现体温异常、呼吸困难、黄疸加重、喂养困难等警示信号，应立即进行进一步检查，以早期识别并处理可能存在的感染、窒息、低血糖等并发症，确保新生儿脑部发育不受影响，促进其健康成长。

5. 家庭支持与教育

（1）在新生儿康复与护理的过程中，家长的积极参与是不可或缺的一环。医护人员应主动邀请并鼓励家长成为治疗团队的重要成员，共同参与制定并执行康复计划，让家长在日常护理中扮演更加积极的角色。这种合作模式不仅有助于增强家长的责任感和信心，还能加深他们对新生儿状况的理解与把握。

（2）提供全面的教育与知识普及同样重要。医护人员应向家长详细介绍新生儿脑发育的生理过程、神经监护的重要性以及日常生活中促进脑发育的实用技巧，如适宜的抚触、亲子互动、环境刺激等。通过这些措施，家长能够更好地理解并支持新生儿的成长需求，与医护人员携手为新生儿的脑发育和神经健康保驾护航。

（三）未来发展方向

1. 技术创新

展望未来，新生儿神经监护与脑保护领域将迎来前所未有的发展机遇与挑战。首先，技术创新将成为推动该领域发展的核心动力。随着生物医学工程、纳米技术以及远程医疗技术的飞速发展，我们可以预见，更加精准、无创且实时的神经监护设备将不断涌现。这些设备不仅能够更深入地监测新生儿脑电活动、血流灌注及代谢状态，还能通过智能算法预测潜在风险，为早期干预提供科学依据。新型脑保护药物与疗法的研发也将加速，为受损脑组织提供更为有效的修复与再生途径。

2. 多学科协作

多学科协作的模式将更加深入人心。新生儿神经监护与脑保护涉及儿科、神经科学、影像医学、药理学、康复医学等多个学科，每一环节都至关重要。未来，跨学科的合作将不仅限于临床诊疗，还将延伸至科研攻关、教育培训等多个层面。通过建立紧密的学术交流与合作平台，促进知识共享与资源整合，共同攻克新生儿神经保护中的难题，推动整个领域向前发展。

3. 个性化治疗

个性化治疗将成为新生儿神经监护与脑保护的重要趋势。随着大数据与人工智能技术的深度融合，我们将能够收集并分析海量的新生儿健康数据，包括基因信息、临床表现、治疗反应等。这些数据将为我们提供前所未有的洞察力，使我们能够更准确地识别每个新生儿的独特需求与风险。基于此，我们可以为每个新生儿量身定制个性化的治疗方案，实现精准医疗的目标，最大限度地促进他们的神经发育与脑功能恢复。

第五章 妇科常见疾病

第一节 月经失调与生殖内分泌疾病

一、多囊卵巢综合征的诊断与治疗

多囊卵巢综合征（Polycystic Ovary Syndrome, PCOS）是一种复杂的内分泌及代谢异常所致的疾病，常见于育龄期女性。其临床表现多样，包括月经失调、不孕、多毛、肥胖等，严重影响了女性的生活质量。通过综合诊断、个体化治疗及健康生活方式的调整，可以有效控制病情并改善患者的预后。对于疑似多囊卵巢综合征的患者，应及时就医并接受专业治疗。加强健康教育和科普宣传，提高公众对多囊卵巢综合征的认识和重视程度也是至关重要的。

（一）多囊卵巢综合征的诊断

1. 诊断标准

多囊卵巢综合征的诊断主要依据临床表现、超声检查及激素检查等多方面的信息。具体诊断标准包括：

（1）月经失调

月经失调在PCOS患者中表现为多种形式，其中最常见的是月经稀少和闭经。月经稀少指的是月经周期虽然存在，但月经量明显减少，可能只有少量点滴出血，甚至有时需要通过卫生巾以外的物品（如护垫）即可应对。闭经则更为严重，指的是连续3个周期或更长时间内无月经来潮，排除了妊娠、哺乳及绝经等生理性原因。此外，功能性子宫出血也是PCOS患者可能遭遇的问题，表现为月经周期不规则，经量过多或过少，甚至可能出现非经期出血，给患者的日常生活带来极大不便。

（2）超声检查

超声检查在PCOS的诊断中扮演着至关重要的角色。通过高分辨率的超声图像，医生可以清晰地观察到卵巢的形态和结构变化。在 PCOS 患者的超声检查中，最典型的发现是卵巢内存在大量直径在 2～9mm 的小卵泡，这些小卵泡数量通常超过 12 个，形成所谓的"项链征"或"蜂窝状"改变。此外，卵巢体积增大也是 PCOS 的一个常见超声表现，当卵巢体积超过 10mL 时，结合其他临床信息，可高度怀疑 PCOS。

（3）激素检查

激素检查是确诊 PCOS 不可或缺的一环，特别是在月经周期的第 2～3 天进行，此时能够较为准确地反映卵巢的基础功能状态。在 PCOS 患者中，黄体生成素（LH）与卵泡刺激素（FSH）的比值常出现异常，即 LH/FSH 比值 ≥3，这一变化反映了卵巢内卵泡发育的异常和 LH 的过度分泌。雄激素水平的升高也是 PCOS 患者的典型特征之一，特别是睾酮水平的增加，可能导致患者出现多毛、痤疮等男性化体征。值得注意的是，虽然雄激素升高是 PCOS 的一个显著标志，但并非所有雄激素升高的女性都患有 PCOS，因此激素检查需要结合其他临床信息进行综合判断。

（4）其他症状

肥胖是 PCOS 患者中的常见问题之一，尤其是中心性肥胖（腹部脂肪堆积），这可能与胰岛素抵抗和代谢综合征有关。多毛和痤疮则是高雄激素血症的直接体现，影响了患者的外貌和自信心。此外，部分患者还可能出现不孕、抑郁、焦虑等心理问题，这些都需要在诊疗过程中给予充分的关注和支持。

2. 诊断流程

（1）病史询问

医生会详细询问患者的年龄、体重、月经史、生育史及家族病史等，以了解患者的基本情况。

（2）体格检查

包括身高、体重、血压等一般生命体征的测量，以及多毛、痤疮、黑棘皮征等体征的观察。妇检也是重要手段之一，主要检查子宫活动度、质地等，以排除其他妇科疾病。

（3）辅助检查

超声检查是诊断多囊卵巢综合征的重要方法，能够直观显示卵巢形态及卵泡数量。激素检查也是必不可少的步骤，有助于明确激素水平的变化。此外，还可进行胰岛素释放实验、口服葡萄糖耐量试验、肝功能及血脂等检查以了解患者的代谢情况。

（二）多囊卵巢综合征的病因

多囊卵巢综合征的病因复杂多样，主要包括遗传因素、激素失衡、肥胖、药物刺激及肾上腺功能异常等。

1. 遗传因素

遗传因素在 PCOS 的发病中扮演着举足轻重的角色。研究表明，PCOS 具有明显的家族聚集性，即如果一个家族中有女性成员患有此病，那么她的直系或旁系亲属患病的风险会显著增加。这种遗传倾向可能涉及多个基因的变异或互作，导致个体对内分泌环境变化更为敏感，进而引发卵巢功能障碍。值得注意的是，虽然遗传因素是 PCOS 发病的重要基础，但并非唯一决定因素，环境和生活方式的改变同样能够影响疾病的发生与发展。

2. 激素失衡

PCOS 患者的体内激素水平常常处于失衡状态，最显著的特征之一是雄激素（如睾酮）水平异常升高，而雌激素相对不足。这种激素失衡状态会干扰卵巢的正常生理功能，导致卵泡发育障碍和排卵异常。雄激素的过量产生可能源于卵巢内卵泡膜细胞的异常增生，而雌激素的相对不足则可能与卵泡发育停滞、颗粒细胞功能受损有关。此外，黄体生成素（LH）与卵泡刺激素（FSH）的比例失调也是 PCOS 激素失衡的重要表现之一，LH 的过度分泌可能进一步加剧卵泡发育的异常。

3. 肥胖

肥胖是 PCOS 患者常见的伴随症状之一，同时也是一个重要的风险因素。肥胖女性体内的脂肪组织不仅作为能量储存库，还具有重要的内分泌功能。过多的脂肪组织会分泌多种生物活性物质，如瘦素、脂联素等，这些物质能够干扰下丘脑-垂体-卵巢轴的正常功能，影响性激素的分泌和代谢。此外，肥胖还常伴有胰岛素抵抗和高胰岛素血症，后者可通过多种途径促进雄激素的合成和分泌，进一步加剧 PCOS 的激素失衡状态。

4. 药物刺激

长期或高剂量使用雌激素类药物，尤其是卵巢刺激药物，如促性腺激素释放激素类似物（GnRH-a）和促性腺激素（FSH/LH）等，可能通过过度刺激卵巢而导致 PCOS 的发生。这些药物在辅助生殖技术中广泛应用，旨在促进卵泡发育和排卵，但不当使用或滥用则可能引发卵巢过度刺激综合征（OHSS），表现为卵巢增大、腹水、胸水等症状，严重时可危及生命。因此，在使用这类药物时必须严格掌握适应证和禁忌证，避免发生不必要的风险。

5. 肾上腺功能异常

肾上腺作为人体内分泌系统的重要组成部分，其分泌的激素对维持机体内环境稳定具有重要作用。肾上腺功能异常时，可能导致女性体内雄激素水平升高，从而诱发 PCOS。这种异常可能源于肾上腺皮质或髓质的病变，如肾上腺皮质增生、肾上腺肿瘤等。此外，某些遗传性疾病，如先天性肾上腺皮质增生症（CAH）也可能导致肾上腺功能异常和 PCOS 的发生。因此，在评估 PCOS 患者时，应关注其肾上腺功能的检查结果，以便及时发现并处理潜在的病因。

（三）多囊卵巢综合征的治疗

1. 一般治疗

（1）生活方式调整

在生活方式调整方面，除建议患者积极投身于规律性的体育活动，如慢跑、游泳或瑜伽等，以增强心肺功能和促进新陈代谢外，还应倡导均衡饮食的重要性。这意味着减少加工食品、快餐及高糖饮料的摄入，转而选择富含纤维的蔬菜、全谷物以及优质蛋白来源，如瘦肉、鱼类和豆类。这样的饮食结构不仅能有效控制体重，还能改善体内激素环境，特别是降低雄激素水平，为恢复自然排卵创造有利条件。

（2）心理干预

心理干预作为治疗的重要组成部分不容忽视。针对患者因疾病困扰可能产生的焦虑、抑郁情绪，专业心理医生或治疗师会运用认知行为疗法，帮助患者识别并调整负面思维模式，学会应对压力的策略；而精神分析疗法则深入探索患者的潜意识冲突，促进自我认知与情绪管理的提升，从而有效缓解心理压力，增强治疗依从性，为患者的全面康复奠定坚实的心理基础。

2. 药物治疗

（1）口服避孕药

如炔雌醇环丙孕酮片、达英 35 等，这些药物能够调整月经周期，降低雄激素水平，促进卵巢排卵。一般需连续服用 3～6 个月，待激素水平恢复正常后可停药。

（2）其他药物

如戊酸雌二醇片、地屈孕酮片等，也可用于控制病情。但需注意，药物治疗应在医生指导下进行，避免自行用药。

3. 手术治疗

对于药物治疗未能达到预期效果或病情呈现复杂、严重态势的患者，手术治疗成为了一个重要的备选方案。其中，腹腔镜卵巢打孔术以其独特的优势被广泛应用。此手术利用腹腔镜技术，能够直观、清晰地观察卵巢的形态及卵泡的具体数量，为医生提供精准的诊断依据。在精准定位后，医生会在腹腔镜的辅助下进行精细的手术操作，通过穿刺卵泡来降低患者体内过高的雄激素水平，从而直接作用于病灶，实现治疗的目的。

除腹腔镜卵巢打孔术外，楔形切除术和电烙术也是可供选择的手术治疗方式。这些手术方法各有特点，适用于不同病情的患者。在选择手术治疗时，医生会综合考虑患者的具体病情、身体状况及生育需求等因素，制定个性化的手术方案，以确保治疗的安全性和有效性。

4. 体外受精-胚胎移植

体外受精-胚胎移植（IVF-ET），作为辅助生殖技术的高级形式，为那些历经传统治疗却未能成功受孕的患者开辟了新的希望之路。这一技术通过模拟体内受精过程，在实验室条件下将女性的卵子与男性的精子结合，形成受精卵并进一步培育成胚胎。随后，在精确的时间点，这些胚胎会被移植回母体子宫内，以期能够着床并发育成健康的胎儿。体外受精-胚胎移植不仅能够有效解决因输卵管阻塞、排卵障碍、男性不育等问题导致的不孕不育问题，还能为高龄产妇、遗传病患者等特殊群体提供生育机会，极大地扩展了人类生育的可能性，让许多家庭得以实现拥有孩子的梦想。

（四）预防与注意事项

1. 定期体检

建议女性每年至少进行一次全面的妇科检查，这包括宫颈涂片、B超检查等项目，以便及时发现并治疗如多囊卵巢综合征等潜在妇科疾病，保障生殖健康，预防病情恶化，确保女性的身体处于最佳状态。

2. 保持健康生活方式

保持健康生活方式至关重要。女性应避免过度劳累与频繁熬夜，确保每晚获得充足睡眠，维持规律的作息时间。积极参与适量运动，如散步、瑜伽或游泳，以增强体质。饮食上，应注重营养均衡，多摄入新鲜蔬果、全谷物及优质蛋白质，减少高脂肪、高糖食物的摄入，为身体提供全面而健康的营养支持。

3. 情绪管理

情绪管理对于女性健康同样重要。学会自我解压，通过冥想、阅读、旅行等方式释放压力；积极调整心态，培养乐观情绪，避免长时间沉浸在焦虑、抑郁等负面情绪中，以维护心理健康，促进身心和谐发展。

4. 避免药物滥用

在医疗过程中，女性应避免滥用药物，特别是长期或高剂量使用雌激素类药物。这些药物可能干扰体内激素平衡，增加患多囊卵巢综合征等内分泌疾病的风险。因此，务必在医生指导下合理用药，确保用药安全、有效。

二、功能失调性子宫出血的管理

功能失调性子宫出血（Dysfunctional Uterine Bleeding, DUB），也称为无排卵性功能失调性子宫出血或异常子宫出血，是指由于生殖内分泌轴功能紊乱造成的异常子宫出血，而非由全身或生殖系统器质性病变引起。这类出血可发生于青春期至绝经过渡期的任何年龄段，但以青春期和围绝经期最为常见。DUB 的管理涉及诊断、鉴别诊断、治疗及长期管理等多个方面，旨在恢复正常的月经周期和出血量，预防贫血和感染等并发症，提高患者的生活质量。

（一）诊断

1. 临床表现

DUB 的临床表现多样，主要包括月经周期紊乱、经期长短不一、经量不定或增多，甚至大量出血。患者可能因长期大量出血而出现贫血症状，如头晕、乏力、心慌等。部分患者还可能伴有不孕、多毛、痤疮等内分泌失调的表现。

2. 辅助检查

（1）基础体温测定

通过连续监测基础体温变化，可以初步判断患者是否有排卵。无排卵型 DUB 患者的基础体温多呈单相型。

（2）生殖激素测定

包括雌激素、孕激素、雄激素、卵泡刺激素（FSH）、黄体生成素（LH）等激素水平的测定，有助于了解患者的内分泌状态。

（3）超声检查

可观察子宫及卵巢的大小、形态，有无器质性病变，以及子宫内膜的厚度和回声情况。无排卵型DUB患者的子宫内膜可能呈增生期改变，或伴有不均质回声。

（4）凝血功能检查

排除因凝血功能障碍引起的出血。

（5）诊断性刮宫

对于年龄较大、药物治疗无效或疑有子宫内膜病变的患者，可行诊断性刮宫术，刮取子宫内膜组织进行病理检查，以明确诊断。

（二）鉴别诊断

DUB需与以下疾病进行鉴别：

1. 器质性病变引起的子宫出血

器质性病变，如子宫肌瘤、子宫腺肌症、子宫内膜息肉及子宫内膜癌等，均可能引发子宫出血。准确诊断需借助超声检查、宫腔镜检查等先进影像学技术，以明确病灶位置、形态及性质，为后续治疗提供科学依据。

2. 全身性疾病引起的子宫出血

如血小板减少性紫癜、再生障碍性贫血、白血病等。这些疾病可通过血常规、骨髓穿刺等实验室检查进行鉴别。

3. 妊娠相关疾病

妊娠相关疾病，如流产与异位妊娠，严重威胁女性健康。通过血hCG（人绒毛膜促性腺激素）测定，可初步判断妊娠状态；而超声检查则能直观显示胚胎位置及发育情况，有效鉴别上述疾病，为及时干预治疗提供关键信息。

4. 医源性子宫出血

医源性子宫出血，常由性激素类药物使用不当或宫内节育器等医疗干预引起。鉴别时，详细询问患者用药史及宫内装置使用情况至关重要。必要时，采取停药观察等措施，以明确出血原因，及时调整治疗方案，减少患者不适。

(三)治疗方式

1. 一般治疗

对于轻度出血的患者,可采取一般治疗措施,包括加强营养、注意休息、避免过度劳累和剧烈运动等。应积极治疗贫血,纠正血液丢失造成的健康问题。

2. 药物治疗

(1) 止血药

面对急性大量子宫出血的患者,迅速止血是首要任务。此时,可及时给予止血药物,如维生素K、止血敏等,这些药物能有效促进血液凝固,减少出血量,为后续检查和治疗赢得宝贵时间,确保患者生命安全。

(2) 性激素治疗

雌激素:适用于雌激素水平低下的青春期患者,可促进子宫内膜修复和止血。但需注意使用剂量和时间,避免引起子宫内膜过度增生和突破性出血。

孕激素:适用于体内有一定雌激素水平的各年龄段患者,可使雌激素作用下持续增生的子宫内膜转化为分泌期,达到止血效果。停药后子宫内膜脱落较完全,可起到"药物性刮宫"的作用。

雄激素:可减少盆腔充血和增加子宫血管张力,减少出血量。但一般不单独使用,常与雌激素或孕激素联合应用。

复方短效口服避孕药:适用于长期而严重的无排卵性出血患者,可抑制排卵和子宫内膜生长,减少出血量和出血频率。

3. 手术治疗

对于药物治疗无效或无法耐受药物治疗的患者,可考虑手术治疗。手术方式包括刮宫术、子宫内膜切除术和子宫切除术等。刮宫术可迅速止血并获取子宫内膜组织进行病理检查;子宫内膜切除术适用于无生育要求且药物治疗无效的患者;子宫切除术则是最后的手段,适用于年龄较大、无生育要求且药物治疗和手术治疗均无效的患者。

(四)长期管理

1. 生活方式调整

患者应保持良好的生活习惯和饮食习惯,避免过度劳累和剧烈运动,保证充足的睡眠和休息。应注意饮食均衡和营养摄入,避免过度节食和暴饮暴食导致营养不良或肥胖等问题。

2. 心理干预

DUB 患者常因长期出血和贫血等症状而产生焦虑、抑郁等负面情绪。因此，心理干预在 DUB 的管理中显得尤为重要。医护人员应关注患者的心理状态，提供必要的心理支持和安慰，帮助患者建立积极的心态和信心面对疾病。

3. 随访与复查

DUB 患者在治疗后应定期进行随访和复查，以了解治疗效果和病情变化。随访内容包括月经情况、贫血改善情况、激素水平变化等。复查则包括超声检查、生殖激素测定等辅助检查手段的应用。通过随访和复查可以及时发现并处理可能出现的问题和并发症，确保患者得到全面的管理和治疗。

4. 健康教育

加强健康教育是预防 DUB 复发和提高患者生活质量的重要手段。医护人员应向患者普及 DUB 的相关知识（包括病因、临床表现、治疗方法等），使患者了解自己的病情和治疗方案。此外，还应指导患者掌握正确的饮食和生活方式调整方法以及应对负面情绪的技巧等，以提高患者的自我管理和保健能力。

三、生殖内分泌疾病的辅助生殖技术

女性生殖内分泌疾病在辅助生殖技术的应用中占据重要地位。辅助生殖技术（ART）旨在帮助那些因生殖内分泌问题而难以自然受孕的夫妇实现生育梦想。女性生殖内分泌疾病在辅助生殖技术的应用中得到了广泛关注和深入研究。通过综合运用药物治疗、手术治疗和辅助生殖技术等手段，可以为患者提供个性化的治疗方案并显著提高怀孕成功率。辅助生殖技术也存在一定的局限性和风险，需要患者在选择时充分了解并权衡利弊。

（一）辅助生殖技术的概述

辅助生殖技术主要包括人工授精（AI）和体外受精-胚胎移植（IVF-ET）及其衍生技术。这些技术通过不同的方式帮助解决因女性生殖内分泌问题导致的不孕不育。

1. 人工授精（AI）

（1）定义

是以非性交方式将精子置入女性生殖道内，使精子与卵子自然结合，实现

受孕的方法。

（2）分类

夫精人工授精（AIH）：使用丈夫的精液进行人工授精。

供精人工授精（AID）：使用志愿者提供的精液进行人工授精，适用于男方无精症、严重少精症、弱精症等情况。

（3）适用人群

女性方面：具备正常发育的卵泡、健全的生殖道结构，至少有一侧通畅的输卵管。

男性方面：具有一定正常范围活动精子数目，或存在轻度少精子症、弱精子症、精液液化异常等情况。

特殊情况：如生殖道畸形、心理因素导致性生活困难、免疫学原因不孕、夫妇双方均为同一种常染色体隐性遗传病的杂合体等。

（4）实施过程

人工授精的实施过程通常包括以下几个步骤：

完善检查：初次就诊的夫妻需进行基本情况和相关医学检查，包括输卵管通畅度、卵巢储备功能、精液常规等。

建立档案：符合人工授精条件的夫妻，凭结婚证和身份证在医院建立人工授精档案。

排卵监测：通过B超或激素测定监测卵泡发育情况，确定排卵时间。

人工授精：在排卵前或排卵后，将优选后的高活动力精子悬液注入女性宫腔内。

黄体支持验孕：人工授精后进行黄体支持治疗，并在14天后进行妊娠检测。

（5）成功率与注意事项

成功率：人工授精的成功率受多种因素影响，包括年龄、不孕原因、精子质量等。一般来说，使用丈夫精液进行人工授精的成功率略低于使用供精者精液。宫腔内人工授精（IUI）因其并发症少、成功率高而成为临床应用最多的辅助生殖技术。

注意事项：人工授精前后需避免剧烈运动和重体力劳动，保持良好的心态和作息习惯。需遵循医生的指导进行黄体支持治疗和妊娠检测。

2. 体外受精-胚胎移植（IVF-ET）及其衍生技术

（1）定义

通过体外将卵子和精子结合形成胚胎，再将胚胎移植到女性子宫内，使其着床并发育成胎儿的技术。

（2）衍生技术

第二代试管婴儿技术：针对男性严重少、弱精子症，通过单精子卵胞浆内显微注射（ICSI）技术将精子直接注入卵子内。

第三代试管婴儿技术（胚胎植入前遗传学诊断，PGD）：在胚胎放入子宫前进行遗传学诊断，以排除染色体疾病或遗传性疾病，甚至可以进行性别选择（但国内有严格限制）。

第四代试管婴儿技术（卵胞浆置换技术）：针对高龄女性或卵子老化问题，通过更换卵细胞质来改善卵子质量，提高妊娠成功率，但目前该技术争议较大且未广泛推广。

（二）辅助生殖技术在女性生殖内分泌疾病中的应用

1. 多囊卵巢综合征（PCOS）

（1）特点

PCOS（多囊卵巢综合征）是育龄女性中常见的复杂内分泌及代谢异常所致的疾病，其特点鲜明，主要包括高雄激素血症导致的体征变化、长期无排卵或稀发排卵，以及卵巢呈多囊样改变，影响女性的月经周期、生育能力及整体健康状态。

（2）治疗策略

药物治疗：药物治疗在 PCOS 管理中占据重要地位，如口服避孕药和孕激素类药物，它们能有效调整患者的月经周期，缓解因雄激素过多导致的症状，并降低体内雄激素水平，从而改善病情

IVF-ET：对于药物治疗无效或急于怀孕的患者，IVF-ET 是有效的治疗手段。然而，对于部分药物治疗效果不佳或迫切希望快速怀孕的患者而言，体外受精-胚胎移植（IVF-ET）技术成为了重要的治疗选择。IVF-ET 通过先进的辅助生殖技术，帮助患者绕过自然受孕的障碍，提高受孕成功率，满足患者的生育愿望。

2. 高泌乳素血症

（1）特点

血清泌乳素水平异常升高，会显著干扰女性内分泌平衡，导致黄体功能不全，

进而影响孕激素的正常分泌与功能发挥。这一异常状况还常引发排卵障碍，使卵子难以正常排出或成熟，增加了不孕和月经不调的风险，对女性的生殖健康构成威胁。

（2）治疗策略

药物治疗：如溴隐亭等降低泌乳素水平。

辅助生殖技术：在泌乳素水平得到控制后，可考虑使用 AI 或 IVF-ET 技术。

3. 卵巢早衰

（1）特点

女性在 40 岁前遭遇卵巢功能减退，其特点在于早于正常生理年龄出现闭经现象，月经周期紊乱甚至完全停止，同时伴随生育能力显著下降，导致不孕等严重后果。这一现象对女性的身心健康及家庭生活均产生深远影响。

（2）治疗策略

激素替代治疗：缓解低雌激素症状。

IVF-ET：使用供卵或自身残留卵泡进行 IVF-ET 治疗。

4. 子宫内膜异位症

（1）特点

子宫内膜组织异常生长在子宫腔以外的部位，如卵巢、输卵管或腹膜等，形成子宫内膜异位症。此病症特点鲜明，常导致女性不孕、慢性盆腔疼痛及月经异常等，严重影响患者的生活质量及生育功能，需及时诊断并治疗。

（2）治疗策略

手术治疗：切除病灶，恢复盆腔解剖结构。

IVF-ET：对于手术治疗无效或病情较重的患者，IVF-ET 是有效的治疗手段。

（三）辅助生殖技术的优缺点

1. 优点

（1）提高怀孕率

提高怀孕率是现代辅助生殖技术最显著的优势之一，尤其对于那些因多种原因自然受孕困难的患者而言，如多囊卵巢综合征、输卵管阻塞、男性精子质量不佳等。通过试管婴儿（IVF）、人工授精（AI）等先进技术，能够精准控制受精过程，优化胚胎质量，并在适宜时机将其植入母体子宫内，从而显著提高怀孕成功率，为无数家庭带来了生育的希望。

（2）个性化治疗

个性化治疗是辅助生殖技术另一大特点，它强调根据每位患者的具体病情、年龄、身体状况及生育需求等因素，量身定制治疗方案。这种高度个性化的服务不仅提高了治疗的有效性，还减少了不必要的医疗干预和潜在风险。特别值得一提的是，通过胚胎植入前遗传学诊断（PGD）技术，可以在胚胎阶段就能排除染色体异常或遗传性疾病，有效避免了遗传病在后代中的传递，保障了新生儿的健康，实现了优生优育的目标。

2. 缺点

（1）辅助生殖技术作为一项高度专业化的医疗服务，其费用往往较为高昂。这主要源于先进的医疗设备、精密的检测手段、昂贵的药物以及专业的医疗团队等多方面因素。患者需承担的医疗费用、药物费用和手术费用等，对于许多家庭而言是一笔不小的经济负担。因此，在选择辅助生殖技术时，患者需充分考虑自身经济状况，并合理规划治疗预算。

（2）尽管辅助生殖技术在提高怀孕率方面取得了显著成效，但其成功率仍受到多种因素的制约。患者的年龄、身体状况、不孕原因以及治疗方案的选择等，都可能影响最终的治疗结果。因此，并非所有接受辅助生殖技术的患者都能成功受孕，这需要患者有一定的心理准备和承受能力。

（3）辅助生殖技术还可能伴随一定的并发症风险。如卵巢过度刺激综合征，这是由于药物刺激卵巢导致卵泡过度发育而引起的，严重时可能危及生命。另外，多胎妊娠也是辅助生殖技术常见的并发症之一，它可能增加母婴的风险，如早产、低体重儿等。因此，在治疗过程中，医生需密切监测患者的身体状况，及时发现并处理潜在的并发症风险。

第二节 妇科炎症与性传播疾病

一、外阴阴道炎的规范治疗

外阴阴道炎是女性常见的生殖系统疾病之一，主要由各种病原体感染、激素水平变化或外部刺激等因素引起。这些炎症不仅影响女性的日常生活质量，还可能对生殖健康产生长远影响。因此，规范、科学地治疗外阴阴道炎至关重要。

（一）病因分析

外阴阴道炎的病因复杂多样，主要包括以下几个方面：

1. 病原体感染

阴道感染是女性常见的健康问题，其病原体多样，包括细菌、真菌、寄生虫及其他微生物。针对不同类型的阴道感染，治疗方法各异，需通过专业检查明确病因后，采取有针对性的抗菌药物或抗真菌药物进行治疗，同时，加强个人卫生，避免交叉感染，以促进病情恢复。

（1）细菌感染

加德纳菌和厌氧菌等是细菌性阴道病（BV）的主要致病菌，它们通过破坏阴道微生态平衡，导致分泌物增多、异味等。

（2）真菌感染

白念珠菌是引起假丝酵母菌阴道炎（VVC），即俗称的霉菌性阴道炎的罪魁祸首，其症状包括外阴瘙痒、灼痛及豆腐渣样白带。

（3）滴虫感染

滴虫性阴道炎则是由阴道毛滴虫这一寄生虫感染所致，通常通过性接触传播，症状包括阴道分泌物增多、黄绿色泡沫状白带及外阴瘙痒等。

（4）其他病原体

支原体、衣原体、淋球菌等性传播病原体也可导致外阴阴道炎，这些感染往往伴有尿道刺激症状，如尿频、尿急、尿痛，且易在性伴侣间相互传播，需引起高度重视。

2. 激素水平变化

激素水平变化在女性生殖健康中扮演着至关重要的角色，尤其是雌激素水平的波动，能够显著影响阴道的生理状态和功能。以绝经期为例，这是一个女性生命中不可避免的阶段，伴随着卵巢功能的逐渐衰退，雌激素的分泌量会显著下降。这种激素水平的变化对阴道产生了深远的影响。

雌激素是维持阴道黏膜健康的重要激素之一。在绝经期，由于雌激素水平的下降，阴道黏膜得不到足够的滋养，会逐渐出现萎缩现象。萎缩的阴道黏膜不仅变薄，而且变得干燥，失去了原有的弹性和光泽。阴道黏膜的抵抗力也会明显减弱，这使得阴道更容易受到外界病原体的侵袭，从而增加了感染的风险。

除感染易发外，雌激素水平下降还可能引发一系列与阴道相关的症状，如阴道干涩、性交疼痛、尿频尿急等，这些症状统称为绝经泌尿生殖综合征（GSM）。它们不仅影响了女性的生活质量，还可能对心理健康造成负面影响。

在绝经期及前后时期，女性需要特别关注自己的激素水平变化，并采取相应的措施来维护阴道健康。这包括保持良好的生活习惯、均衡饮食、适量运动以及必要时在医生的指导下进行激素替代治疗等。通过这些措施，可以有效缓解因雌激素水平下降而引起的阴道问题，提高生活质量。

3. 外部刺激

如使用不合格的卫生用品、穿着紧身裤、过度清洁或清洁不当等。

4. 全身性疾病

如糖尿病、免疫系统疾病等，可影响机体抵抗力，增加感染风险。

（二）诊断流程

（1）病史采集

详细了解患者的症状、发病时间、既往病史、用药史及性生活史等。

（2）体格检查

重点检查外阴、阴道黏膜的颜色、质地、分泌物性状及有无异味等。注意有无红肿、溃疡、赘生物等异常表现。

（3）实验室检查

阴道分泌物涂片检查：可初步判断病原体类型。

阴道分泌物培养及药敏试验：对于疑似复杂感染或治疗无效者，应进行培养及药敏试验以指导治疗。

血清学检查：如怀疑为性传播疾病，可进行相关血清学检查。

其他辅助检查，如B超、CT等以排除其他器质性病变。

（三）治疗原则

1. 明确病因

根据病史、体格检查和实验室检查结果，明确病原体类型及感染程度。

2. 个体化治疗

针对不同病原体及患者具体情况，制定个性化的治疗方案。

3. 综合治疗

除药物治疗外，还应结合物理治疗、心理治疗等综合手段以提高治疗效果。

4. 规范用药

遵循医嘱规范用药，避免自行停药或换药导致病情反复或耐药。

5. 预防复发

治疗后注意个人卫生及性生活卫生，避免再次感染。

（四）具体治疗方法

1. 细菌性阴道病（BV）

首选甲硝唑或克林霉素等抗厌氧菌药物治疗。可采用口服、局部用药或联合用药方式。治疗期间避免性生活，性伴侣无须常规治疗。

2. 假丝酵母菌阴道炎（VVC）

首选局部短疗程抗真菌药物治疗，如咪康唑栓剂、克霉唑栓剂等。对于重症或反复发作的患者，可采用全身抗真菌药物治疗，如氟康唑等。注意消除诱因，如停用广谱抗生素、雌激素等。

3. 滴虫性阴道炎

首选甲硝唑或替硝唑等药物治疗。主张治疗性伴侣，以减少复发。

治疗期间避免性生活，注意个人卫生。

4. 其他病原体感染

根据药敏试验结果选用敏感抗生素进行治疗。注意性伴侣的同步治疗。

5. 物理治疗

如微波治疗、红外线照射等可促进局部血液循环，加速炎症消退。适用于各型外阴阴道炎的辅助治疗。

6. 心理治疗

针对患者可能出现的焦虑、抑郁等负面情绪进行心理疏导。增强患者战胜疾病的信心，提高治疗依从性。

（五）预防措施

1. 注意个人卫生

外部刺激对女性阴道健康同样具有不可忽视的影响。使用不合格的卫生用品，如含有刺激性化学成分的卫生巾、护垫或阴道清洁产品，可能会直接刺激阴道黏膜，破坏其自然的酸碱平衡和微生态环境，从而引发炎症或感染。此外，长时间穿着紧身裤也可能成为阴道健康的隐患，因为紧身裤会限制私处的空气流通，导

续表

致局部温度升高、湿度增加，为细菌等微生物的繁殖提供了有利条件。

2. 避免过度清洁

过度清洁或清洁不当也是常见的外部刺激因素。虽然保持阴道清洁是预防感染的重要措施，但过度使用清洁剂或采用不恰当的清洁方式，如频繁冲洗阴道内部，反而会破坏阴道的自洁功能，导致菌群失调，增加感染的风险。因此，在日常生活中，女性应选择适合自己的卫生用品，避免穿着过紧的衣物，并遵循正确的清洁原则，以维持阴道的健康状态。

3. 合理膳食

合理膳食是维护健康、增强免疫力的基石。它要求我们在日常饮食中保持均衡，确保各类营养素充足且不过量。应多摄取富含维生素 A、维生素 C、维生素 E 等抗氧化物质的新鲜蔬果，如胡萝卜、菠菜、柑橘类水果和莓类，它们能有效抵抗自由基，保护细胞免受损害，从而提升免疫力。富含铁、锌、硒等矿物质的瘦肉、海鲜、全谷物及坚果也是不可或缺的，这些矿物质对促进免疫细胞的生成与功能的维持至关重要。通过合理搭配食材，确保每餐都有足够的蛋白质、健康脂肪及复合碳水化合物，不仅能满足身体能量需求，还能为免疫系统提供坚实的后盾，助力我们抵御疾病，享受健康生活。

4. 适当锻炼

适当锻炼是提升身体素质与增强抵抗力的重要途径。定期参与体育活动，如慢跑、游泳、瑜伽或力量训练等，能够有效促进血液循环，加快新陈代谢，有助于身体各系统功能的优化。运动过程中，心肺功能得到加强，能够更高效地输送氧气至全身，为细胞提供充足能量，同时也有助于排除体内废物和毒素。此外，锻炼还能促进免疫细胞的分布与功能的优化，使身体在面对外界病原体时能够迅速反应，增强抵抗力。重要的是，选择适合自己的运动方式，并保持持之以恒的态度，让锻炼成为生活的一部分，从而全面提升身体素质，享受更加健康、活力的生活。

5. 避免不洁性生活

避免不洁性生活是预防性疾病传播、维护个人健康与伴侣健康的关键措施。在性生活中，双方都应注重个人卫生，保持身体清洁，使用安全套等防护措施，以减少细菌、病毒等病原体的传播风险，避免交叉感染。建立固定且相互信任的性伴侣关系也是至关重要的，这有助于减少性伴侣数量，降低感染性病或艾滋病的概率。在选择伴侣时，了解其健康状况，包括是否患有性传播疾病等，是保护自己和他人的重要一步。通过加强性教育，提高性健康意识，我们可以更好地预防性疾病的传播，维护自身及性伴侣的健康与安全。

6. 定期体检

定期体检是预防疾病、维护女性健康的重要手段之一，尤其是进行妇科检查及阴道分泌物检查更是不可或缺的。这些检查能够帮助女性及时发现并治疗潜在的生殖道感染，如阴道炎、宫颈炎等，有效防止病情恶化，保障生殖系统的健康。通过定期妇科检查，医生可以评估子宫、卵巢等器官的健康状况，及早发现子宫肌瘤、卵巢囊肿等妇科疾病。阴道分泌物检查则能准确诊断出引起阴道炎症的病原体，如霉菌、滴虫等，为精准治疗提供依据。因此，女性朋友们应当重视定期体检，尤其是妇科检查及阴道分泌物检查，为自己的健康保驾护航。

7. 积极治疗原发病

积极治疗原发病是预防并发症、降低感染风险的重要策略。以糖尿病为例，这是一种常见的全身性疾病，若血糖控制不佳，会严重影响身体各系统的正常功能，增加感染的风险。高血糖环境不仅有利于细菌、真菌等病原体的生长繁殖，还会削弱机体的免疫防御能力，使得感染更易发生且难以控制。因此，糖尿病患者应积极采取治疗措施，如合理饮食、规律运动、定期监测血糖以及必要时使用降糖药物或胰岛素等，以维持血糖在理想范围内。注意个人卫生，预防感染的发生，对于已经发生的感染，应及时就医，接受专业治疗，以避免病情恶化，保障身体健康。

二、盆腔炎性疾病的诊疗规范

妇女盆腔炎性疾病的诊疗规范是一个综合性的过程，需要医生根据患者的具体情况制定个性化的治疗方案。女性也应加强自我保健意识，积极预防 PID 的发生。

（一）定义

盆腔炎性疾病（PID）是女性生殖系统健康的一大威胁，它涵盖了一系列发生在上生殖道的感染性炎症，这些炎症不仅影响单一部位，还可能相互蔓延，形成复杂的病理过程。其中，输卵管炎与输卵管卵巢炎尤为常见，它们常因病原体

（如细菌、支原体等）的上行感染而引发，导致输卵管组织充血、水肿，甚至粘连、堵塞，严重影响女性的生育能力。此外，PID还可能累及子宫内膜、盆腔腹膜等多个部位，引发子宫内膜炎、盆腔腹膜炎等，进一步加剧病情。因此，对PID的预防和早期治疗至关重要，女性应养成良好的生活习惯，注意个人卫生，定期接受妇科检查，以便及时发现并治疗潜在的感染，保障自己的生殖健康。

（二）病因

PID（盆腔炎性疾病）的病原体种类繁多，其中沙眼衣原体和淋病奈瑟菌是最为主要的致病因素，它们通过性接触等途径进入女性生殖道，引发炎症反应。此外，支原体也是不可忽视的病原体之一，它们同样具有高度的传染性。阴道内正常寄居的菌群，在特定条件下也可能成为PID的病原体，如金黄色葡萄球菌、溶血性链球菌、大肠埃希菌及厌氧菌等，它们可能因阴道微生态失衡而大量繁殖，导致感染。

PID的感染途径多样，包括生殖道黏膜上行感染，这是最常见的途径；经淋巴系统感染，病原体通过淋巴管进入盆腔组织；经血液循环感染，病原体通过血液循环系统播散至盆腔；腹腔内其他脏器感染后直接蔓延至盆腔。值得注意的是，一些不良的生活习惯和行为方式，如频繁性生活、多个性伴侣、性卫生不良、月经期性交以及宫腔内手术操作等，都可能成为PID的诱因，增加女性患病的风险。因此，预防PID的关键在于保持健康的生活方式，避免不良行为，并定期进行妇科检查，以便及时发现并治疗潜在的感染。

（三）症状

PID的症状可因炎症轻重及范围不同而有差异。轻者可能无症状或症状轻微，常见症状包括：

1. 腹痛

下腹部出现持续性隐痛，这种疼痛往往缠绵难愈，给日常生活带来不便。尤其在活动身体或进行性交后，疼痛感会明显加剧，可能伴随着不适与紧绷感，严重影响了患者的生活质量与心理健康。这种症状需引起高度重视，及时就医以明确病因并接受治疗。

2. 发热

病情严重时，患者可能经历突如其来的寒战，随后体温急剧升高，出现高热症状，同时伴有剧烈的头痛，仿佛被沉重的枷锁束缚。此外，食欲显著下降，对美食失去兴趣，全身乏力，这些全身症状进一步加重了患者的痛苦与不适，需立即就医以控制病情。

3. 月经期发病

在月经期发病的情况下，女性的月经量会出现异常增多，远远超出平时的正常范围，这不仅增加了生理上的不适，还可能引发贫血等问题。经期时间也会延长，原本规律的月经周期被打乱，给女性的生活带来诸多不便与困扰。这些症状往往与盆腔炎性疾病等妇科疾病密切相关，需及时就医以明确病因并接受相应治疗。

4. 腹膜炎症状

腹膜炎作为一种严重的腹腔炎症，其症状多样且令人痛苦。患者常感恶心，频繁呕吐，无法进食或保持正常饮食。腹部膨胀如鼓，伴有强烈的不适感，仿佛有重物压迫。此外，腹泻也是常见症状之一，患者频繁排便，大便多呈水样或稀糊状，导致体力迅速消耗，需及时采取措施缓解病情。

5. 脓肿形成

当 PID（盆腔炎性疾病）进展至脓肿形成阶段，患者下腹部可触及明显包块，质地较硬，伴压痛。脓肿压迫膀胱时，会导致排尿困难，并引发膀胱刺激症状，如尿频、尿急、尿痛等。若脓肿靠近直肠，还可能影响排便功能，出现排便困难及直肠刺激症状，如腹泻、里急后重感等，严重影响患者生活质量。

（四）诊断

PID（盆腔炎性疾病）的诊断是一个综合评估的过程，它不仅仅依赖于患者的主观描述，还需要结合详尽的病史采集、全面的体格检查以及一系列必要的辅助检查来综合判断。

了解患者的病史是诊断 PID 的重要前提。医生会详细询问患者的性生活史、月经史、既往妇科疾病史以及近期的健康状况，特别是是否有过不洁性生活、宫腔内手术操作等 PID 的高危因素。

患者的症状也是诊断 PID 的重要依据。除典型的下腹部持续性疼痛外，医生还会关注患者是否有恶心、呕吐、腹胀、腹泻等消化道症状，以及寒战、高热、头痛、食欲差等全身症状。此外，月经期发病时的月经量增多、经期延长等月经改变也是不可忽视的线索。

在体格检查方面，医生会对患者的腹部进行仔细的触诊，以评估下腹部的压痛、反跳痛及肌紧张等腹膜炎体征，同时还会检查阴道及宫颈的情况，观察是否有分泌物异常或宫颈举痛等 PID 的特异性体征。

为了进一步明确诊断，医生还会安排进行一系列辅助检查。血常规检查可以了解患者的白细胞计数及分类情况，判断是否存在感染。血沉和 C- 反应蛋白的检测则有助于评估炎症的严重程度。阴道分泌物检查和宫颈分泌物检查则能明确病原体的种类，为治疗提供指导。B 超检查作为无创且经济的影像学检查手段，能够直观地观察盆腔内的情况，判断有无盆腔积液、输卵管增粗或卵巢包块等 PID 的影像学特征。

对于重症患者或诊断不明确的患者，医生还可能会考虑进行腹腔镜检查。腹腔镜检查不仅能直接观察盆腔内病变的情况，还能进行必要的活检和冲洗液培养，以获取更准确的诊断信息。通过综合运用这些诊断手段，医生能够制订出更加精准、有效的治疗方案，帮助患者尽快恢复健康。

（五）治疗

PID 的治疗原则是以抗生素药物治疗为主，必要时行手术治疗。具体治疗方案如下：

1. 门诊治疗

对于轻症的 PID 患者，门诊治疗是首选方案。医生会开具口服抗生素药物，如氧氟沙星或甲硝唑等，这些药物具有广谱抗菌作用，能有效杀灭引起 PID 的病原体。患者需严格按照医嘱服药，确保完成整个 14 天的疗程，以彻底清除感染，防止病情反复。

2. 住院治疗

针对重症 PID 患者，住院治疗成为必要措施。治疗过程全面而细致，首先强调一般治疗的重要性，如卧床静养、采取半卧位以减轻腹部压力，并注重营养摄入，推荐进食高热量、高蛋白、高维生素的饮食以促进恢复。抗菌药物治疗是核心环节，常选用头孢西丁钠、多西环素等强效抗生素，以快速控制感染。对于形成脓肿的患者，则需考虑手术治疗，如脓肿切开引流术，必要时甚至需行全子宫及双附件切除术以彻底清除病灶。此外，中药治疗作为辅助手段，可帮助调节身体机能，促进病情康复。

（六）预防

预防 PID（盆腔炎性疾病）的发生，是维护女性生殖健康的重要一环。首先，个人卫生习惯是预防 PID 的基础。女性应养成每天清洁外阴的习惯，使用温水和温和的清洁剂，避免使用刺激性强的产品。在经期和性生活后，尤其要注意及时清洁，以减少细菌滋生的机会。此外，避免不洁性行为也是预防 PID 的关键。性伴侣的选择应慎重，避免与多个性伴侣发生关系，以降低感染性传播疾病的风险。加强锻炼和均衡饮食对提升身体免疫力至关重要。定期的体育锻炼能够促进血液循环，加速新陈代谢，有助于身体各系统的正常运行。均衡的饮食结构能够确保身体获得充足的营养，特别是蛋白质、维生素和矿物质等关键营养素，它们对维持免疫系统的健康至关重要。

定期进行妇科检查也是预防 PID 的重要手段。妇科检查能够及时发现并治疗潜在的妇科疾病，如阴道炎、宫颈炎等，这些疾病如果不及时治疗，可能会进一步发展为 PID。因此，女性应定期进行妇科检查，如每年至少一次，以确保生殖系统的健康。避免在月经期同房或进行盆腔操作后的 1 个月内同房也是预防 PID 的重要措施。月经期是女性身体抵抗力相对较弱的时期，此时同房容易增加感染的风险。同样，盆腔操作后的恢复期也需要特别注意个人卫生和避免性行为，以防止细菌侵入并引发感染。

预防 PID 需要女性从多个方面入手，包括保持良好的个人卫生习惯、加强锻炼和均衡饮食、定期进行妇科检查以及避免在特定时期同房等。通过这些措施的实施，女性可以显著降低 PID 的发生风险，维护自身的生殖健康。

三、常见性传播疾病的预防与控制

妇科炎症与性传播疾病（Sexually Transmitted Diseases, STDs）是影响全球女性健康的主要妇科疾病。妇科炎症泛指女性生殖系统内发生的各类炎症性疾病，其成因复杂多样，包括细菌感染、真菌感染、病毒感染以及物理、化学刺激等。性传播疾病则特指通过性接触传播的感染性疾病，它们不仅威胁着患者的生理健康，还可能对心理健康、社会关系和家庭稳定造成深远影响。因此，加强妇科炎症与性传播疾病的预防与控制，对维护女性健康、促进社会和谐发展具有重要意义。

（一）妇科炎症概述

1. 妇科炎症的分类

妇科炎症的多样性体现在其广泛的分类上，每一类都伴随着独特的病理机制与临床表现。阴道炎作为最常见的妇科炎症之一，其下又细分出细菌性阴道病、滴虫性阴道炎及假丝酵母菌阴道炎等多种类型，这些不同类型的阴道炎由不同的病原体引起，症状各异，如瘙痒、灼痛、分泌物异常等。宫颈炎则是指宫颈部位发生的炎症，多由病原体感染或理化因素刺激所致，可进一步影响女性的生殖健康。盆腔炎，作为上生殖道感染的综合性疾病，其病情更为复杂，可能涉及子宫内膜、输卵管、卵巢等多个部位，严重时可导致不孕等严重后果。这些妇科炎症之间既可独立存在，又可相互关联，共同威胁着女性的身心健康。

2. 病因与发病机制

妇科炎症的病因错综复杂，首要的是病原体感染，细菌、真菌、病毒及支原体等微生物的侵袭是引发炎症的常见原因。此外，女性体内激素水平的波动，如雌激素水平下降，也可能削弱生殖道的自然防御功能，为病原体入侵提供机会。免疫功能低下，无论是全身性还是局部性的，都使得机体难以有效抵御病原体的入侵和扩散。个人卫生习惯的不良，如经期卫生不当、性生活不洁等，也是导致妇科炎症的重要因素。在发病机制上，局部微生态的失衡破坏了正常的菌群结构，免疫反应异常则可能引发过度的炎症反应，导致组织损伤。组织损伤后的修复过程若受到干扰，则可能进一步加剧炎症的发展。

3. 临床表现

妇科炎症的临床表现丰富多样，每种炎症都有其独特的"信号"。轻者可能仅表现为阴道分泌物轻微增多，伴有轻微异味或外阴部轻微瘙痒；重者则可能遭受外阴灼痛、性交时疼痛难耐的折磨。腹痛作为盆腔炎等炎症的常见症状，其程度和性质随病情进展而变化，严重时可呈持续性剧痛，影响日常生活。此外，感染扩散至全身时，患者可出现发热、寒战等全身中毒症状，甚至发展为盆腔脓肿、败血症等严重并发症，危及生命安全。因此，面对妇科炎症，女性应时刻保持警惕，一旦发现上述症状，应及时就医，以免延误病情。

（二）性传播疾病概述

1. 定义与分类

性传播疾病（STDs）作为一类特殊的感染性疾病，其传播途径主要集中于性接触，对公共卫生和个人健康构成了严重威胁。根据病原体的不同，STDs 被细分为多种类型，其中细菌性感染占据了重要位置，如淋病，其病原体淋病奈瑟菌通过性接触迅速传播，引起尿道或生殖道炎症；而梅毒则是由梅毒螺旋体引起的慢性、系统性感染，也属于性传播疾病的范畴。此外，病毒性感染也是STDs的重要组成部分，艾滋病、生殖器疱疹、尖锐湿疣等病毒性疾病均通过性接触传播，对人类的生命健康构成长期挑战。值得注意的是，梅毒实际上也属于螺旋体感染，这进一步丰富了STDs的病原体种类。寄生虫感染，如阴虱，虽不常见，但同样不容忽视，它们通过性接触传播，给患者带来身体和心理上的双重痛苦。

2. 流行病学特征

性传播疾病的流行病学特征显著，其全球范围内的广泛流行凸显了公共卫生领域的严峻挑战。不同地区的发病率受多重因素交织影响，其中性行为模式的开放程度、社会经济的繁荣与否、文化习俗的开放或保守，以及医疗卫生资源的可及性，均扮演了重要角色。在一些特定地区或高风险人群中，由于上述因素的叠加作用，性传播疾病的发病率可能异常高发，对当地公共卫生安全构成严重威胁，亟需采取有效措施加以防控。

3. 危害与影响

性传播疾病的危害深远而广泛。它们不仅直接损害生殖器官，导致炎症、溃疡乃至功能丧失，还可能通过血液、淋巴等系统扩散至全身，引发一系列严重的并发症，如心肌炎、脑膜炎等，危及患者生命。更为严重的是，长期感染某些性传播疾病，如人乳头瘤病毒（HPV），会显著增加宫颈癌等恶性肿瘤的发病风险。此外，性传播疾病还给患者带来沉重的心理负担，自卑、恐惧、焦虑等情绪如影随形，严重影响其社交活动、家庭关系乃至整个生活质量。因此，加强性传播疾病的防治，对保护人类健康、维持社会稳定具有重要意义。

（三）常见性传播疾病的预防与控制

1. 淋病

淋病，作为一种古老的性传播疾病，至今仍在全球范围内广泛流行，对人类的生殖健康构成了严重威胁。深入了解其病因、传播途径以及有效的预防与控制措施，对遏制淋病的传播、保障公众健康具有重要意义。

（1）病因与传播途径

病因：淋病的病原体是淋病奈瑟菌，简称淋球菌，这是一种革兰氏阴性双球菌，对黏膜上皮具有特殊的亲和力。淋球菌感染人体后，主要侵犯泌尿生殖系统的黏膜上皮，引起急性或慢性化脓性炎症。这种炎症不仅局限于尿道、宫颈等局部区域，还可能通过淋巴系统和血液循环播散至全身，导致更为严重的并发症。

传播途径：淋病的主要传播途径是性接触，包括阴道性交、口交和肛交等。在性接触过程中，淋球菌可以通过破损的黏膜或皮肤进入体内，从而引发感染。此外，虽然不常见，但淋病也可以通过非性接触途径传播，如接触含淋球菌的分泌物（如患者的精液、阴道分泌物等）或被这些分泌物污染的用具（衣物、毛巾、浴盆、马桶圈等）。这种间接传播方式多发生在家庭成员之间或共用卫生设施的情境中，因此也需引起足够的重视。

（2）预防与控制措施

安全性行为：推广安全性行为是预防淋病及其他性传播疾病的首要措施。这包括使用安全套等防护措施，以减少病原体在性接触过程中的传播风险；减少性伴侣数量，避免无保护性行为，也是降低感染风险的重要手段。通过教育和宣传，提高公众对安全性行为的认识和接受度，是预防淋病的关键。

早期筛查与治疗：对高危人群进行定期筛查是及时发现淋病感染者的有效方法。高危人群通常包括性活跃者、性工作者、有多个性伴侣者以及患有其他性传播疾病者等。一旦发现感染，应及时进行规范治疗，以防止病情恶化及传播给性伴侣或他人。治疗淋病的药物主要包括头孢类、喹诺酮类等抗生素，具体用药需根据患者病情和药敏试验结果而定。

健康教育：加强性健康教育是提高公众防范意识的重要途径。通过学校教育、社区宣传、媒体传播等多种方式，普及淋病及其他性传播疾病的防治知识，让公众了解淋病的危害、传播途径、预防措施以及治疗方法等。鼓励公众树立正确的性观念，倡导健康、文明、负责任的性行为方式。

改善医疗卫生条件：加强医疗机构建设和管理，提高淋病诊断与治疗水平，也是预防和控制淋病传播的重要措施。医疗机构应建立完善的性病诊疗体系，配备专业的医务人员和先进的诊疗设备；加强医务人员培训，提高其对淋病及其他性传播疾病的诊断和治疗能力。此外，还应加强医疗机构的感染控制工作，防止医源性感染的发生。

2. 梅毒

（1）病因与传播途径

病因：梅毒的病原体是梅毒螺旋体，这是一种细长且螺旋状的微生物，对人体组织具有高度亲和力，能够侵入皮肤、黏膜及多种内脏器官，引起广泛的病变。梅毒螺旋体在人体内可长期潜伏，并在适当条件下复发，导致疾病的反复发作和进行性加重。

传播途径：梅毒主要通过性接触传播，包括异性性行为和同性性行为。在性接触过程中，梅毒螺旋体通过破损的皮肤或黏膜进入体内，从而引发感染。此外，梅毒还可通过母婴传播，即感染梅毒的孕妇在怀孕期间可通过胎盘将病原体传染给胎儿，导致先天性梅毒的发生。另外，血液传播也是梅毒的一种重要传播方式，如输注被梅毒螺旋体污染的血液或血液制品，以及共用注射器、针头等医疗器械，都有可能造成梅毒的传播。

（2）预防与控制措施

安全性行为：与淋病相似，推广安全性行为是预防梅毒的首要措施。这包括使用安全套等防护措施、减少性伴侣数量、避免无保护性行为等。通过教育和宣传，提高公众对安全性行为的认识和接受度，可以有效降低梅毒等性传播疾病的感染风险。

母婴阻断：针对梅毒的母婴传播问题，对孕妇进行梅毒筛查和治疗是关键。通过孕早期、孕中期和孕晚期的定期筛查，及时发现并治疗感染梅毒的孕妇，可以有效防止梅毒螺旋体通过胎盘传染给胎儿。对于已经确诊的先天性梅毒患儿，也应给予及时、有效的治疗，以减轻病情并防止后遗症的发生。

血液安全：加强血液制品管理，确保血液安全，无梅毒污染是预防梅毒血液传播的重要措施。这包括严格筛选献血者，对献血者进行梅毒等性传播疾病的检测；加强血液制品的生产、储存和运输过程中的质量控制，防止梅毒螺旋体在血液制品中的污染和传播。

健康教育与社会支持：加强梅毒防治知识的宣传普及是提高公众防范意识的重要途径。通过学校教育、社区宣传、媒体传播等多种方式，普及梅毒的病因、传播途径、预防措施以及治疗方法等知识，让公众了解梅毒的危害性和可防可控性。为感染者提供心理支持和社会关怀也是梅毒防治工作的重要组成部分。感染者往往面临社会歧视和心理压力，通过提供心理咨询、家庭支持和社会援助等服务，可以帮助他们积极面对疾病、接受治疗并重返社会。

3.艾滋病

艾滋病，作为一种全球性的重大公共卫生问题，其影响深远且复杂。深入了解艾滋病的病因、传播途径以及实施有效的预防与控制措施，对遏制艾滋病的流行、保障人类健康具有不可估量的价值。

（1）病因与传播途径

病因：艾滋病的病原体是人类免疫缺陷病毒（HIV），这是一种能够攻击人体免疫系统的病毒。HIV主要攻击人体免疫系统中的CD4+T淋巴细胞，导致该细胞数量减少和功能受损，进而破坏人体的免疫平衡，使机体逐渐丧失对各种病原体的抵抗力，最终引发各种机会性感染和肿瘤，形成获得性免疫缺陷综合征（AIDS）。

传播途径：艾滋病主要通过性接触、血液传播和母婴传播3种途径感染。性接触传播是艾滋病最主要的传播途径，包括同性、异性和双性性接触。血液传播则包括共用注射器、针头、剃须刀等可能沾染血液的器具，以及输注被HIV污染的血液或血液制品。母婴传播则发生在感染HIV的孕妇在怀孕期间、分娩过程中或哺乳时将病毒传染给胎儿或婴儿。

（2）预防与控制措施

安全性行为：如前所述，推广安全性行为是预防艾滋病的最有效手段之一。通过教育公众正确使用安全套、减少性伴侣数量、避免无保护性行为等，可以显著降低艾滋病的传播风险。

避免共用注射器：针对吸毒人群，加强干预和管理，推广使用一次性注射器或提供清洁针具交换服务，防止因共用注射器而导致的血液传播。这要求政府、社会组织和医疗机构共同努力，为吸毒人群提供全面的健康服务和社会支持。

母婴阻断：对HIV感染的孕妇实施母婴阻断措施，是降低新生儿感染率的关键。这包括在孕期进行HIV检测，对确诊感染的孕妇提供抗病毒药物治疗，以减少病毒在母体内的复制；在分娩过程中采取适当的预防措施，如避免不必要的手术操作、缩短产程等；在新生儿出生后及时提供预防性治疗，如抗逆转录病毒药物等。

抗逆转录病毒治疗（ART）：为HIV感染者提供ART治疗是控制病毒复制、延缓病情进展并减少传播风险的重要手段。ART治疗通过抑制HIV在体内的复制，恢复或维持免疫系统的功能，从而改善感染者的生活质量并延长寿命。ART治疗还能显著降低感染者将病毒传播给他人的风险，实现艾滋病的"治疗即预防"策略。

社会动员与政策支持：加强社会动员和政策支持是推动艾滋病防治工作深入开展的重要保障。政府应制定和实施全面的艾滋病防治政策，加大投入力度，完善服务体系；社会各界应积极参与艾滋病防治工作，包括媒体宣传、志愿服务、社区关怀等；加强国际合作与交流，共同应对艾滋病的挑战。通过这些措施，可以形成全社会共同关注、支持和参与艾滋病防治的良好氛围。

4.生殖器疱疹

生殖器疱疹，作为一种常见的性传播疾病，其发病率的上升已引起全球公共卫生领域的广泛关注。该疾病不仅给患者带来身体上的痛苦，还可能对其心理健康、社会关系和家庭稳定造成深远影响。因此，深入了解生殖器疱疹的病因、传播途径以及有效的预防与控制措施，对减少疾病负担、保护公众健康具有重要意义。

（1）病因与传播途径

病因：生殖器疱疹的病原体是单纯疱疹病毒（HSV），主要有 HSV-1 和 HSV-2 两种血清型，其中 HSV-2 是引起生殖器疱疹的主要病原体。HSV 是一种双链 DNA 病毒，具有潜伏感染的特点，能在宿主体内长期存在而不引起明显的临床症状。当机体免疫力下降或受到某种刺激时，病毒可被激活并复制，导致疱疹的复发。

传播途径：生殖器疱疹主要通过性接触传播，包括阴道性交、口交和肛交等。在性接触过程中，HSV 通过破损的皮肤或黏膜进入体内，从而引发感染。此外，生殖器疱疹也可通过间接接触传播，如共用毛巾、浴盆、衣物等被 HSV 污染的物品。虽然这种传播方式相对少见，但在特定条件下（如个人卫生习惯不佳、皮肤黏膜有破损等）仍有可能发生。

（2）预防与控制措施

安全性行为：推广安全性行为是预防生殖器疱疹及其他性传播疾病的基础。通过教育公众正确使用安全套、减少性伴侣数量、避免无保护性行为等，可以有效降低 HSV 的传播风险。此外，还应加强性健康教育，提高公众对生殖器疱疹等性传播疾病的认知和防范意识。

抗病毒治疗：对感染者进行抗病毒治疗是控制生殖器疱疹病情、减轻症状并减少复发的重要手段。抗病毒药物（如阿昔洛韦、伐昔洛韦等）能够抑制 HSV 的复制和扩散，从而缩短病程并促进疱疹的愈合。然而，由于 HSV 具有潜伏感染的特点，抗病毒治疗并不能完全清除体内的病毒，因此需要长期管理并定期随访。

避免共用个人物品：注意个人卫生习惯是防止生殖器疱疹间接接触传播的关键。在日常生活中，应避免与他人共用毛巾、浴盆、衣物等个人物品，以减少HSV通过间接接触传播的风险。保持皮肤黏膜的完整性和清洁度也是预防生殖器疱疹的重要措施之一。

5. 尖锐湿疣

（1）病因与传播途径

病因：尖锐湿疣的病原体是人乳头瘤病毒（HPV），这是一种广泛存在于自然界的DNA病毒，具有高度的宿主特异性和组织特异性。HPV感染人体后，可潜伏于基底角质形成细胞，当机体免疫力下降或局部皮肤黏膜出现微小损伤时，病毒可被激活并复制，导致表皮细胞异常增生和分化，最终形成尖锐湿疣的疣体。目前，已知HPV有上百种型别，其中部分高危型HPV与宫颈癌等恶性肿瘤的发生密切相关，而低危型HPV则主要引起尖锐湿疣等良性病变。

传播途径：尖锐湿疣主要通过性接触传播，包括异性性行为和同性性行为。在性接触过程中，HPV通过破损的皮肤或黏膜进入体内，从而引发感染。此外，尖锐湿疣也可通过间接接触传播，如接触感染者的衣物、毛巾、浴盆等被HPV污染的物品。虽然这种传播方式相对少见，但在特定条件下（如个人卫生习惯不佳、皮肤黏膜有破损等）仍有可能发生。

（2）预防与控制措施

安全性行为：推广安全性行为依然是预防尖锐湿疣等性传播疾病的首要措施。通过教育公众正确使用安全套、减少性伴侣数量、避免无保护性行为等，可以有效降低HPV的传播风险。加强性健康教育，提高公众对尖锐湿疣等性传播疾病的认知和防范意识，也是预防工作的重要组成部分。

HPV疫苗接种：为适龄人群接种HPV疫苗是预防尖锐湿疣等HPV相关疾病的有效手段。HPV疫苗通过诱导机体产生针对HPV的中和抗体，从而阻止HPV感染或减轻其症状。目前，市场上有多种HPV疫苗可供选择，包括二价、四价和九价疫苗，它们分别覆盖了不同型别的HPV。接种HPV疫苗不仅可以预防尖锐湿疣的发生，还能显著降低宫颈癌等恶性肿瘤的发生风险。

物理治疗与药物治疗：对于已经感染尖锐湿疣的患者，应及时进行物理治疗或药物治疗以去除疣体并减少复发。物理治疗主要包括激光、冷冻、电灼等方法，它们能够直接破坏疣体组织，达到治疗的目的。药物治疗则包括外用药物和口服药物两种形式，外用药物（如咪喹莫特乳膏、鬼臼毒素软膏等）能够直接作用于疣体表面，促进疣体脱落；口服药物则主要通过调节机体免疫功能来抑制 HPV 的复制和扩散。需要注意的是，药物治疗应在医生指导下进行，以确保安全、有效。

（四）综合防控策略

1. 加强健康教育

通过多种渠道和形式开展性健康教育和性传播疾病防治知识的宣传普及以提高公众对性传播疾病的认识和防范意识。加强对学生、青少年等重点人群的教育引导以树立正确的性观念和道德观。

2. 完善监测体系

建立健全性传播疾病的监测报告系统以及时收集、分析并发布疫情信息，为制定防控策略提供依据。加强对高危人群的监测和干预以降低感染风险。

3. 提高诊疗水平

加强医疗机构建设和管理以提高性传播疾病的诊断与治疗水平。推广使用敏感度高、特异性强的检测方法以提高诊断准确性，制定科学合理的治疗方案以确保治疗效果，加强对医务人员的培训以提高其专业素养和服务能力。

4. 加强社会支持

为性传播疾病感染者提供心理支持和社会关怀以减轻其心理负担，加强家庭和社会对感染者的理解和包容以避免歧视和排斥现象的发生，推动相关政策法规的制定和完善以保障感染者的合法权益。

5. 促进国际合作

加强与国际组织和其他国家的交流合作以分享性传播疾病防治的经验和成果，共同应对跨国传播挑战以维护全球公共卫生安全，推动全球卫生治理体系的完善以促进全球卫生事业的共同发展。

第三节 子宫内膜异位症与子宫腺肌病

一、子宫内膜异位症的病因与临床表现

子宫内膜异位症（Endometriosis，EM）是一种常见而复杂的妇科疾病，其特点为子宫内膜组织（腺体和间质）出现在子宫体以外的部位。这一异常现象不

仅限于盆腔内的器官，还可能出现在膀胱、肠道甚至肺部等远离子宫的部位。子宫内膜异位症虽为良性病变，但其临床表现多样，可严重影响患者的生活质量，包括疼痛、不孕及盆腔粘连等。

（一）子宫内膜异位症的病因

1. 经典理论：经血逆流与种植

目前，关于子宫内膜异位症最广为接受的理论是 Sampson 于 1927 年提出的"经血逆流与种植"学说。该理论认为，月经期脱落的子宫内膜碎片随经血逆流，通过输卵管进入盆腔，并在腹膜表面或其他器官上种植、生长，进而形成异位病灶。然而，这一理论并不能完全解释所有子宫内膜异位症的发病情况，因为并非所有经历经血逆流的女性都会发病，且部分患者的异位病灶出现在远离盆腔的部位。

2. 免疫与炎症因素

近年来，免疫与炎症因素在子宫内膜异位症发病中的作用日益受到重视。研究表明，异位内膜组织能够逃避机体的免疫监视，从而在异位部位存活并增殖。这可能与异位内膜组织表达的免疫相关分子异常有关，如 HLA-G（人类白细胞抗原 -G）的高表达可能使异位内膜细胞免受免疫攻击。炎症反应在异位内膜的生长和维持中也发挥重要作用，炎症因子如 IL-6、TNF-α 等可促进异位内膜细胞的增殖和血管生成。

3. 遗传因素

遗传因素在子宫内膜异位症的发病中也扮演重要角色。家族研究表明，子宫内膜异位症有明显的家族聚集性，一级亲属中有子宫内膜异位症病史的女性患病风险显著增加。基因多态性、表观遗传修饰等遗传因素也可能影响子宫内膜细胞的黏附、迁移和侵袭能力，从而增加异位内膜的发生风险。

4. 内分泌因素

内分泌因素也是子宫内膜异位症发病的重要机制之一。雌激素在异位内膜的生长和维持中起关键作用，高雌激素水平可能促进异位内膜细胞的增殖和血管生成。孕激素抵抗、雄激素水平低下等内分泌异常也可能影响子宫内膜的正常生理功能，导致异位内膜的发生。

5. 环境与生活方式因素

环境与生活方式因素也可能对子宫内膜异位症的发病产生影响。例如，长期暴露于某些化学物质（如二噁英、多氯联苯等）可能干扰内分泌系统，增加子宫内膜异位症的风险。缺乏运动、高脂饮食等不良生活习惯也可能与子宫内膜异位症的发病有关。

(二)子宫内膜异位症的临床表现

1. 疼痛

疼痛是子宫内膜异位症最常见的症状之一,主要表现为下腹痛和痛经。下腹痛可呈持续性或间歇性,常于月经期加重,并可放射至腰骶部、大腿内侧及会阴部。痛经则表现为月经来潮前即开始出现的下腹痛,并随月经期的进展而加剧。部分患者还可能出现性交痛、排便痛等症状。

2. 不孕

子宫内膜异位症是不孕症的重要原因之一。异位内膜组织可影响卵巢的排卵功能、输卵管的通畅性及子宫内膜的容受性,从而导致不孕。异位内膜组织还可能产生细胞因子和炎症介质,干扰胚胎的着床和发育。

3. 月经异常

子宫内膜异位症患者常出现月经异常的表现,如月经量增多、经期延长或月经淋漓不尽等。这可能与异位内膜组织出血、影响子宫收缩及子宫内膜的正常修复有关。

4. 盆腔包块

当异位内膜组织在卵巢上形成囊肿时(卵巢巧克力囊肿),患者可在腹部触及包块。这些包块多为单侧发生,大小不一,表面光滑,可随月经周期而变化。卵巢巧克力囊肿的破裂可引起急性腹痛和腹腔内出血等急腹症表现。

5. 其他症状

除上述常见症状外,子宫内膜异位症患者还可能出现一些其他症状,如尿频、尿急、尿痛等膀胱刺激症状,腹泻、便秘、排便痛等肠道刺激症状,以及周期性鼻出血、咯血等罕见的异位内膜症状(称为子宫内膜异位症的肺转移)。

二、子宫腺肌病的诊断与治疗

子宫腺肌病,也被称为子宫腺肌症或子宫腺肌瘤,是一种较为常见的妇科疾病,其主要特征是子宫内膜腺体和间质侵入子宫肌层,导致子宫肌层局部增厚、膨大,形成瘤样病变。子宫腺肌病多见于30~50岁的经产妇,其症状多样,可严重影响患者的生活质量。诊断需结合临床表现、体格检查、影像学检查及病理学诊断等多方面信息。治疗方面，应根据患者的具体情况选择药物治疗、手术治疗或其他治疗方法。对于症状较轻、有生育要求的患者，可首选药物治疗；对于症状严重、无生育要求或药物治疗无效的患者，可考虑手术治疗。加强健康教育、改善生活方式等也有助于降低子宫腺肌病的发病风险。随着医学技术的不断发展，子宫腺肌病的诊断和治疗将更加精准和有效。

（一）子宫腺肌病的诊断

1. 临床表现

子宫腺肌病的临床表现多样，最典型的症状是进行性加重的痛经，表现为月经来潮前即开始出现的下腹痛，并随月经期的进展而加剧，常需服用止痛药缓解。患者还可能出现月经量增多、经期延长、月经淋漓不尽等月经异常表现，以及不孕、慢性盆腔痛等症状。少数患者可能无明显症状，仅在体检或因其他疾病就诊时发现。

2. 体格检查

体格检查对子宫腺肌病的诊断具有重要意义。医生可通过双合诊或三合诊检查，评估子宫的大小、形态、质地及活动度，子宫腺肌病患者子宫常呈均匀性增大或有局限性结节隆起，质地较硬且有压痛。应注意检查附件区有无异常包块，以排除卵巢肿瘤等其他妇科疾病。

3. 影像学检查

（1）超声检查

超声检查是诊断子宫腺肌病的首选影像学检查方法。经阴道超声检查更为准确，可清晰显示子宫肌层内的病灶回声，表现为子宫肌层增厚、回声不均，有时可见散在的小无回声区（为囊性腺体）或低回声区（为增生的间质）。超声检查还可评估子宫的大小、形态及病变范围，为治疗方案的制定提供依据。

（2）磁共振成像（MRI）

MRI 对于子宫腺肌病的诊断具有较高的敏感性和特异性，能更清晰地显示子宫肌层内的病灶结构，特别是对病灶与周围组织的关系及浸润深度的评估具有优势。然而，由于其成本较高且操作复杂，MRI 通常作为超声检查的补充手段。

4. 实验室检查

子宫腺肌病的实验室检查无特异性改变，但血清 CA125 水平可轻度升高，尤其是合并子宫腺肌瘤或卵巢子宫内膜异位囊肿时。然而，CA125 的升高并非子宫腺肌病的特异性指标，也可见于其他妇科疾病及恶性肿瘤中，因此需结合其他检查进行综合判断。

5. 病理学诊断

病理学诊断是子宫腺肌病的"金标准"。通过手术或穿刺活检获取的标本，经病理学检查可明确诊断。镜下可见子宫内膜腺体和间质侵入子宫肌层，并伴有平滑肌细胞的增生和肥大。

（二）子宫腺肌病的治疗

1. 药物治疗

（1）非甾体抗炎药（NSAIDs）

对于症状较轻、有生育要求或近绝经期患者，可试用 NSAIDs 治疗，以缓解痛经等症状，但需注意药物的不良反应及长期使用可能导致的胃肠道损害等问题。

（2）口服避孕药

口服避孕药可通过抑制排卵、减少月经量等机制缓解子宫腺肌病的症状，但需注意药物可能引起的副作用，如恶心、呕吐、乳房胀痛等，且停药后症状可能复发。

（3）孕激素类药物

孕激素类药物（如地诺孕素等）可通过抑制雌激素的活性、促进子宫内膜萎缩等机制来治疗子宫腺肌病，但需注意药物的使用剂量和疗程，以避免长期、大量使用导致的副作用。

2. 手术治疗

（1）病灶切除术

对于年轻、有生育要求的患者，可考虑行病灶切除术。该手术可切除子宫腺肌病的病灶组织，保留子宫的完整性，有利于术后恢复和生育功能的保障，但需注意手术的彻底性，以避免病灶残留导致的复发。

（2）子宫切除术

对于症状严重、无生育要求或药物治疗无效的患者，可考虑行子宫切除术。该手术可彻底切除子宫腺肌病的病灶组织，避免复发，但需注意手术对患者心理和生活质量的影响。

（3）子宫动脉栓塞术

子宫动脉栓塞术是一种介入治疗方法，通过阻断子宫腺肌病的血供，使病灶组织缺血坏死而达到治疗目的。该手术具有创伤小、恢复快等优点，但需注意术后可能出现的并发症，如盆腔疼痛、感染等。

3. 其他治疗

（1）中医治疗

中医认为，子宫腺肌病与气滞血瘀、寒凝血瘀等病因有关，可通过活血化瘀、温经散寒等中药方剂进行治疗，但需注意中药治疗的疗效因人而异，且需结合患者的具体情况进行个体化治疗。

（2）物理治疗

物理治疗（如热敷、按摩等）可缓解子宫腺肌病患者的疼痛症状，但需注意物理治疗的适应证和禁忌证，避免过度治疗导致的不良反应。

第四节 宫颈疾病与宫颈上皮内瘤变

一、宫颈炎症的分类与治疗

宫颈炎症，作为女性生殖系统常见的炎症性疾病之一，其发病率高，且对女性的生殖健康和生活质量有着不可忽视的影响。宫颈炎症可由多种病原体引起，包括细菌、病毒、真菌及寄生虫等，其临床表现多样，治疗方法也因病因、病情严重程度及患者个体差异而异。对于宫颈炎症的治疗，应综合考虑病原体类型、病情严重程度及患者个体差异等因素来选择合适的治疗方法。通过一般治疗、药物治疗、物理治疗及手术治疗等综合措施的应用，可有效控制病情并促进患者康复。加强健康教育，提高女性生殖健康意识及加强性传播疾病的预防和控制也是预防宫颈炎症发生的重要措施。

（一）宫颈炎症的分类

宫颈炎症根据病因、病理改变及临床表现的不同，可分为多种类型，但临床上常见的分类方法主要基于病原体类型和病理改变。

1. 按病原体分类

（1）细菌性宫颈炎：混合感染的复杂图景

细菌性宫颈炎作为女性生殖系统常见的炎症性疾病之一，其发病机制复杂，主要涉及阴道内微生态平衡的破坏。在正常生理状态下，阴道内存在大量的乳酸杆菌，它们通过产生乳酸来维持阴道的酸性环境，从而抑制其他病原体的生长。然而，当这种微生态平衡被打破时，需氧菌与厌氧菌的混合感染便成为可能，其中加德纳菌因其强大的致病能力而尤为突出。

病因与发病机制：加德纳菌作为细菌性宫颈炎的主要致病菌之一，其感染途径多样，可能包括性接触、不洁卫生用品使用、过度清洁导致的阴道菌群失调等。一旦加德纳菌在阴道内占据优势地位，便会通过释放各种酶类、毒素等有害物质，破坏宫颈上皮细胞，引发炎症反应。厌氧菌（如普雷沃菌、拟杆菌等）也常伴随感染，加剧炎症的发展。

临床表现：细菌性宫颈炎患者最直观的感受是阴道分泌物的改变。这些分泌物通常增多，质地变得稀薄，颜色由正常的透明或乳白色转变为灰白色或黄色，并伴有强烈的鱼腥味或腥臭味。此外，外阴瘙痒、灼热感也是常见的伴随症状，这些症状在性生活后或月经期间可能更为明显。部分患者还可能出现尿频、尿急、尿痛等泌尿系统症状，这是由于阴道与尿道位置相近，炎症可能波及尿道所致。

诊断与治疗：细菌性宫颈炎的诊断主要依赖于临床表现、阴道分泌物检查及微生物培养。治疗上，首要原则是恢复阴道微生态平衡，包括使用抗生素杀灭致病菌，补充乳酸杆菌等益生菌，改善生活习惯等。对于症状较轻的患者，可采用局部用药的方式；而对于症状严重或反复发作的患者，则需考虑全身用药及综合治疗。

（2）淋病奈瑟菌宫颈炎：性传播疾病的急先锋

淋病奈瑟菌宫颈炎，作为一种由淋病奈瑟菌（简称淋球菌）引起的性传播疾病，其危害不容小觑。淋球菌具有高度的传染性和致病性，能在短时间内迅速繁殖并破坏宫颈组织，引发一系列严重的临床症状。

病因与发病机制：淋球菌主要通过性接触传播，少数情况下也可通过间接接触传播。一旦淋球菌侵入宫颈黏膜，便会迅速繁殖并释放毒素，引发剧烈的炎症反应。这些毒素不仅能破坏宫颈上皮细胞，还能促进中性粒细胞的趋化和浸润，进一步加剧组织损伤。

临床表现：淋病奈瑟菌宫颈炎的临床表现十分典型且严重。患者常出现大量脓性白带，质地粘稠，颜色黄白相间，伴有强烈的恶臭。宫颈部位会出现明显的充血水肿，触之疼痛加剧，宫颈管黏膜也常出现水肿、充血等改变。此外，由于淋球菌的侵袭性强,感染易向上蔓延至子宫、输卵管等部位,引发盆腔炎、输卵管炎等严重并发症,甚至可能导致不孕、宫外孕等严重后果。

诊断与治疗：淋病奈瑟菌宫颈炎的诊断依赖于病史询问、体格检查及实验室检查（如分泌物涂片染色检查、细菌培养及药敏试验等）。治疗上,首选抗生素类药物进行规范、足量的治疗,以彻底杀灭淋球菌并防止复发。性伴侣也应接受检查和治疗,以切断传播途径。

（3）沙眼衣原体宫颈炎：隐形的威胁

沙眼衣原体宫颈炎是另一种常见的性传播疾病,其致病病原体为沙眼衣原体。尽管其临床表现可能与淋病奈瑟菌宫颈炎相似,但沙眼衣原体感染往往更为隐匿,易导致慢性宫颈炎和宫颈肥大的发生。

病因与发病机制：沙眼衣原体主要通过性接触传播,也可通过母婴传播等途径感染。感染后,沙眼衣原体主要侵犯宫颈黏膜上皮细胞,引发细胞变性、坏死及炎症反应。由于沙眼衣原体具有细胞内寄生的特点,使得其逃避宿主免疫系统的能力较强,因此感染往往呈持续性或隐匿性。

临床表现：沙眼衣原体宫颈炎的临床表现相对较轻,部分患者可能无明显症状,但随着病情的进展,患者可出现阴道分泌物增多、宫颈充血水肿、触痛等症状。值得注意的是,沙眼衣原体感染易导致慢性宫颈炎的发生,进而引发宫颈肥大、宫颈息肉等病变。此外,沙眼衣原体还可通过上行感染引起盆腔炎、输卵管炎等严重并发症。

诊断与治疗：沙眼衣原体宫颈炎的诊断依赖于实验室检查（如核酸检测、血清学检查等）。治疗上,同样需要采用抗生素类药物进行规范治疗。由于沙眼衣原体感染易导致复发和耐药性的产生,因此治疗时应根据药敏试验结果选择敏感药物,并确保疗程足够长以彻底清除病原体。

（4）病毒性宫颈炎：宫颈癌的潜在威胁

病毒性宫颈炎主要由人乳头瘤病毒（HPV）感染引起,是宫颈癌的重要致病因素之一。HPV感染在全球范围内广泛存在,其致病能力和致癌风险因病毒型别的不同而有所差异。

病因与发病机制：HPV主要通过性接触传播,也可通过皮肤黏膜的直接接触传播。感染后,HPV病毒会侵入宫颈上皮细胞并在其中复制增殖。部分高危型HPV（如HPV16、HPV18）具有强大的致癌能力,能够引起宫颈上皮细胞的异常增生和癌变。低危型 HPV 则主要引起生殖器疣等良性病变。

临床表现：HPV 感染多无明显症状，部分患者可能仅在体检时发现宫颈细胞学异常或 HPV DNA 阳性。然而，长期持续的高危型 HPV 感染可导致宫颈上皮内瘤变（CIN）的发生和发展，进而演变为宫颈癌。因此，对于 HPV 感染的患者应定期进行宫颈细胞学检查和 HPV DNA 检测以监测病情变化。

预防与治疗：预防 HPV 感染的最有效手段是接种 HPV 疫苗。目前，市面上有多种 HPV 疫苗可供选择，包括二价、四价和九价疫苗等。这些疫苗能够诱导机体产生针对特定型别 HPV 的中和抗体，从而预防 HPV 感染和相关疾病的发生。对于已经感染 HPV 的患者，则应根据病情采取物理治疗、药物治疗或手术治疗等综合措施以去除病灶并防止病情进展。同时，加强健康教育，提高公众对 HPV 感染的认识和防范意识也是预防工作的重要组成部分。

2. 按病理改变分类

（1）急性宫颈炎

急性宫颈炎是一种突然发作的宫颈炎症，其起病往往急骤且症状显著。这一病理过程主要是由于病原体（如淋病奈瑟菌、沙眼衣原体、葡萄球菌、链球菌、大肠杆菌等）短时间内大量侵入宫颈组织，导致宫颈局部出现剧烈的免疫反应和炎症反应。患者最直观的感受是阴道分泌物的显著增多，这些分泌物可能呈现脓性、黏稠状，并伴有异味，颜色上也可能从正常的透明或乳白色转变为黄色、黄绿色甚至血性。宫颈会出现明显的充血水肿，触之疼痛敏感，宫颈管黏膜也常伴随水肿现象。

除上述典型的宫颈局部症状外，急性宫颈炎还可能引起一系列泌尿系统症状，如尿频、尿急、尿痛等，这是由于宫颈与尿道位置相近，炎症可能波及尿道所致。此外，部分患者还可能伴有发热、下腹坠痛、腰骶部酸痛等全身症状，这些都是机体对病原体入侵做出的全身性反应。

急性宫颈炎的治疗关键在于及时、有效地控制感染，防止病情进一步恶化。治疗原则包括针对病原体选用敏感抗生素进行抗菌治疗，同时辅以局部冲洗、上药等物理治疗手段，以促进炎症消退和宫颈黏膜修复。对于合并有泌尿系统感染的患者，还需根据尿培养结果选用合适的抗生素进行联合治疗。

（2）慢性宫颈炎

慢性宫颈炎则是急性宫颈炎治疗不彻底或病原体持续存在而导致的慢性炎

症。与急性宫颈炎相比，慢性宫颈炎的临床表现更为复杂多样，且往往缺乏特异性。部分患者可能无明显症状，仅在妇科检查时偶然发现。对于有症状的患者，则可能表现为阴道分泌物增多，但分泌物性质较为多样，可能呈乳白色黏液状、淡黄色脓性或血性。此外，宫颈肥大、宫颈息肉、宫颈囊肿等也是慢性宫颈炎常见的临床表现，这些病变的形成与长期慢性炎症刺激导致宫颈组织增生、修复不全有关。

慢性宫颈炎的病程较长，且易反复发作，给患者的身心健康带来长期影响。更为严重的是，慢性宫颈炎还可能成为CIN（宫颈上皮内瘤变）乃至宫颈癌的潜在危险因素。因此，对于慢性宫颈炎患者，除积极控制症状、改善生活质量外，更重要的是定期进行宫颈细胞学检查、HPV DNA 检测等筛查，以便及时发现并处理 CIN 等癌前病变，防止宫颈癌的发生。

在治疗上，慢性宫颈炎需根据患者的具体情况制定个体化的治疗方案。对于无明显症状的患者，可暂时观察，定期复查；对于有症状的患者，则可采用物理治疗（如激光、冷冻、微波等）、药物治疗（如局部应用抗生素、抗病毒药物等）或手术治疗（如宫颈息肉摘除术、宫颈囊肿穿刺术等）等综合措施进行治疗。加强个人卫生管理、提高机体免疫力也是预防和治疗慢性宫颈炎的重要措施。

（二）宫颈炎症的临床表现

宫颈炎症的临床表现多样且复杂，其症状轻重不一，受多种因素影响。除常见的阴道分泌物增多，质地、颜色及气味的改变外，患者还可能经历外阴区域的不适，如持续性的瘙痒或突发的灼热感，这些不适感在性生活或日常活动中尤为明显。性交后出血或月经周期间的异常出血也是宫颈炎症的重要警示信号，需引起高度重视。此外，炎症还可能波及邻近器官，导致尿频、尿急、尿痛等泌尿系统症状，以及腰骶部酸痛、下腹坠胀等盆腔不适，严重影响患者的生活质量。更为严重的是，长期未得到有效治疗的宫颈炎症还可能成为不孕、流产等生殖健康问题的潜在诱因，对女性的生育能力构成威胁。因此，及时发现并治疗宫颈炎症至关重要。

（三）宫颈炎症的诊断

宫颈炎症的诊断是一个综合性的过程，它不仅仅依赖于患者的自我描述和主观感受，更需借助专业的妇科检查和精密的实验室检查来全面评估病情。在妇科检查中，医生扮演着至关重要的角色，他们通过细致的观察，能够直观地了解宫颈的外观形态，包括其大小、质地是否异常，以及是否存在充血水肿、糜烂、息肉等典型的宫颈炎病变。这些观察结果能够为初步诊断提供重要线索。

仅凭妇科检查还不足以确诊宫颈炎症，实验室检查同样不可或缺。阴道分泌物涂片检查是常用的初步筛查手段，它能够快速识别出常见的病原体，如细菌、真菌或滴虫等，为治疗提供方向。但为了更准确地确定病原体类型及其敏感性，病原体培养及药敏试验则是必要的。这一检查能够培养出具体的病原体，并通过药敏试验筛选出对其敏感的药物，从而制定出更加精准的治疗方案。

宫颈细胞学检查（如TCT）及HPV检测也是宫颈炎症诊断中不可或缺的一环。宫颈细胞学检查能够评估宫颈上皮细胞的形态变化，帮助医生判断是否存在癌前病变或癌变的风险。HPV检测则能够直接检测出是否感染了人乳头瘤病毒，这是宫颈癌的主要致病因素之一。通过这两项检查，医生可以更加全面地了解患者的宫颈健康状况，为制定个性化的治疗方案提供有力支持。

（四）宫颈炎症的治疗

宫颈炎症的治疗原则是根据病原体类型及病情严重程度选择合适的治疗方法。治疗方法包括一般治疗、药物治疗、物理治疗及手术治疗等。

1. 一般治疗

一般治疗在宫颈炎症的管理中占据基础且重要的地位。它侧重于改善患者的日常生活习惯与卫生条件，旨在营造一个有利于宫颈恢复健康的环境。具体而言，保持外阴的清洁、干燥是首要任务，这要求患者定期清洗外阴区域，使用温和的清洁产品，并避免过度清洁或使用刺激性强的化学品。避免性生活频繁及不洁性交也是关键措施之一，以减少病原体感染的风险，促进宫颈组织的修复与再生。此外，增强身体免疫力同样不可忽视，患者需通过均衡饮食、适量运动、充足睡眠等方式来提升整体健康状况，从而更有效地抵抗病原体的侵袭，加速病情的好转与恢复。

2. 药物治疗

药物治疗是宫颈炎症的主要治疗方法之一。根据病原体类型选择合适的抗生素或抗病毒药物进行治疗。对于细菌性宫颈炎和淋病奈瑟菌宫颈炎患者，可选用头孢菌素类、大环内酯类或喹诺酮类抗生素进行治疗；对于沙眼衣原体宫颈炎患者，可选用阿奇霉素或多西环素等抗生素进行治疗；对于病毒性宫颈炎患者，目前尚无特效抗病毒药物可用,但可通过增强免疫力等方法来促进病情恢复。

3. 物理治疗

物理治疗作为宫颈炎症治疗的重要手段之一,其优势在于能够精准作用于病变组织,同时最大限度地减少对周围正常组织的损伤。微波治疗通过高频电磁波的热效应,使病变组织受热凝固坏死,随后逐渐被新生组织替代;激光治疗则利用激光束的高能量密度,直接汽化或切割病变组织,促进创面愈合;而冷冻治疗则利用低温效应使病变组织迅速冷冻、脱水、坏死,随后自然脱落。这些物理治疗方法不仅能够有效去除宫颈肥大、宫颈息肉等病变,还能在一定程度上促进宫颈组织的修复与再生,恢复其正常形态与功能。然而,在治疗过程中,医生需根据患者的具体情况,选择合适的治疗时机和方法,并严格控制治疗参数,以避免对宫颈造成不必要的过度损伤。

4. 手术治疗

手术治疗在宫颈炎症及其并发症的治疗中扮演着至关重要的角色。对于宫颈息肉、宫颈囊肿等明显影响患者生活质量或存在恶变风险的病变,手术治疗往往是首选方案。息肉摘除术通过精细操作,直接切除息肉组织,恢复宫颈的平滑与完整。宫颈锥切术则适用于更广泛的宫颈病变,尤其是 CIN(宫颈上皮内瘤变)及疑似早期宫颈癌的病例,通过锥形切除部分宫颈组织,既能去除病变,又能保留患者的生育功能。然而,手术治疗的决策必须基于严格的适应证评估,排除禁忌证,并在术前进行全面的身体检查和风险评估,以确保手术的安全性和有效性。术后的护理与随访同样重要,有助于及时发现并处理可能的并发症,促进患者的全面康复。

二、宫颈上皮内瘤变(CIN)的筛查与管理

宫颈上皮内瘤变(CIN)是宫颈癌前病变的统称,反映了宫颈癌发生发展的连续过程。随着医学技术的进步和人们对健康意识的提高,CIN 的筛查与管理已成为预防宫颈癌的重要措施。

(一)CIN 的筛查方法

CIN 的筛查主要依赖于多种检查手段的综合应用,以提高诊断的准确性和敏感性。常见的筛查方法包括:

1. 宫颈细胞学检查

宫颈细胞学检查，这一在妇科领域中被广泛应用的筛查技术，其全称为宫颈脱落细胞学检查，俗称 Pap smear 或巴氏涂片，自其诞生以来，便成为了预防宫颈癌、监测宫颈上皮内瘤变（CIN）进程的重要工具。这一检查方法的核心在于非侵入性地收集宫颈外口及宫颈管内的脱落细胞，随后通过显微镜下的细致观察，寻找可能存在的异常细胞形态，从而早期发现宫颈癌前病变或癌变迹象。

（1）定义详解

宫颈细胞学检查的具体操作过程通常包括以下几个步骤：首先，妇科医生会使用特制的宫颈刷或刮板，在充分暴露宫颈的前提下，轻轻刮取宫颈外口及宫颈管内的脱落细胞；随后，这些细胞样本会被转移到载玻片上，经过一系列的处理，如固定、染色等，以便在显微镜下进行清晰观察。在这一过程中，细胞的形态、大小、核质比、核染色质分布等特征都会被仔细评估，以判断其是否属于正常范畴或存在异常改变。

（2）意义深远

宫颈细胞学检查之所以能够在全球范围内得到广泛应用，主要得益于其多方面的优势。首先，该检查方法操作简便，无需复杂的设备支持，易于在基层医疗机构推广。其次，成本相对较低，使得广大女性能够承担得起这一筛查费用。最重要的是，其对于 CIN 及早期子宫颈癌的筛查具有极高的敏感性和特异性，能够在疾病早期阶段就发现异常，为后续的干预治疗赢得宝贵时间。通过定期的宫颈细胞学检查，女性可以及时了解自己的宫颈健康状况，有效预防宫颈癌的发生，提高生命质量。

（3）注意事项全面解析

值得注意的是，宫颈细胞学检查并非万无一失。由于多种因素的影响，如样本采集的质量、细胞处理过程中的误差、观察者的经验水平等，都可能导致漏诊或误诊的情况发生。因此，在进行宫颈细胞学检查时，需要特别注意以下几点：

样本采集：确保采集到足够数量的、具有代表性的宫颈脱落细胞，避免污染和混淆。

细胞处理：严格按照操作规程进行细胞的处理和染色，以保证细胞形态的完整性和清晰度。

结果解读：由经验丰富的医生或病理学家进行结果的解读和判断，避免主观臆断和误判。

综合评估：认识到宫颈细胞学检查的局限性，将其与其他筛查方法（如HPV DNA 检测、阴道镜检查等）相结合，进行综合评估，以提高诊断的准确性。

复查与随访：对于初筛结果异常的患者，应及时进行复查和进一步的检查，以明确诊断并制定合理的治疗方案。对于筛查结果正常的女性，也应定期进行复查，以监测宫颈健康状况的变化

2.HPV 检测

HPV 检测，即人乳头瘤病毒检测，是现代医学在宫颈癌预防领域的一项重要突破。它专注于识别宫颈细胞中是否存在高危型人乳头瘤病毒（HPV）的感染，这一发现对理解宫颈癌的发病机制、制定筛查策略以及实施早期干预治疗具有深远的意义。

（1）定义与背景

HPV 是一种广泛存在于自然界的病毒，其感染在人群中极为普遍。然而，并非所有类型的 HPV 都具有致癌性。根据其对宫颈细胞的潜在影响，HPV 被分为高危型和低危型两大类。高危型 HPV，如 HPV16、HPV18 等，是引起宫颈上皮内瘤变（CIN）及宫颈癌的主要"元凶"。因此，HPV 检测的核心目标就是识别出这些高危型 HPV 的感染，以便及时采取干预措施。

（2）意义深远

HPV 检测在宫颈癌筛查体系中的重要性不言而喻。首先，它作为宫颈细胞学检查的有效补充，能够显著提高筛查的敏感性和特异性。当宫颈细胞学检查出现假阴性或可疑阳性结果时，HPV 检测可以作为一个分流工具，帮助医生更准确地判断患者的风险等级。其次，HPV 检测能够直接针对宫颈癌的主要致病因素进行检测，从而实现了从"治病"到"防病"的转变。通过早期发现高危型HPV 感染并采取相应的干预措施，可以有效阻断 CIN 向宫颈癌的进展路径，降低宫颈癌的发病率和死亡率。

（3）技术进步与应用

随着科技的不断发展，HPV 检测技术也在不断创新和完善。目前，常用的HPV 检测技术主要包括 PCR 法（聚合酶链式反应）和杂交捕获法等。PCR 法以其高灵敏度和特异性著称，能够准确检测出极低浓度的 HPV DNA，但操作相对复杂且成本较高。杂交捕获法则通过特定的抗体或核酸探针与 HPV DNA 结合，

实现信号的放大和检测，具有操作简便、结果稳定等优点。这些技术不仅能够检测出 HPV 的感染状态，还能进行 HPV 感染的分型，为临床诊断和治疗提供更加精准的信息。

（4）临床应用与未来展望

在临床实践中，HPV 检测已被广泛应用于宫颈癌的筛查、诊断及预后评估等多个环节。对于初筛结果异常的患者，HPV 检测可以帮助医生快速识别出高危人群，并指导后续的检查和治疗。对于已经确诊为 CIN 或宫颈癌的患者，HPV 检测也有助于评估病情进展、制定治疗方案以及监测治疗效果。

3. 阴道镜检查

（1）阴道镜检查，作为一种先进的妇科诊断技术，其在现代医疗实践中的重要性日益凸显。这项技术不仅为妇科医生提供了更为直观、精细的观察手段，还极大地提高了对宫颈及阴道病变诊断的准确性和及时性，对早期发现、预防和治疗宫颈癌等妇科恶性肿瘤具有不可估量的价值。

定义：阴道镜检查，简而言之，是一种利用光学放大原理，结合高分辨率图像显示技术，直接观察并评估女性阴道及宫颈部位细微结构和异常变化的诊断方法。它通常借助一个特制的窥镜（阴道镜），该窥镜内置有高亮度光源和成像系统，能够深入阴道内部，对宫颈及阴道壁进行细致观察。在检查过程中，医生还会根据需要使用醋酸溶液或碘溶液等辅助试剂，以增强病变区域的可见性，从而更准确地识别出可疑的病变组织。

意义拓展：阴道镜检查的意义远不止于简单的视觉放大。首先，它允许医生直接观察到病变区的血管形态、颜色变化及组织结构异常，这些细微的差别往往是疾病早期的重要指征。通过细致观察，医生可以初步判断病变的性质，如是否为炎症、良性增生或恶性肿瘤等。其次，阴道镜检查结合定位活检技术，能够准确地从可疑区域取样来进行病理学检查，这是确诊许多宫颈疾病，特别是宫颈癌前病变及早期宫颈癌的"金标准"。这种"眼见为实"的诊断方式，极大地提高了诊断的准确性和可靠性，为后续的治疗方案制定提供了坚实的基础。

应用细化：阴道镜检查的应用范围广泛，尤其在以下情况下显得尤为重要：

细胞学检查异常：当宫颈细胞学检查（如巴氏涂片或液基薄层细胞学检查）结果显示为不典型鳞状细胞（ASC-US）或更高级别的异常时，提示宫颈可能存在潜在病变，此时应进一步行阴道镜检查以明确病变性质。

高危 HPV DNA 检测阳性：人乳头瘤病毒（HPV）是宫颈癌的主要致病因素，高危型 HPV 的持续感染是宫颈癌发生的高危因素。因此，对于 HPV DNA 检测呈阳性的女性，特别是伴有细胞学检查异常者，阴道镜检查成为评估宫颈病变状况的必要手段。

低度鳞状上皮内瘤变（LSIL）及以上：细胞学检查诊断为 LSIL 或更高级别病变（如高度鳞状上皮内瘤变 HSIL），意味着宫颈细胞已经发生了不同程度的异常增生，这些变化可能是癌前病变或早期癌症的征兆，阴道镜检查及随后的活检对确诊和治疗方案的制定至关重要。

（二）CIN 的诊断流程

CIN 的诊断遵循"三阶梯"诊断流程，即宫颈细胞学检查和 HPV 检测—阴道镜检查—宫颈活检。

1. 第一阶梯 宫颈细胞学检查和 HPV 检测

两者结合可应用于宫颈癌筛查，确定病人是否需要进一步做阴道镜检查和活检。

2. 第二阶梯 阴道镜检查

若细胞学检查或 HPV 检测结果异常，需进行阴道镜检查以进一步评估病变情况。

在阴道镜直视下观察宫颈病变，并对可疑部位进行定位活检。

3. 第三阶梯 宫颈活检

宫颈活检是确诊宫颈鳞状上皮内瘤变的最可靠方法。

任何肉眼可见病灶，均应作单点或多点活检；若无明显病灶，则选择在宫颈移行带特定点进行活检。

（三）CIN 的管理策略

CIN 的管理策略应根据病变的级别、患者的年龄、生育需求及合并症等因素综合制定。

1. 低级别 CIN（LSIL、CIN Ⅰ）

（1）观察随访

约 60% 的低级别 CIN 会自然消退，因此可选择观察随访。

（2）随访频率

在随访过程中，若病变发展或持续存在 2 年者宜进行治疗。

2. 高级别 CIN（HSIL、CIN Ⅱ 和 CIN Ⅲ）

（1）物理治疗

包括冷冻、激光、电烙等，适用于病变范围较小，未累及腺体者。

（2）手术治疗

若病变比较广泛或累及腺体，或物理治疗失败，则需采用手术治疗，如子宫颈锥切术或全子宫切除术。

3. 特殊情况处理

（1）无生育需求的中老年 CIN Ⅲ 期患者可考虑子宫切除术治疗。

（2）合并子宫肌瘤、子宫脱垂等疾病的患者在治疗 CIN 的需综合考虑合并症的治疗方案。

（四）随访监测

CIN 患者在治疗过程中及治疗后均需进行密切的随访监测，以确保病变得到及时和有效的处理。

1. 随访内容

（1）定期复查宫颈细胞学检查和 HPV 检测，以评估病变是否持续存在或复发。

（2）必要时进行阴道镜检查和宫颈活检，以获取更准确的诊断信息。

2. 随访频率

根据患者的具体情况和医生的建议确定随访频率，一般建议在治疗后每 3~6 个月复查一次，逐渐延长至每年一次。

第五节 妇科盆底功能障碍性疾病

一、尿失禁与膀胱过度活动症

妇科盆底功能障碍性疾病（Female Pelvic Floor Dysfunction, FPFD）是一组因盆底支持结构缺陷、损伤及功能障碍所造成的疾病，严重影响女性的生活质量。其中，尿失禁（Urinary Incontinence, UI）与膀胱过度活动症（Overactive Bladder, OAB）是两种最为常见且对患者日常生活造成显著困扰的病症。

（一）尿失禁的定义与分类

1. 定义

尿失禁是指尿液不自主地流出，无法由患者控制。它可发生在任何年龄段，但随年龄增长，尤其是女性，其发病率显著上升。

2. 分类

尿失禁作为一种常见的泌尿系统问题，其复杂多样的发病机制不仅影响了患者的日常生活质量，还常常伴随着心理和社会层面的困扰。在深入探讨上述各类尿失禁时，我们可以进一步细化其临床表现、成因及治疗方法。

（1）压力性尿失禁（SUI）多发生于女性，尤其是经历过生育、年龄增长导致盆底肌肉松弛的群体。治疗上，除了生活方式的调整，如减轻体重、避免重体力劳动，还可通过盆底肌锻炼（如凯格尔运动）来增强盆底肌肉力量，严重者可考虑手术治疗，如尿道中段悬吊术，以恢复尿道正常解剖位置。

（2）急迫性尿失禁（UI）则更多关联于膀胱的过度活动，患者常因突发的强烈尿意而无法控制排尿。治疗上，药物治疗（如抗胆碱能药物）可帮助缓解膀胱过度活动，同时行为疗法（如膀胱训练）也是重要的辅助治疗手段。

（3）混合性尿失禁（Mixed Incontinence）的处理更为复杂，需要综合考虑压力性和急迫性尿失禁的双重因素，制定个性化的综合治疗方案，可能包括药物治疗、物理疗法及必要时的手术干预。

（4）充溢性尿失禁（Overflow Incontinence）常见于前列腺增生、神经源性膀胱等导致膀胱排空障碍的疾病。治疗关键在于解决尿潴留问题，可能涉及药物治疗、导尿或手术解除梗阻。

（5）功能性尿失禁（Functional Incontinence）的处理则需特别关注患者的心理和社会因素，通过心理咨询、环境改善、定时提醒排尿等措施，帮助患者建立健康的排尿习惯，减轻尿失禁症状。总之，针对不同类型的尿失禁，采取科学、合理的综合治疗策略，对改善患者生活质量具有重要意义。

（二）膀胱过度活动症的定义与症状

1. 定义

膀胱过度活动症（Overactive Bladder, OAB）是一种广泛影响患者生活质量的泌尿系统功能障碍性疾病，其核心特征在于尿急的频繁发作，这一症状往往伴随着尿频、夜尿的增多，以及在某些情况下可能出现的急迫性尿失禁，构成了这一复杂症候群的主要临床表现。值得注意的是，OAB 的发生并非源于尿路感染、尿路结石或其他明确的尿路病理改变，而是与膀胱逼尿肌的不自主收缩、膀胱感觉过敏或尿道括约肌功能障碍等机制密切相关。

2. 症状详解

（1）尿急

尿急是 OAB 最显著且最令患者困扰的症状之一。它表现为一种突发、强烈的排尿欲望，几乎无法被患者有意识地控制或延迟。这种突如其来的感觉往往让患者感到焦虑不安，甚至在某些场合下造成尴尬和不适。尿急的频繁发作不仅影响了患者的日常生活和工作效率，还可能对心理健康造成一定的负面影响。

（2）尿频

尿频是 OAB 的另一典型症状，表现为日间排尿次数的显著增加（通常认为≥8 次为异常）。与正常排尿相比，尿频患者的每次尿量明显减少，这反映了膀胱储尿功能的下降。尿频不仅给患者带来了频繁如厕的不便，还可能因为频繁打断工作和休息而降低生活质量。

（3）夜尿

夜尿的增多是 OAB 患者夜间睡眠质量的主要威胁。正常情况下，成年人夜间排尿次数应少于 2 次，而 OAB 患者则可能因夜间尿急而频繁起夜，导致睡眠不足、精神状态不佳。长此以往，夜尿还可能引发或加重睡眠障碍、焦虑、抑郁等心理问题，进一步影响患者的整体健康状况。

（4）急迫性尿失禁

急迫性尿失禁是 OAB 症状谱中的严重表现之一。当尿急达到一定程度时，患者可能无法控制尿液的排放，导致尿液不自主地流出。这种尿失禁的发生往往让患者感到尴尬和沮丧，严重影响其社交活动和自信心。急迫性尿失禁的发生机制与膀胱逼尿肌的过度活动密切相关，但也受到尿道括约肌功能、心理因素等多种因素的影响。

3. 影响因素与治疗

OAB 的发病机制复杂多样，涉及神经、肌肉、心理等多个方面。年龄、性别、肥胖、妊娠、分娩、泌尿系统手术史、长期使用某些药物等因素均可能增加 OAB 的发病风险。因此，在治疗 OAB 时，医生需综合考虑患者的具体情况，制定个性化的治疗方案。

治疗OAB的方法主要包括行为疗法、药物治疗和手术治疗三大类。行为疗法，如膀胱训练、盆底肌锻炼等旨在通过改变患者的排尿习惯和增强盆底肌肉力量来改善症状。药物治疗则通过调节膀胱逼尿肌的收缩功能和尿道括约肌的张力来缓解症状。对于部分症状严重、保守治疗无效的患者，手术治疗可能成为一种选择。

心理干预和社会支持也是OAB治疗中不可忽视的方面。通过心理咨询、教育指导等方式帮助患者减轻焦虑、抑郁等负面情绪，提高其对疾病的认知能力和应对能力，有助于更好地控制病情，提高生活质量。

（三）病因与发病机制

1.尿失禁的病因

（1）年龄因素

随着年龄的增长，人体的各个系统都会经历自然的衰退过程，泌尿系统也不例外。特别是对于女性而言，随着年龄的增长，盆底肌肉群逐渐失去弹性，变得松弛无力。这一变化主要是由于雌激素水平的下降所导致的，雌激素在维持女性生殖器官和盆底组织健康方面发挥着重要作用。雌激素水平的降低不仅影响盆底肌肉的张力和弹性，还可能导致盆底结缔组织（如筋膜和韧带）变薄和松弛，从而削弱了对膀胱和尿道的支撑作用。这种盆底支持结构的减弱是老年女性尿失禁风险增加的主要原因之一。

（2）妊娠与分娩

妊娠和分娩是女性生命中重要的生理过程，但它们也可能对盆底功能造成不可逆转的影响。妊娠期间，随着胎儿的不断发育，子宫逐渐增大并向下压迫盆底组织，导致盆底肌肉和神经长时间处于受压状态。这种持续的压力可能损伤盆底肌肉的纤维结构和神经末梢，影响其正常功能。在分娩过程中，尤其是经阴道分娩时，盆底肌肉和神经可能会遭受更严重的损伤，如撕裂或断裂。这些损伤如果得不到及时的修复和康复锻炼，将严重影响盆底的支持力和控尿能力，增加尿失禁的风险。

（3）肥胖

肥胖是现代社会面临的普遍问题之一，它不仅影响外观和健康，还可能对泌尿系统造成不良影响。肥胖者体内脂肪堆积过多，特别是腹部脂肪的堆积会增加腹内压。长期的高腹压状态会对盆底组织造成持续的压力负荷，导致盆底肌肉和结缔组织逐渐松弛和变形。此外，肥胖还可能引起胰岛素抵抗、代谢紊乱等全身性病理改变，进一步影响膀胱和尿道的正常功能。因此，肥胖是尿失禁发生的一个重要危险因素。

（4）遗传因素

遗传因素在尿失禁的发病中起着不可忽视的作用。研究表明，家族中有尿失禁病史的人群其发病率显著高于无家族史的人群。这可能与遗传基因对盆底肌肉结构、神经功能以及激素水平的调控有关。遗传因素虽然无法改变，但通过早期筛查、积极干预和健康管理可以降低尿失禁的发病风险。

（5）其他因素

除上述因素外，还有一些其他常见的因素也可能导致尿失禁的发生。例如，长期便秘患者由于排便时用力过大而导致腹压升高和盆底肌肉疲劳；慢性咳嗽患者由于频繁的咳嗽动作而导致腹压波动和盆底组织受损；神经系统疾病，如帕金森病、多发性硬化等可能影响膀胱的神经支配和排空功能等。这些因素虽然各自独立存在，但往往相互关联、相互影响，共同作用于膀胱和尿道的正常功能而导致尿失禁的发生。

2. 膀胱过度活动症的发病机制

（1）神经调节异常

神经调节是维持膀胱正常功能的关键环节之一。膀胱逼尿肌的收缩与舒张受到复杂神经网络的精细调控，这一网络包括中枢神经系统（如大脑和脊髓）和外周神经系统（如盆神经和腹下神经）。当神经调节出现异常时，膀胱逼尿肌可能会表现出不自主的异常收缩，这种收缩往往不受意识控制，且频繁发生，从而导致尿急、尿频等症状的出现。

神经调节异常的原因多种多样，可能涉及神经元损伤、神经递质失衡、神经传导通路受阻等。例如，脊髓损伤或脑部病变可能影响排尿中枢的功能，导致膀胱逼尿肌的异常活动。此外，一些神经系统疾病，如帕金森病、多发性硬化等也可能通过影响神经传导通路而间接导致膀胱功能异常。

（2）膀胱感觉异常

膀胱感觉神经的敏感性对维持正常的排尿功能至关重要。当膀胱内尿液积累到一定程度时，膀胱感觉神经会向大脑发送信号，提醒我们进行排尿。然而，在膀胱感觉异常的情况下，这些神经的敏感性会增高，导致轻微的膀胱刺激即可引发强烈的尿意，甚至可能在没有足够尿液积累的情况下就产生排尿冲动。

膀胱感觉异常的原因可能与膀胱壁的神经末梢受损、神经递质受体功能异常或中枢神经系统对膀胱感觉信号的处理障碍有关。这种异常不仅会影响患者的排尿习惯，还可能导致急迫性尿失禁的发生。

（3）尿道及盆底肌肉功能障碍

尿道及盆底肌肉功能障碍的原因可能与年龄增长、妊娠分娩、肥胖、长期便秘等因素有关。这些因素可能导致肌肉纤维的萎缩、断裂或神经支配的受损，进而影响其正常功能。

（4）激素变化

激素在维持人体各系统正常功能中发挥着重要作用。对于泌尿系统而言，雌激素是维持膀胱和尿道正常功能的关键激素之一。随着年龄的增长或某些疾病的影响（如卵巢功能衰退、绝经后综合征等），女性体内的雌激素水平会逐渐下降。这种激素变化可能导致膀胱和尿道黏膜的萎缩、弹性降低以及神经分布的减少等变化，从而影响其正常功能。

（四）临床表现

尿失禁的临床表现直观且令人困扰，患者常在没有意识到的情况下发生尿液不自主外流，这不仅造成生活上的极大不便，如频繁更换衣物、使用尿垫等，还可能引发皮肤湿疹、感染等继发性问题。相比之下，膀胱过度活动症则以难以抑制的尿急感为主要特征，患者常因突如其来的尿意而急需排尿，即便尿量并不多，伴随而来的尿频（尤其是日间排尿次数显著增加）和夜尿增多，严重影响了睡眠质量，进一步加剧了患者的心理负担。此外，部分患者还可能经历急迫性尿失禁，即在尿急时无法及时到达厕所而发生尿液泄漏，这对患者的社交自信、工作效率及整体心理健康构成了严重的影响。

（五）诊断

1. 病史采集

在病史采集过程中，详尽地询问患者的症状细节至关重要。这包括尿失禁或膀胱过度活动症的具体表现，如尿液不自主流出的频率、尿急感的强度、尿频的具体次数以及夜尿的次数等。了解病程的长短，即症状初现至今的时间跨度，有助于评估疾病的进展速度和可能的自然缓解周期。

此外，既往史中是否存在泌尿系统感染、结石、手术史或神经系统疾病等信息，对诊断病因具有关键意义。家族史中是否有类似症状的患者，也可能提示遗传因素的参与。生活习惯的探讨同样不可忽视，如饮水习惯、排尿习惯、是否经常憋尿、是否进行规律的体育锻炼以及是否有吸烟、饮酒等不良嗜好，这些因素都可能直接或间接影响膀胱功能，为病因分析和治疗方案的制定提供重要线索。

2. 体格检查

体格检查在评估尿失禁与膀胱过度活动症患者的健康状况中占据重要地位。首先，进行一般体格检查，包括观察患者的整体状态、营养状况及有无其他系统疾病的体征，如高血压、水肿等，这些都可能间接影响膀胱功能。专注于专科检查，特别是腹部触诊，以检查膀胱是否充盈过度或存在压痛，这有助于判断是否存在尿潴留或膀胱炎等问题。此外，盆底肌肉评估是不可或缺的一环，通过手法评估或仪器检测，了解患者盆底肌肉的张力、收缩力及协调性，这些指标直接反映了盆底功能的状态，对诊断尿失禁及膀胱过度活动症的病因、评估病情严重程度及制定康复计划具有重要意义。

3. 实验室检查

（1）尿常规

尿常规检查是基础且必要的，它主要用于排除尿路感染这一常见诱因。尿路感染不仅可能直接引起尿频、尿急等症状，还可能加剧膀胱功能异常，因此，通过尿常规中的白细胞计数、细菌培养等指标，能够初步判断是否存在感染，为后续治疗提供方向。

（2）尿流动力学检查

流动力学检查是评估膀胱逼尿肌及尿道括约肌功能的重要手段。该检查通过记录排尿过程中的尿流率、膀胱压力及尿道压力等参数，能够全面分析膀胱的储尿与排尿功能，揭示是否存在逼尿肌过度活动、括约肌功能障碍等问题，为精准诊断提供科学依据。

（3）超声检查

超声检查也是不可或缺的一环。通过超声检查，可以直观了解膀胱的容积、形态及残余尿量，判断膀胱排空是否完全，同时排除尿路梗阻等结构性病变。残余尿量的多少不仅反映了膀胱的排空能力，还与尿路感染的风险密切相关。

4.影像学检查

在复杂或疑难病例中，影像学检查，如CT（计算机断层扫描）或MRI（磁共振成像）可能成为必要手段。这些高级检查能够提供更清晰的泌尿系统内部结构图像，帮助医生排除如结石、肿瘤、先天性畸形等其他可能的泌尿系统病变，从而确保诊断的全面性和准确性。

5.诊断性治疗

对于疑似膀胱过度活动症患者，医生可能会采取诊断性治疗策略，即初步给予抗胆碱能药物以观察疗效。此类药物能有效抑制膀胱逼尿肌的不自主收缩，若患者症状显著改善，则进一步支持膀胱过度活动症的诊断。

（六）治疗

1.非手术治疗

（1）行为疗法

膀胱训练：膀胱训练是一种通过有意识地延长排尿间隔来逐渐扩大膀胱容量的方法。患者需在专业指导下，根据自身情况设定合理的排尿时间表，并努力遵循。初期可能会感到尿急感增强，但随着时间的推移，膀胱会逐渐适应并增加其储尿能力。这一过程中，患者需保持耐心，避免因急于缓解尿急而频繁排尿，从而破坏训练效果。膀胱训练的关键在于逐步延长排尿间隔，直至达到较为理想的排尿习惯。

盆底肌肉锻炼：盆底肌肉是支撑膀胱、子宫、直肠等盆腔器官的重要结构，其强度与弹性直接影响排尿控制能力。凯格尔运动（Kegel exercises）是盆底肌肉锻炼的经典方法，通过收缩和放松盆底肌肉群，可以增强其力量与耐力。练习时，患者需找到正确的肌肉群（可在排尿时尝试中断尿流来定位），然后躺下或坐直，进行快速收缩与放松的交替练习，或进行持续性的收紧并保持数秒。建议每日进行多次练习，每次重复数组动作，以逐渐提升盆底肌肉的功能。

（2）生活方式调整

减轻体重：肥胖是尿失禁与膀胱过度活动症的一个风险因素，因为过多的腹部脂肪会增加对膀胱的压力。通过合理的饮食控制与适量的运动来减轻体重，有助于减轻膀胱负担，改善排尿功能。

戒烟：吸烟不仅危害身体健康，还可能通过刺激膀胱和尿道，加剧尿频、尿急等症状。因此，戒烟是改善膀胱功能的重要措施之一。

避免饮用刺激性饮料：咖啡因、乙醇及碳酸饮料等刺激性饮品可能刺激膀胱，增加排尿次数。患者应尽量减少或避免这些饮品的摄入，以减轻对膀胱的刺激。

（3）电刺激治疗

电刺激治疗是一种利用电流刺激盆底肌肉，促进其收缩与放松的物理疗法。在治疗过程中，医生会将电极置于患者盆底肌肉区域，通过调节电流强度与频率，激发肌肉的主动收缩与被动拉伸。这种治疗方法不仅能够直接增强盆底肌肉的力量，还能通过神经反射机制来改善膀胱的储尿与排尿功能。电刺激治疗通常需要在专业医疗机构进行，并在医生指导下进行个性化调整。

（4）生物反馈治疗

生物反馈治疗是一种结合了电刺激与视觉反馈的先进疗法。在治疗过程中，患者会佩戴一个能够监测盆底肌肉活动的传感器。当患者进行盆底肌肉收缩时，传感器会将肌肉活动的信号转化为可视化的图像或声音反馈给患者。这种即时反馈机制有助于患者更直观地了解自己盆底肌肉的收缩状态与效果，从而更准确地掌握正确的收缩技巧与节奏。通过反复练习与调整，患者能够逐渐增强盆底肌肉的力量与协调性，进而改善排尿控制功能。生物反馈治疗通常需要多次治疗才能取得显著效果，但其在提高患者自我管理能力与治疗效果方面具有独特优势。

2. 药物治疗

（1）抗胆碱能药物

抗胆碱能药物，如托特罗定、索利那新等，是治疗膀胱过度活动症（OAB）的一线药物。这些药物主要通过阻断膀胱逼尿肌上的 M 受体（毒蕈碱受体），从而抑制膀胱逼尿肌的不自主收缩，减少尿急、尿频等核心症状。M 受体在膀胱逼尿肌中广泛分布，参与调控膀胱的收缩与舒张过程。当膀胱充盈时，M 受体受到刺激会引发逼尿肌收缩，促使尿液排出。然而，在膀胱过度活动症患者中，这种收缩过程可能过于频繁或不受控制，导致尿急、尿频等症状的出现。

抗胆碱能药物的使用可以显著降低这些不适症状的发生频率和严重程度，提高患者的生活质量。然而，需要注意的是，抗胆碱能药物也可能带来一些副作用，如口干、便秘、视力模糊等。因此，在使用这些药物时，医生会根据患者的具体情况进行剂量调整，并密切关注患者的反应，以确保治疗的安全性和有效性。

（2）β3 受体激动剂

β3 受体激动剂，如米拉贝隆，是近年来新兴的一种治疗膀胱过度活动症的药物。与抗胆碱能药物不同，米拉贝隆通过激活膀胱逼尿肌上的β3受体，促进逼尿肌的松弛，从而改善膀胱的储尿功能。β3受体在膀胱逼尿肌中扮演着重要角色，其激活能够抑制逼尿肌的过度收缩，增加膀胱的容量和稳定性。米拉贝隆的使用为那些对抗胆碱能药物不耐受或疗效不佳的患者提供了新的治疗选择。与抗胆碱能药物相比，米拉贝隆的副作用相对较少，且对心血管系统的影响较小，因此更适用于合并心血管疾病的患者。然而，作为一种新药，米拉贝隆的长期疗效和安全性仍需进一步的临床研究来验证。

（3）雌激素替代疗法

对于雌激素水平低下的女性患者，雌激素替代疗法被认为是一种可能有效的治疗尿失禁与膀胱过度活动症的方法。随着年龄的增长，女性体内的雌激素水平会逐渐下降，导致盆底组织（包括尿道、膀胱及其周围的支持结构）发生退行性变，进而降低其支撑和控尿能力。雌激素替代疗法通过补充外源性雌激素，可以刺激盆底组织的修复和再生，增强其弹性和支撑力，从而改善膀胱的储尿和排尿功能。此外，雌激素还具有抗炎、抗氧化等多种生物活性，有助于减轻盆底组织的炎症反应和氧化应激损伤。雌激素替代疗法并非适用于所有女性患者，对于存在雌激素依赖性肿瘤（如乳腺癌、子宫内膜癌）家族史的患者，以及存在血栓性疾病风险的患者，应谨慎使用或避免使用雌激素替代疗法。此外，雌激素替代疗法的具体方案（如药物种类、剂量、疗程等）也需根据患者的具体情况进行个体化调整。

3. 手术治疗

对于非手术治疗效果不佳的严重尿失禁患者，可考虑手术治疗，如尿道中段悬吊术、膀胱颈悬吊术等。对于膀胱过度活动症患者，若存在明显的解剖异常或合并症，也可考虑手术治疗。

（七）预防与护理

1. 预防

（1）加强盆底肌肉锻炼

盆底肌肉，作为支撑膀胱、子宫、直肠等盆腔器官的重要"吊床"，其强度与弹性对于维持正常的排尿、排便及性功能至关重要。定期进行凯格尔运动，这一简单而有效的盆底肌肉锻炼方法，能够显著增强盆底肌肉的力量与耐力。

凯格尔运动的核心在于精准地找到并收缩盆底肌肉群。患者可以在任何时间、任何地点进行这项运动,无需任何特殊设备。首先,患者需排空膀胱,以避免在锻炼过程中因尿液充盈而影响效果。然后,尝试收缩盆底肌肉,就像试图阻止自己排尿或放屁一样,同时放松腹部、大腿和臀部的肌肉。保持这种收缩状态数秒钟(初期可从3~5秒开始,逐渐延长至10秒以上),然后放松肌肉,休息数秒后再进行下一次收缩。建议每日进行3~4组练习,每组重复10~15次。除传统的凯格尔运动外,患者还可以尝试结合其他形式的锻炼来增强效果,如瑜伽、普拉提等,这些运动同样注重核心肌群的稳定与强化,有助于提升盆底肌肉的功能。

(2)避免增加腹压的因素

长期便秘、慢性咳嗽等因素均可导致腹压增高,进而加重盆底肌肉的负担,增加尿失禁的风险。因此,患者应及时治疗这些潜在疾病,以减轻对盆底的压力。对于便秘患者,应调整饮食结构,增加膳食纤维的摄入量,多喝水,保持大便的通畅与软化。避免过度用力排便,必要时可使用温和的通便药物或寻求医生的帮助。慢性咳嗽患者则需积极查找咳嗽的原因,如呼吸道感染、过敏、哮喘等,并采取相应的治疗措施。在咳嗽时,可尝试采用弯腰或用手按压腹部的方式,以减少腹压对盆底的冲击。

(3)控制体重

肥胖是尿失禁与膀胱过度活动症的一个重要风险因素。过重的体重不仅会增加盆底肌肉的负担,还可能通过影响激素水平、代谢状态等途径,间接损害盆底组织的功能。因此,保持适当的体重对预防和治疗尿失禁具有重要意义。患者应根据自身情况制定合理的饮食计划,减少高热量、高脂肪食物的摄入,增加蔬菜、水果、全谷物等富含膳食纤维的食物比例。结合适量的有氧运动(如快走、游泳、骑自行车等)和力量训练,以全面提升身体素质,促进体重的健康下降。

(4)注意个人卫生

尿路感染是尿失禁患者常见的并发症之一,它不仅会加重原有的症状,还可能引发其他严重的健康问题。因此,注意个人卫生、预防尿路感染对尿失禁患者来说至关重要。患者应保持会阴部的清洁与干燥,每天用温水清洗外阴部,并避免使用刺激性强的清洁用品和护垫。在月经期间,应选用透气性好的卫生巾,并勤换洗内裤。此外,避免憋尿,多饮水,勤排尿也是预防尿路感染的重要措施。通过增加尿量、冲刷尿道,可以有效降低细菌在尿路中繁殖的风险。

2. 护理

（1）心理支持

尿失禁与膀胱过度活动症患者常伴有焦虑、抑郁等心理问题，应给予充分的心理支持和疏导。

（2）饮食指导

鼓励患者多饮水，但避免短时间内大量饮水；减少咖啡、茶、乙醇等刺激性饮料的摄入。

（3）排尿习惯培养

指导患者养成定时排尿的习惯，避免长时间憋尿。

（4）定期随访

患者需定期到医院进行复查，评估治疗效果，及时调整治疗方案。

二、盆腔器官脱垂的评估与治疗

盆腔器官脱垂的评估与治疗是一个综合性的过程，需要综合考虑患者的年龄、脱垂的部位、严重程度、身体状况以及个人意愿等因素。通过详细的病史询问、体格检查和辅助检查，可以准确评估患者的病情并制定个性化的治疗方案。非手术治疗和手术治疗各有其适应证和优、缺点，应在专业医生的指导下进行选择。治疗后的评估与管理同样重要，以确保治疗效果的持久性和患者的生命质量。

（一）盆腔器官脱垂的概述

盆腔器官脱垂（POP）是由于盆底肌肉和筋膜组织薄弱造成的盆腔器官下降而引发的器官位置及功能异常。其主要症状包括阴道口组织物脱出，可伴有排尿、排便和性功能障碍，不同程度地影响患者的生命质量。POP是中老年妇女的常见疾病，但随着新理论和新技术的出现，其诊治水平有了突破性的提高。

（二）盆腔器官脱垂的评估

1. 病史询问与症状评估

医生应详细询问患者的病史，全面了解其临床症状。最特异的症状是患者能看到或感到膨大的组织器官脱出阴道口，可伴有明显下坠感。久站或劳累后症状明显，卧床休息后症状减轻。严重时，脱出的器官不能回纳，可能伴有分泌物增多、溃疡、出血等症状。

2. 体格检查

（1）全身检查

包括一般状况、生命体征、心肺功能等，以评估患者的整体健康状况。

（2）专科检查

膀胱截石位检查：患者取膀胱截石位，医生观察患者放松状态下以及屏气用力状态下的最大脱垂情况，注意外阴形态和有无阴道黏膜溃疡。检查结果使用盆腔器官脱垂定量分度法（POP-Q 系统）记录。POP-Q 系统是目前国内外最推荐使用的分级系统，它能对 POP 进行客观的、部位特异性的描述。

盆底肌肉评估：通过双合诊或三合诊检查，评估盆底肌肉的基础张力和自主收缩力，包括肌肉收缩的强度、时程和对称性。

神经肌肉检查：包括会阴部感觉、球海绵体肌反射、肛门反射等，以评估神经系统的功能状态。

3. 辅助检查

（1）尿道活动性测定

通过棉签试验或超声检查来评估尿道的活动性。

（2）膀胱功能评估

通过清洁尿或插管的尿液标本进行尿培养、残余尿测定等。

（3）尿流动力学检查

对于有手术指征的患者，可能需要进行尿流动力学检查，以评估膀胱和尿道的功能。

（4）MRI 检查

MRI 无辐射，软组织分辨力高，可清晰显示盆腔内各脏器和盆底肌肉的解剖，准确判断肛提肌有无损伤、出血、萎缩等。

（三）盆腔器官脱垂的治疗

1. 非手术治疗

（1）盆底肌训练（Kegel 运动）

Kegel 运动，作为一种经典且广泛应用的盆底肌锻炼方法，其核心在于通过有意识的收缩与放松盆底肌肉群，来增强这些肌肉的张力和稳定性。对于轻度至中度的 POP 患者而言，Kegel 运动是一种安全、有效且易于实施的非手术治疗手段。为了确保 Kegel 运动的有效性，患者需要掌握正确的锻炼方法。首先，识别并定位盆底肌肉是关键，这通常可以通过在排尿过程中尝试中断尿流来感受。然后，在排空膀胱并放松身体的情况下，进行收缩与放松的循环练习。注意，收缩时应仅针对盆底肌肉，避免腹部、大腿或臀部的肌肉参与。建议每天进行数次练习，每次练习包括多组收缩与放松，每组持续数秒钟至十几秒钟不等，具体根据个人情况来调整。Kegel 运动的效果并非一蹴而就，而是需要长期坚持和积累才能取得显著效果。因此，患者需保持耐心，并在专业人员的指导下进行训练，以确保训练的正确性和有效性。

（2）行为指导

行为指导在 POP 的非手术治疗中同样占据重要地位。这主要涉及生活方式的调整与干预，以减轻对盆底肌肉的压力和负担。避免一过性或慢性的腹腔内压力增高是关键。这包括在排便时避免过分用力、积极治疗慢性咳嗽、减少负重等。这些措施有助于降低腹压，减少对盆底肌肉的冲击和牵拉。保持足够的水分摄入并在规律的间隔时间内排空膀胱也是重要的行为指导内容。充足的水分摄入有助于保持尿液的稀释和排出，减少尿路感染的风险；而规律的排尿习惯则有助于避免膀胱过度充盈而对盆底肌肉产生压迫。增加膳食纤维的摄入以改善排便习惯也是不可忽视的。膳食纤维有助于软化粪便、增加粪便体积，从而减少排便时的用力程度，降低对盆底肌肉的损伤风险。

（3）子宫托

子宫托作为 POP 非手术治疗中的一大特色，以其经济、有效、易于操作等特点而受到广泛欢迎。它适用于症状明显、不愿意手术或不能耐受手术的患者。子宫托的设计原理在于通过机械性支撑作用，将脱垂的子宫或阴道前后壁托回原位，从而缓解患者的症状。使用时，患者需根据个人的解剖特点和脱垂程度选择合适的型号和尺寸，并在专业人员的指导下进行正确佩戴和调整。虽然子宫托具有诸多优点，但也需要患者定期随访和检查，以确保其位置正确、无感染等并发症发生。

（4）中药调理与针灸治疗

在 POP 的非手术治疗中，中医也发挥着独特的作用。中医师会根据患者的体质、病情及症状表现等个体差异，开具个性化的中药处方进行调理。这些中药通常具有补气升提、固涩止脱的功效，如黄芪、党参、白术等常见药材就被广泛应用于 POP 的治疗中。此外，针灸治疗也是一种有效的中医非手术疗法。针灸通过刺激特定的穴位来调节气血流通，促进盆底肌肉的收缩与恢复。对于某些类型的POP患者而言，针灸治疗能够显著改善其症状并提高生活质量。

2. 手术治疗

手术治疗的原则是修补缺陷组织，恢复解剖结构，适用于非手术治疗失败或者不愿意非手术治疗的有症状的患者，最好为已完成生育且无再生育愿望者。

（1）阴道前壁修补术

阴道前壁膨出，也称为膀胱膨出，是POP中较为常见的一种类型，主要表现为阴道前壁向下膨出，可伴有尿频、尿急、排尿困难等膀胱刺激症状，甚至可能引发尿失禁。阴道前壁修补术正是针对这一问题的有效解决方案。手术过程中，医生会在患者麻醉状态下，通过阴道途径进入，仔细评估膨出的程度和范围。随后，对膨出的阴道前壁进行剥离，暴露出膀胱和尿道的支持结构。接下来，医生会使用特殊的缝合技术和材料，对受损的支持组织进行加固和修复，以恢复其原有的支撑力。术后，患者需遵循医生的指导进行康复锻炼和定期随访，以确保手术效果并预防复发。阴道前壁修补术的成功率较高，且能显著改善患者的症状和生活质量。然而，手术的成功与否也取决于多种因素，包括患者的年龄、脱垂程度、合并症以及手术医生的经验和技巧等。

（2）子宫骶韧带悬吊术

对于子宫脱垂的患者而言，子宫骶韧带悬吊术是一种旨在恢复子宫支持结构的手术方法。子宫脱垂是由于子宫的支持韧带和盆底肌肉群受损或松弛，导致子宫从正常位置沿阴道下降，甚至可能完全脱出阴道口外。在子宫骶韧带悬吊术中，医生会通过腹腔镜或开腹手术进入腹腔，找到并暴露子宫骶韧带。然后，使用特殊的缝合技术和材料，将子宫骶韧带与骨盆内的坚固结构（如骶骨）进行固定和悬吊，从而重新建立子宫的支持系统。这种手术方法不仅能够有效提升子宫的位置，还能在一定程度上改善患者的膀胱和直肠功能。子宫骶韧带悬吊术具有创伤小、恢复快、并发症少等优点，尤其适用于年轻且希望保留子宫的患者。然而，手术的成功也取决于患者的具体情况和手术医生的经验和技术水平。

（3）盆底基底组织重建手术

对于复杂的POP患者，特别是那些涉及多个盆腔器官脱垂的情况，盆底基底组织重建手术可能是更为合适的选择。这种手术不仅关注于修补盆底缺陷，更注重于实现结构重建和组织替代，以恢复盆腔器官的整体稳定性和功能。盆底基底组织重建手术通常包括多个步骤和环节,如修补阴道前壁和后壁,加固膀胱和直肠的支持结构,重建盆底肌肉群等。手术过程中,医生会根据患者的具体情况和脱垂程度,选择合适的手术路径和技术方案。术后,患者需要进行一段时间的康复锻炼和随访观察,以确保手术效果并预防并发症的发生。

(四)治疗后的评估与管理

治疗后的评估与管理是POP(盆腔器官脱垂)综合治疗中不可或缺的一环,它直接关系到患者康复的质量与长远健康。在这一阶段,采用科学、系统的评估方法至关重要。POP-Q(盆腔器官脱垂定量分期法)作为国际公认的评估标准,通过精确测量盆腔器官与特定解剖标志间的位置关系,为医生提供了客观、量化的评估依据。除POP-Q系统外,还可结合患者的主观症状报告、生活质量问卷调查等多元评估工具,以全面、深入地了解患者的康复状况。

定期复查是确保治疗效果持续有效的关键。医生应根据患者的具体情况,制定个性化的复查计划,包括复查的时间间隔、评估内容等。在复查过程中,医生需仔细询问患者的症状改善情况,观察脱垂程度的变化,必要时进行再次的POP-Q评分或其他相关检查。根据评估结果,医生可及时调整治疗方案,如加强康复训练、调整药物剂量或考虑进一步手术治疗等,以确保治疗效果的最大化。加强患者的健康教育也是预防复发、维持长期治疗效果的重要手段。医生应向患者普及POP的相关知识,包括病因、症状、治疗方法及预防措施等,以提高患者的自我保健意识。鼓励患者积极参与日常生活管理,如保持良好的排便习惯,避免长时间站立或负重,进行适度的盆底肌肉锻炼等,以减轻盆腔压力,促进盆底组织的恢复与强化。此外,医生还应关注患者的心理健康,提供必要的心理支持和干预,帮助患者建立积极的心态,面对并克服康复过程中的各种挑战。

第六节 妇科疾病预防

一、维持良好的个人卫生习惯

在女性的日常生活中,维护良好的个人卫生习惯是预防妇科疾病的关键。妇科疾病种类繁多,包括但不限于阴道炎、宫颈炎、盆腔炎、月经不调、子宫肌瘤等，这些疾病不仅影响女性的身体健康，还可能对心理及生活质量造成负面影响。因此，通过日常的个人卫生管理，我们可以有效地降低这些疾病的发生风险。

维持良好的个人卫生习惯是预防妇科疾病的重要措施之一。通过日常清洁与护理、性生活卫生、合理饮食与作息、定期检查与预防接种以及特殊时期的防护等措施的综合运用，女性可以有效地降低妇科疾病的发生风险并维护自身健康。我们也应认识到预防妇科疾病是一个长期而持续的过程，需要女性在日常生活中时刻保持警惕和关注自身健康状况。

（一）认识个人卫生习惯的重要性

个人卫生习惯是指个人在日常生活中为了保持身体健康而采取的一系列清洁、防护和保健措施。对于女性而言，良好的个人卫生习惯不仅关乎外貌的整洁，更是预防妇科疾病的第一道防线。通过正确的清洁、适当的防护和科学的保健，女性可以维持生殖系统的健康平衡，减少病菌感染的机会，从而预防妇科疾病的发生。

（二）日常清洁与护理

1. 外阴清洁

温水清洗：每日使用温水清洗外阴部，避免使用过热或过冷的水，以免刺激皮肤。清洗时应从前往后擦，即先清洗阴毛、大小阴唇，再清洗肛门周围，以防将肛门处的细菌带入阴道。

（1）避免过度清洁是关键一步。许多女性可能误认为频繁使用强碱性或富含化学成分的洗液能更有效地清洁外阴，实则不然。这种做法极易打破阴道内微妙的自然酸碱平衡，为有害菌的滋生提供温床，导致菌群失调，进而可能诱发阴道炎等妇科疾病。因此，选择温和无刺激的清水进行日常清洁即可，确保阴道环境的和谐稳定。

（2）使用专用毛巾与盆具同样是不可忽视的卫生习惯。这些私人物品应专人专用，避免与他人混用，减少交叉感染的风险。定期将这些物品置于阳光下暴晒或使用消毒液进行处理，可有效杀灭潜藏的细菌，为私密健康筑起坚实的防线。

2. 内裤的选择与更换

（1）透气材质的选择直接关系到外阴部的舒适度与健康。棉质内裤以其卓越的透气性和吸湿性成为首选，能有效减少外阴部的潮湿与闷热感，防止细菌滋生。相比之下，紧身裤或化纤内裤则可能加剧这一状况，不利于私密健康。因此，建议女性朋友们在选购内裤时，优先考虑棉质或透气性好的材质。

（2）及时更换则是保持内裤清洁与杀菌的关键。每日更换内裤，并在阳光充足的地方晾晒，利用紫外线的自然杀菌作用，能有效减少细菌残留。在分泌物增多或经期等特殊时期，更应增加更换次数，确保外阴部始终处于干爽、清洁的状态。

3. 经期卫生

（1）正确使用卫生巾是基础且关键的一环。选用质量上乘、透气性佳的卫生巾，能有效减少潮湿与闷热，降低细菌滋生的风险。根据月经量的多少，适时更换卫生巾至关重要，避免长时间使用同一片，以防细菌大量繁殖。这样的做法有助于维护私密处的健康环境。

（2）清洁外阴同样不容忽视。经期虽为特殊时期，但外阴的清洁工作仍需继续。可适当增加清洗次数，使用温水轻轻清洁，但要避免盆浴和游泳，以防止污水中的细菌侵入体内，造成感染。保持外阴的清洁与干燥，是女性经期健康的重要保障。

（三）性生活卫生

性生活是妇科疾病传播的重要途径之一，因此保持性生活卫生对于预防妇科疾病至关重要。

1. 事前事后清洁

事前、事后的清洁是基本的卫生习惯。性生活前后，双方都应仔细清洗外阴部，这不仅有助于去除表面的污垢和细菌，还能显著降低病菌传播的风险，为双方的健康筑起一道防线。

2. 使用安全套

使用安全套是预防性传播疾病和意外怀孕的有效手段。安全套不仅能在物理上隔绝精液和分泌物的交换，从而阻断多种性传播疾病的传播路径，还能在无生育计划时提供可靠的避孕保障，维护双方的生殖健康。

3. 避免不洁性行为

避免不洁性行为是维护性健康的重要原则。建议双方建立稳定的伴侣关系，减少性伴侣的数量，并坚决避免与有性传播疾病史的人发生性关系。这样的做法能够显著降低感染性病的风险，为双方的身心健康保驾护航。

(四)饮食与作息

1. 合理饮食

(1)均衡营养是基石,它要求我们在日常饮食中追求食物的多样性与均衡性。确保摄入足量的优质蛋白质,如瘦肉、鱼类、豆制品等,以支持身体组织的修复与更新;丰富的维生素与矿物质也不可或缺,它们参与体内众多生化反应,对增强免疫力、促进新陈代谢具有不可替代的作用。通过均衡膳食,我们可以为身体提供全面的营养支持,筑起一道坚实的健康防线。

(2)避免刺激性食物则是保护身体内部环境的重要一环。辛辣、油腻、生冷等食物往往会对胃肠道造成刺激,影响消化吸收功能,甚至可能加重体内湿热,为妇科炎症的发生埋下隐患。因此,在日常饮食中应尽量减少这类食物的摄入,选择清淡、易消化的食物,以维持身体的和谐平衡。

(3)多喝水则是促进身体健康的简单而有效的方法。充足的水分摄入有助于维持体液平衡,促进排尿和排毒,有效减少尿路感染等泌尿系统疾病的风险。水还是体内多种生化反应的媒介,对维持身体正常功能具有不可替代的作用。因此,我们应养成良好的饮水习惯,每天保证足够的水分摄入。

2. 规律作息

(1)充足睡眠:生命的充电站

睡眠,这一看似简单的生理活动,实则是身体进行自我修复与能量储备的关键过程。每晚7~9小时的睡眠时间,不仅符合大多数成年人的生理需求,更是维持日间精力充沛、注意力集中、情绪稳定的重要前提。在深度睡眠阶段,身体会加速修复受损细胞,巩固记忆,调节激素水平,包括促进生长激素的分泌以促进生长发育,以及释放褪黑素等有助于调节生物钟和免疫功能的物质。

缺乏睡眠,则会导致一系列负面影响:免疫力下降,易感冒生病;记忆力减退,学习效率和工作效率下降;情绪波动大,易怒或抑郁;长此以往,还可能增加患心血管疾病、糖尿病等慢性疾病的风险。因此,培养良好的睡眠习惯,如保持规律的作息时间,创造舒适的睡眠环境,避免睡前过度使用电子产品等,都是至关重要的。

(2)适量运动:活力的源泉

适量运动是保持身体健康的又一关键要素。有氧运动,如散步、慢跑、游泳、骑自行车以及瑜伽等,不仅能够增强心肺功能,促进血液循环,还能有效促进体内废物排出，加速新陈代谢，帮助控制体重，预防肥胖。此外，运动还能刺激大脑释放内啡肽等"快乐激素"，有助于缓解压力，提升心情，增强自信心和幸福感。过度运动不仅可能导致身体损伤，还可能引发疲劳、免疫力下降等问题。因此，根据个人体质和健康状况，合理安排运动强度和时间，循序渐进，持之以恒，才是科学的运动方式。

（3）减压放松：心灵的庇护所

在快节奏的生活中，压力如影随形。长期的精神紧张和焦虑，不仅会影响我们的工作效率和生活质量，还会对身体健康造成损害，如引发高血压、心脏病等。因此，学会减压放松，保持积极乐观的心态，对维护身心健康至关重要。减压放松的方式多种多样，每个人都可以根据自己的喜好选择适合自己的方式。比如，阅读一本好书，沉浸在文字的世界中，让心灵得到滋养；聆听轻柔的音乐，让旋律带走烦恼，平复心情；或者进行冥想、深呼吸等练习，帮助自己专注于当下，减少杂念。此外，与家人、朋友交流，参加社交活动，培养兴趣爱好等，也是缓解压力的有效途径。

（五）定期检查与预防接种

1. 定期检查

定期进行妇科检查，不仅仅是遵循一项医疗建议，更是女性对自己身体负责的具体体现。随着年龄的增长，女性身体经历了从青春期到生育期，再到绝经期的自然变化，这一过程中，生殖系统也面临着各种挑战。通过定期的妇科检查，如白带常规、宫颈刮片、B超等，可以及时发现阴道炎、宫颈炎、子宫肌瘤、卵巢囊肿等常见妇科疾病，甚至是一些早期不易察觉的恶性肿瘤，如宫颈癌、卵巢癌等。这些检查不仅为治疗提供了宝贵的时间窗口，还能够在很大程度上避免病情恶化，减轻治疗难度和患者痛苦。因此，将妇科检查纳入年度健康计划，是每位成年女性都应重视的健康投资。

2. 预防接种

在预防医学领域，预防接种无疑是预防疾病最经济、最有效的手段之一。对于女性而言，接种HPV疫苗就是一道强有力的健康防线。HPV（人乳头瘤病毒）是引起宫颈癌及其前病变的主要元凶，而宫颈癌作为女性最常见的恶性肿瘤之一，严重威胁着女性的生命健康。通过接种HPV疫苗，可以刺激机体产生免疫力，有效预防HPV感染，从而降低宫颈癌及其相关疾病的发病风险。值得注意的是，不同年龄段的女性对 HPV 疫苗的需求和反应有所不同，因此，在接种前，女性应咨询专业医生，根据自身年龄、健康状况及疫苗类型，制定个性化的接种计划。这样，科技的力量才能真正转化为守护女性健康的坚实盾牌。

（六）特殊时期的防护

1. 孕期与产后

孕期和产后是女性身体发生较大变化的时期，也是妇科疾病的高发期。因此，在这两个特殊时期应特别注意个人卫生和防护。

（1）孕期卫生

孕期卫生至关重要，准妈妈需坚持每日用温水清洗外阴，保持其清洁、干燥，合理安排休息与活动，避免长时间站立而导致下肢水肿或久坐引起的血液循环不畅。定期参加产前检查，利用现代医疗技术密切监测胎儿生长发育情况及母体健康状态，确保母婴安全。此外，坚决杜绝不洁性行为，有效预防各类感染，为宝宝营造一个健康的成长环境。

（2）产后恢复

产后恢复阶段，产妇应严格遵循医嘱，制定个性化的恢复计划，包括适度的身体锻炼以促进子宫收缩、体型恢复。加强个人卫生管理，特别是伤口部位的细致护理，定期消毒、换药，预防感染发生。还需注意，避免过早恢复性生活，以免对尚未完全复原的身体造成不良影响，确保产后恢复的顺利进行。

2. 更年期

更年期是女性生命中的一个重要转折点，伴随着卵巢功能衰退和雌激素水平下降，女性容易出现各种不适症状和疾病。因此，在更年期应特别关注自身健康状况并采取相应的防护措施。

（1）定期体检

定期体检对维护女性健康，尤其是对于进入更年期后的女性而言，具有不可估量的价值。通过定期进行妇科检查，如宫颈涂片、超声检查等，能够及时发现并监测生殖系统的异常情况，如子宫肌瘤、卵巢囊肿等，从而采取必要的干预措施，确保生殖系统的健康、稳定。关注血压、血糖等关键生理指标的变化也至关重要，这些指标的异常往往是心血管疾病的前兆，通过早期检测和控制，可以有效预防中风、心脏病等严重疾病的发生，保持女性的整体健康水平。

（2）心理调适

更年期作为女性生命中的一个重要阶段，伴随着身体激素水平的显著变化，往往也伴随着情绪波动、焦虑、抑郁等心理问题的出现。面对这些挑战，更年期女性应积极学习自我调节的技巧，如通过冥想、瑜伽、深呼吸等方式来放松身心，减轻压力。当自我调节难以奏效时，应寻求专业的心理支持，如与心理咨询师或心理医生进行沟通交流，分享自己的感受和困惑，获取专业的指导和帮助。

（3）合理用药

在更年期，合理用药也是缓解不适症状、预防相关疾病的重要手段之一。雌激素替代疗法等药物，在医生的指导下合理使用，可以有效缓解潮热、盗汗、失眠等更年期典型症状，提高女性的生活质量。然而，值得注意的是，任何药物的使用都应在医生的指导下进行，遵循医嘱，避免自行增减剂量或停药，以免产生不良反应或影响治疗效果。更年期女性还应注意保持健康的生活方式，如均衡饮食、适量运动、戒烟、限酒等，以全方位地促进身心健康。

二、健康饮食与生活方式

在女性健康领域，妇科疾病的预防不仅仅依赖于医疗手段，更与个人的饮食习惯和生活方式息息相关。均衡的饮食、适度的运动、良好的睡眠以及积极的心态，都是构建女性健康防线的重要基石。健康饮食与积极的生活方式是预防妇科疾病的重要措施。通过均衡摄入营养素、多吃蔬果、控制糖分与盐分摄入、增加全谷物与膳食纤维摄入以及保持规律运动、充足睡眠、减压放松等健康习惯的培养和坚持，女性可以显著降低患妇科疾病的风险并提升整体的健康水平。在特殊时期，如经期、孕期、产后和更年期等阶段，给予特别关注和护理也是维护女性健康的重要手段。

（一）健康饮食：滋养身体的基石

1. 均衡摄入营养素

均衡的饮食意味着要摄取足够且比例适当的各类营养素，包括蛋白质、碳水化合物、脂肪、维生素、矿物质和膳食纤维等。这些营养素对维持女性生殖系统的正常功能至关重要。例如，铁元素对预防贫血有重要作用，而贫血是女性常见的健康问题之一，它可能影响身体的整体健康状况，包括生殖系统的健康。

2. 多吃蔬果，补充抗氧化剂

蔬菜和水果富含维生素 C、维生素 E 及多种抗氧化剂，这些成分有助于清除体内自由基，减少细胞损伤，从而降低患癌风险，包括妇科肿瘤，如卵巢癌和宫颈癌。建议每日至少摄入 5 份（约 400 克）不同种类的蔬菜和水果，以获取全面的营养支持。

3. 控制糖分与盐分摄入

高糖饮食不仅会导致体重增加，还可能引发体内炎症反应，增加患糖尿病、心血管疾病及某些妇科疾病的风险。同样，高盐饮食也与高血压等健康问题密切相关。因此，女性应尽量减少加工食品、含糖饮料和腌制食品的摄入，选择新鲜食材并控制调味料的使用量。

4. 增加全谷物与膳食纤维摄入

全谷物（如糙米、燕麦、全麦面包等）和膳食纤维有助于改善肠道健康，促进排便，减少便秘等肠道问题。膳食纤维还能帮助控制血糖水平，预防糖尿病等代谢性疾病。这些都有助于维护女性整体的健康，间接预防妇科疾病的发生。

（二）积极的生活方式：活力与健康的源泉

1. 规律运动，增强体质

适度的运动能够增强体质，提高免疫力，降低患病风险。建议女性每周至少进行 150 分钟的中等强度有氧运动（如快走、慢跑、游泳等），以及两次以上的力量训练。运动不仅能够促进血液循环和新陈代谢，还有助于缓解压力、调节心情，对预防妇科疾病具有积极作用。

2. 充足睡眠，恢复精力

良好的睡眠是身体恢复和修复的重要时期。缺乏睡眠会导致免疫力下降、内分泌紊乱等，增加患病风险。女性应保证每晚 7～9 小时的睡眠时间，并尽量保持规律的作息习惯。睡前避免使用电子设备、饮用刺激性饮料等可能影响睡眠质量的因素。

3. 减压放松，保持心情愉悦

长期的精神紧张和压力会对身体产生负面影响，包括影响内分泌系统的正常功能。女性应学会调节情绪，减轻压力，保持积极、乐观的心态。可以通过冥想、瑜伽、阅读、旅行等方式来放松心情、舒缓压力。

4. 戒烟、限酒，远离有害物质

吸烟和过量饮酒都是危害健康的不良习惯。吸烟不仅会增加患肺癌、心血管疾病等风险，还可能影响女性生殖系统的健康；而过量饮酒则可能导致肝脏损伤、内分泌紊乱等。因此，女性应戒烟、限酒，远离这些有害物质对身体的侵害。

(三) 特别关注：特殊时期的健康维护

1. 经期保健

经期是女性特有的生理周期，也是身体较为脆弱的时期。在经期，女性应更加注意个人卫生和保暖工作，避免剧烈运动和过度劳累，适当补充铁质等营养素以预防贫血。

2. 孕期与产后护理

孕期和产后是女性身体发生较大变化的时期。在孕期，女性应均衡饮食，适量运动，保持心情愉悦并定期产检；在产后则应注意休息和恢复工作，避免过度劳累和感染等问题。

3. 更年期调适

更年期是女性生命中的一个重要转折点。在此时期，女性应关注身体和心理的变化情况，保持均衡的饮食和适度的运动，定期进行妇科检查以监测生殖系统的健康状况；并在必要时寻求医生的帮助和建议。

三、定期进行妇科检查

在女性健康维护的广阔领域中，定期进行妇科检查无疑是一座坚固的防线，为女性抵御妇科疾病的侵袭提供了强有力的保障。妇科检查不仅是对女性生殖系统健康状况进行全面评估，还是预防、早期发现和治疗妇科疾病的关键环节。

定期进行妇科检查是女性维护生殖健康、预防妇科疾病的重要措施。通过妇科检查，女性可以及时了解自己的健康状况，发现潜在的健康问题并及时处理。妇科检查也是促进女性健康宣教、提高女性健康意识和自我保健能力的重要途径。因此，我们应该积极倡导并实践定期妇科检查的理念，为女性的健康保驾护航。

(一) 妇科检查的意义

妇科检查是通过专业的医疗设备和手法，对女性外阴、阴道、宫颈、子宫、附件等生殖器官进行检查，以了解其形态、大小、位置、质地及有无病变等情况。

这一过程对维护女性生殖健康、预防妇科疾病具有重要意义。通过妇科检查，医生可以及时发现并处理潜在的健康问题，如宫颈炎、阴道炎、子宫肌瘤、卵巢囊肿等，从而避免病情恶化，保障女性的生命质量和生育能力。

（二）妇科检查的内容

1. 外阴检查

观察外阴的形态、颜色，有无溃疡、赘生物、肿块等。

2. 阴道检查

使用窥阴器暴露阴道和宫颈，观察阴道黏膜的颜色、质地、分泌物情况等，检查宫颈的大小、形态，有无糜烂、息肉等。

3. 双合诊或三合诊

医生通过双手的配合，检查子宫的位置、大小、形态、质地及活动度，检查附件区有无肿块、压痛等。

4. 辅助检查

如白带常规、宫颈刮片、HPV 检测、B 超等，以进一步了解生殖系统的健康状况。

（三）妇科检查的重要性

1. 早期发现疾病

许多妇科疾病在早期并无明显症状，但通过妇科检查可以及时发现并处理，避免病情恶化。

2. 预防并发症

妇科疾病如不及时治疗，可能引发一系列并发症，如不孕、宫外孕、盆腔炎等。通过妇科检查，可以及时发现并治疗这些潜在疾病，减少并发症的发生。

3. 提高生活质量

妇科疾病不仅影响女性的身体健康，还可能对心理和生活质量造成负面影响。通过妇科检查，可以及时发现并治疗这些疾病，提高女性的生活质量。

4. 促进健康宣教

妇科检查过程中，医生可以向女性普及生殖健康知识，提高女性的健康意识和自我保健能力。

（四）妇科检查的适宜时机

1. 常规体检

建议成年女性每年至少进行一次妇科检查，作为常规体检的一部分。

2. 特殊时期

如孕期、产后、更年期等特殊时期，女性应更加关注生殖系统的健康状况，并根据医生建议，适当增加妇科检查次数。

3. 出现症状时

如出现异常分泌物、阴道流血、下腹疼痛等症状时，应及时就医并进行妇科检查。

（五）妇科检查的注意事项

1. 选择正规医院

妇科检查应在正规医院进行，确保医疗质量和安全。

2. 避开月经期

一般建议在月经干净后 3～7 天进行妇科检查，以避免经血干扰检查结果。

3. 避免性生活

妇科检查前 24 小时内应避免性生活，以免影响检查结果。

4. 保持外阴清洁

妇科检查前应保持外阴清洁，避免使用刺激性强的洗液或药物。

5. 放松心情

妇科检查是常规的医疗检查手段，女性应保持放松状态，配合医生的检查。

（六）如何促进妇科检查普及

1. 加强健康教育

通过媒体、网络、社区讲座等多种渠道，加强女性生殖健康知识的普及，提高女性对妇科检查的认识和重视程度。

2. 提供便捷服务

医疗机构应优化妇科检查流程，提供便捷的预约、挂号、检查等服务，减少女性的等待时间和不便。

3. 政策支持

政府应出台相关政策，鼓励和支持医疗机构开展妇科检查服务，降低检查费用，提高检查的普及率。

4. 倡导健康生活方式

倡导女性保持健康的生活方式，如均衡饮食、适量运动、充足睡眠等，以提高身体免疫力，降低患病风险。

第六章 儿童早期综合发展与保健

第一节 儿童生长发育监测与评估

一、生长发育的阶段性特点

儿童生长发育的阶段性特点体现在不同年龄段所呈现出的不同生长速度和生理变化上。了解这些特点有助于更好地关注儿童的健康成长和发育情况。

（一）围生期（妊娠 28 周至婴儿出生后 7 天）

1. 特点

围生期，作为生命旅程中一个尤为关键的阶段，不仅标志着胎儿在母体内发育的尾声，也开启了新生儿适应外界环境的新篇章。这一时期，从妊娠第 28 周开始，直至婴儿出生后满 7 天，是确保母婴健康与安全的重要时期。其特点在于，随着胎儿体重的迅速增加，器官功能的日益完善，以及出生后迅速适应外界环境变化的需求，都对医疗保健提出了极高的要求。

2. 关注点

在这一阶段，医疗团队和家庭成员的密切关注显得尤为重要。出生后的常规体检不仅是对新生儿健康状况的全面评估，更是早期发现潜在问题、及时干预的关键。特别是针对心脏杂音和口唇发绀的检查，作为筛查先天性心脏病的重要手段，具有不可替代的意义。心脏杂音可能预示着心脏结构或功能上的异常，如房间隔缺损、室间隔缺损等，这些疾病若不及早发现和治疗，可能会严重影响新生儿的生长发育及生活质量。口唇发绀作为缺氧的直观表现，常与心肺功能异常相关联，提示需进一步做详细检查以明确病因。

围生期还强调对母婴双方的综合管理，包括孕妇的产前检查、分娩方式的合理选择、产后恢复以及新生儿的喂养指导、疫苗接种、黄疸监测等多方面内容。通过这一系列科学、细致的照护措施，旨在最大限度地降低生产前后的并发症风险，促进母婴双方的健康与福祉，为新生命的健康成长奠定坚实的基础。

（二）新生儿期（出生后脐带结扎到出生后28天）

1. 特点

胎儿从依赖母体的宫内环境转而独立面对外界，这一转变伴随着机体内翻天覆地的生理变化。新生儿全身各系统脏器正经历从不成熟状态向初步建立并逐步巩固的过渡，这一过程既复杂又微妙，对新生儿来说是一大挑战。

2. 关注点

在这一时期，正常新生儿的发病率相对较高，尤其是那些患有先天性心脏病的新生儿，其面临的挑战更为严峻。先天性心脏病可能导致血液循环异常，影响全身各器官的血液供应和氧气交换，从而增加新生儿死亡率和患病率。因此，对于围生期新生儿，尤其是患有先天性心脏病的新生儿，需要给予特别的关注和细致的护理，以确保他们能够顺利度过这一关键阶段，健康成长。

（三）婴儿期（出生后28天到1周岁）

1. 特点

这一时期，孩子的体重和身长均经历着惊人的增长，通常在1岁时，体重可达到出生时的3倍之多，而身长也扩展为出生时的1.5倍，彰显了生命初期的蓬勃活力。

2. 关注点

此阶段必须给予足够的营养，以满足快速生长的需要。注意预防上呼吸道感染等疾病。在婴儿期，作为小儿生长发育的第一个显著高峰，其特点尤为引人注目。确保婴儿获得全面且均衡的营养支持，这直接关系到他们体格与智能的健康发展。母乳或配方奶作为主食，需根据婴儿的成长阶段适时调整，并适时引入辅食，以满足不断变化的营养需求。家长应密切关注婴儿的健康状况，通过定期接种疫苗、保持室内空气流通、合理穿着等方式，有效预防上呼吸道感染等常见疾病，为婴儿营造一个安全、健康的成长环境。

（四）幼儿期（1周岁到满3周岁）

1. 特点

幼儿期的孩子，相较于婴儿期，虽然生长发育的速度有所放缓，但这一阶段的中枢神经系统却经历着快速的发育过程，这是孩子智力、情感及社交能力发展的基础。然而，此时幼儿的免疫力依然相对低下，容易成为各种传染病的易感人群。

2. 关注点

家长在幼儿期应特别关注孩子的健康防护。及时按照国家免疫规划程序，为孩子接种各类疫苗，这是提高孩子免疫力、预防传染病的最直接、最有效的手段。合理饮食与营养补充同样不可忽视，应根据孩子的年龄、生长发育需求及季节变化，科学安排膳食，确保孩子获得充足的蛋白质、维生素、矿物质等营养素，以支持其健康成长。

（五）学龄前期（3～6周岁）

1. 特点

学龄前期儿童，其生长发育速度相较于婴幼儿期有所减缓，但这一阶段却迎来了语言和动作模仿能力的显著提升，他们对周围世界充满了好奇，求知欲旺盛，是学习新知识、新技能的黄金时期。随着免疫系统的逐渐成熟，孩子的自身免疫力也有所提高，能够更好地抵御外界病原体的侵袭。

2. 关注点

多数先天性心脏病患儿的病情，在这一时期通过体检或症状表现能够被发现，为及时干预治疗提供了宝贵时机。因此，学龄前期是手术纠治心脏畸形的较佳时期，家长应特别注重培养孩子的兴趣爱好和社交能力。通过多样化的活动和游戏，激发孩子的创造力和想象力，同时引导他们学会与他人交往、合作，为将来的学习和生活奠定良好的基础。

（六）学龄期（6～12周岁）

1. 特点

学龄期儿童，其身体发育进入了一个相对稳定而重要的阶段。除生殖系统仍在继续发育外，全身各系统已逐渐趋于成熟，特别是大脑的形态和结构发育已基本完成，这为孩子们智力的发展提供了坚实的物质基础。这一时期，孩子们正处于增长智力、努力学习的黄金时期，他们对知识的吸收能力和思考能力都有了显著的提升。

2. 关注点

家长和教育者应高度关注孩子的学业进展，给予他们必要的指导和支持，同时也不可忽视孩子的心理健康。通过营造良好的家庭氛围和学习环境，培养孩子的学习兴趣，激发他们的内在动力。此外，培养良好的生活习惯和学习习惯同样重要，这将有助于孩子形成自律、高效的学习和生活方式，为未来的成长和发展奠定坚实的基础。

3. 总体特点

（1）阶段性

儿童生长发育并非匀速进行，而是呈现出明显的阶段性特征。每个阶段都有其特定的发育重点和速度，如婴儿期以体重和身长的快速增长为主，幼儿期则侧重于语言和动作模仿能力的发展，而学龄期则更加注重智力与学业的提升。这些阶段的划分不仅帮助家长和教育者更好地理解孩子的成长需求，也为制定科学合理的养育和教育计划提供了重要依据。

（2）连续性

尽管存在明显的阶段性，但儿童的发育过程是连续的，各个阶段之间紧密相连，互为基础。一个阶段的健康发育为下一阶段的顺利过渡奠定了坚实的基础。因此，家长和教育者应当关注孩子成长过程中的每一个细节，确保每一个阶段都能得到充分的支持和引导，以促进其全面、连续地发展。

（3）不平衡性

儿童体内各器官系统的发育速度和顺序并不一致，这体现了生长发育的不平衡性。例如，神经系统在婴幼儿期迅速发育，为孩子的感知、认知和行为能力提供了强大的支持；而生殖系统则相对滞后，直到青春期才开始显著发育。这种不平衡性提醒我们，在关注孩子整体发育的同时，也要关注各个器官系统的特异性需求，给予有针对性的照顾和干预。

（4）差异性

每个儿童都是独一无二的个体，其生长发育过程必然存在个体差异。这种差异既受到遗传因素的影响，也受到环境条件的制约。同性别、同年龄的儿童在身高、体重、神经发育等方面可能会表现出明显的不同。因此，家长和教育者应当尊重孩子的个体差异，避免盲目比较和过度期望，同时根据孩子的实际情况制定个性化的成长计划，促进其潜能的最大发挥。

二、生长发育评估工具与方法

儿童生长发育评估是了解儿童健康状态、及时发现并干预生长发育问题的重要手段。儿童生长发育评估是一个复杂而重要的过程，需要借助多种工具和方法进行全面评估。通过科学的评估和及时的干预，可以确保儿童健康成长并达到最佳的发展水平。

（一）评估工具

1. 生长曲线图

生长曲线图：儿童成长的视觉指南。

生长曲线图，作为儿童保健与儿科临床中不可或缺的工具，其重要性不言而喻。这张图表不仅仅是数据的堆砌，更是儿童生长发育轨迹的直观呈现。它基于大规模流行病学调查，收集了成千上万同龄儿童的身高、体重等关键生长指标数据，经过科学统计处理后绘制而成。每一次家长带着孩子前往医院体检，医生都会将孩子的测量数据与生长曲线图进行比对，这一过程就像是为孩子绘制了一幅专属的成长蓝图。

生长曲线图通常分为百分位数曲线，如第3百分位、第10百分位、第50百分位（中位数）、第90百分位和第97百分位等，这些曲线为评估儿童生长发育提供了丰富的参考信息。位于第50百分位的儿童代表其生长发育处于平均水平，而偏离这一曲线的儿童则可能提示存在生长过快或过慢的问题。例如，若儿童的体重长期低于第3百分位，可能提示存在营养不良或生长迟缓的风险；相反，若远高于第97百分位，则需警惕肥胖或其他潜在的健康问题。

生长曲线图不仅帮助医生及时发现儿童生长发育中的异常，还能为家长提供科学的育儿指导。通过定期监测儿童的生长曲线，家长可以更加直观地了解孩子的成长状况，及时调整喂养方式、生活习惯等，为孩子的健康成长保驾护航。

2.Gesell 测评

Gesell 测评，作为儿童发育诊断领域的经典之作，自问世以来便受到了广泛的认可和应用。它不仅仅关注儿童的生理发育，还将目光投向了儿童的心理、行为等多个维度，从适应性行为、大运动行为、精细动作行为、语言行为以及个人-社交行为等五大方面进行全面评估。这种综合性的评估方式，使得 Gesell 测评能够更加准确地反映儿童的实际发展水平及发育商。

在 Gesell 测评中，每一项测试都经过精心设计，旨在考察儿童在不同年龄阶段应具备的能力。例如，在适应性行为测试中，通过让儿童完成拼图、搭积木等任务，评估其解决问题的能力；在大运动行为测试中，观察儿童跑、跳、爬等动作的发展情况，判断其运动协调性和平衡能力。这些测试结果不仅能够为医生提供诊断依据，还能为家长提供具体的育儿建议，帮助他们在日常生活中更好地促进孩子的全面发展。

值得注意的是，Gesell 测评强调发展的连续性和阶段性，认为儿童的发展是一个循序渐进的过程，每个阶段都有其特定的任务和特点。因此，在评估过程中，医生会充分考虑儿童的年龄、性别、文化背景等因素，确保评估结果的准确性和客观性。

3.GDS-C 评估

随着对儿童发育评估需求的日益增长，越来越多的评估工具应运而生。其中，GDS-C 评估作为中国儿童发育评估诊断的重要工具之一，凭借其针对性和实用性受到了广泛的关注。GDS-C 评估工具针对 0～8 岁中国儿童设计，充分考虑了中国儿童的生长发育特点和文化背景，能够全面评估儿童的运动功能、学习困难程度、先天精神发育状况和发育障碍综合征等多个方面。

在 GDS-C 评估中，评估者会根据儿童的年龄和发育阶段，选择相应的评估项目进行测试。这些项目涵盖了儿童认知、语言、运动、社交等多个领域的能力，通过标准化的测试流程和评分标准，确保评估结果的可靠性和有效性。评估完成后，评估者会根据评估结果给出明确的诊断和建议，帮助家长和医生了解儿童的发展状况，制定个性化的干预计划。

GDS-C 评估工具的优势在于其与中国儿童的实际发育情况紧密结合，避免了因文化差异而导致的评估偏差。其评估内容全面、细致，能够及时发现儿童在各个领域的发展问题，为早期干预提供了有力支持。

4. 韦氏儿童智力量表

韦氏儿童智力量表，作为评估儿童一般认知能力的权威工具，自问世以来便在全球范围内得到了广泛应用。该量表适用于 6～16 岁的儿童，通过语言理解、知觉推理、工作记忆、加工速度等 4 个方面的测试，全面评估儿童的智力水平。

在韦氏儿童智力量表中，每一项测试都经过精心挑选和编排，旨在考察儿童在不同认知领域的能力。例如，在语言理解测试中，通过让儿童阅读故事、回答问题等方式，评估其语言理解能力和逻辑思维能力；在知觉推理测试中，通过呈现图形、图案等视觉材料，考察儿童的空间想象能力和问题解决能力。这些测试项目不仅能够反映儿童的智力水平，还能揭示其在认知方面的强项和弱项。

韦氏儿童智力量表的评估结果通常以智商（IQ）的形式呈现，为医生和家长提供了直观的参考依据。通过智商分数的比较和分析，可以了解儿童在智力方面的优势和不足，为制定个性化的教育计划和干预措施提供有力支持。韦氏儿童智力量表还强调评估的连续性和动态性，鼓励家长和医生定期监测儿童的智力发展情况，及时调整教育策略和干预措施。

5.PEP-3自闭症儿童心理教育评核

PEP-3自闭症儿童心理教育评核，作为专为2～7.5周岁自闭症儿童设计的评估工具，其重要性不言而喻。自闭症是一种复杂的神经发育障碍性疾病，严重影响儿童的社交、沟通和行为能力。PEP-3评估工具的出现，为自闭症儿童的早期诊断和干预提供了有力支持。

PEP-3评估工具具有很多非口语的项目，这使得它特别适用于那些语言能力受限的自闭症儿童。评估过程中，评估者会通过观察儿童在游戏、互动等情境中的表现，评估其在沟通、体能、行为等方面的能力水平。这种评估方式不仅更加贴近儿童的实际生活情境，还能更加准确地反映儿童的真实能力状况。

PEP-3评估报告分为儿童基本资料、副测验分数和合成分数3个部分，全面而详细地反映了儿童在各个领域的能力表现。评估结果不仅为医生提供了诊断依据，还为家长提供了具体的育儿建议和教育指导。通过PEP-3评估的引导和支持，家长可以更加科学地理解自闭症儿童的需求和特点，制定个性化的教育计划和干预措施，帮助他们在生活中获得更多的支持和关爱。

（二）评估方法

1.定期测量：儿童成长的守护者

在儿童的成长历程中，每一个细微的变化都值得我们密切关注。定期测量，作为儿童健康监测的基础环节，其重要性不言而喻。它不仅是了解儿童生长发育状况的直接手段，更是预防生长发育问题、促进儿童健康成长的重要措施。

儿童期是生长发育最为迅速的时期，身高、体重、头围等生长发育指标的变化能够直观地反映儿童的营养状况、生长速度以及是否存在潜在的生长发育问题。通过定期测量，家长和医生可以及时发现儿童生长发育的异常情况，如生长迟缓、生长加速、超重或肥胖等，从而采取相应的干预措施，确保儿童能够健康成长。

（1）制定测量计划：家长应根据儿童的年龄和生长发育特点，制定合理的测量计划。一般来说，婴儿期（0～1岁）应每月测量一次，幼儿期（1～3岁）

应每两个月测量一次，学龄前期（3~6岁）应每季度测量一次，学龄期（6岁以上）应每年至少测量两次。当然，如果家长发现儿童有生长发育异常的情况，应增加测量次数，以便及时跟踪观察。

（2）选择标准工具：测量时应使用经过校准的标准测量工具，如身高尺、体重秤、软性头围带等。这些工具应具有精确的刻度，能够准确反映儿童的生长发育指标。家长在使用这些工具时，应确保测量方法的准确性，避免因测量误差而影响结果的准确性。

（3）正确测量方法：以身高测量为例，家长应让孩子脱去鞋子和厚重的衣物，站在身高尺前，脚跟靠拢并齐，背部挺直，但不紧绷。然后，家长将身高尺上的尺子水平放置于孩子的头顶正上方，确保尺子与孩子的头部接触，但不压迫头皮。最后，读取身高尺上的数值，并记录下来。体重和头围的测量方法也类似，需要遵循相应的操作规范。

（4）记录数据并绘制生长曲线：每次测量后，家长应将数据记录在专门的生长发育记录本上，并标注测量日期和儿童的年龄。然后，使用生长曲线图将测量数据绘制成曲线。通过对比不同时间点的曲线变化，可以直观地了解儿童的生长发育趋势以及是否与同龄儿童的平均水平相符。如果发现儿童的生长发育曲线偏离正常范围或出现异常波动，应及时咨询医生并采取相应的干预措施。

2. 骨龄评估：洞察骨骼发育的秘密

骨龄评估是一种通过X线检查儿童骨骼发育情况的方法，它能够揭示儿童骨骼的实际发育年龄与生理年龄之间的差异。这种差异对判断儿童的生长发育潜力、预测成年身高以及诊断生长发育障碍等具有重要意义。

（1）判断生长发育潜力：骨龄评估可以反映儿童骨骼的成熟程度，从而判断其生长发育的潜力。如果儿童的骨龄小于生理年龄，说明其生长发育潜力较大，未来还有较大的生长空间；反之，如果骨龄大于生理年龄，则说明生长发育速度较快，未来生长空间可能有限。

（2）预测成年身高：通过骨龄评估，医生可以结合儿童的生长发育曲线和骨龄数据，预测其成年后的身高范围。这对于家长和儿童来说都具有重要的参考价值，可以帮助他们制定合理的生长发育目标和计划。

（3）诊断生长发育障碍：骨龄评估还可以帮助医生诊断儿童是否存在生长发育障碍问题。例如，如果儿童的骨龄明显落后于生理年龄且伴有生长迟缓等症状,可能提示存在生长激素缺乏症等生长发育障碍问题。此时,医生可以进一步进行相关检查以明确诊断并制定相应的治疗方案。

骨龄评估通常是通过拍摄儿童手腕和手指的X线片来进行的。医生会根据X线片上的骨骺发育情况来判断儿童的骨骼发育年龄。具体来说,医生会观察骨骺的大小、形态、密度以及骨骺与干骺端之间的间隙等特征来评估骨骼的成熟程度。然后,将评估结果与同龄人的骨龄标准进行比较,以确定儿童的骨骼发育年龄是否正常。

需要注意的是,骨龄评估虽然具有一定的参考价值,但并不能完全代表儿童的生长发育状况。因为儿童的生长发育受到多种因素的影响,包括遗传、营养、环境等。因此,在进行骨龄评估时,医生应综合考虑多种因素以做出准确的判断。

3. 神经系统发育评估:守护大脑与运动的健康

神经系统发育评估是评估儿童大脑功能和运动协调性的重要手段。它涉及对儿童的认知、情感、行为以及运动能力等方面的全面评估,旨在早期发现发育迟缓等问题和治疗神经系统疾病。

(1)早期发现神经系统疾病:神经系统发育评估可以及时发现儿童是否存在神经系统疾病或发育迟缓等问题。这些问题如果得不到及时诊断和治疗,可能会对儿童的生长发育和未来的生活质量产生严重影响。因此,通过神经系统发育评估可以尽早发现问题并采取干预措施以减轻或消除其不良影响。

(2)促进大脑和运动的健康发展:神经系统发育评估还可以帮助家长和医生了解儿童的大脑和运动发育状况,从而制定个性化的训练计划以促进其健康发展。例如,对于存在运动协调障碍的儿童,可以通过物理治疗、康复训练等方法来改善其运动能力;对于存在认知障碍的儿童,则可以通过认知训练、特殊教育等方法来提高其认知水平。

(3)神经系统发育评估通常由专业人员进行一系列行为观察和物理检查来完成。这些检查包括但不限于以下几个方面:

行为观察:评估人员会观察儿童在日常生活中的行为表现,如注意力集中程度、情绪反应、社交互动能力等。通过观察这些行为表现可以初步判断儿童是否存在神经系统异常或发育迟缓等问题。

物理检查:评估人员还会对儿童进行一系列物理检查以评估其运动协调性和肌肉力量等方面的能力。例如,可以通过让儿童完成一些简单的动作(如跳跃、抓握等）来观察其运动协调性和肌肉力量是否正常，还可以通过检查儿童的反射情况（如握持反射、吸吮反射等）来评估其神经系统功能是否正常。

专项测试：除行为观察和物理检查外，评估人员还可能根据儿童的具体情况进行一些专项测试以进一步评估其神经系统发育状况。例如，可以使用视觉追踪测试来评估儿童的视觉注意力和眼球运动能力，还可以使用语言测试来评估儿童的语言表达能力和理解能力等。

总之，神经系统发育评估是一项复杂而细致的工作，需要专业人员进行全面而深入的评估以确保评估结果的准确性和可靠性。通过神经系统发育评估，我们可以更好地了解儿童的神经系统发育状况并为其健康成长提供有力的支持和保障。

4. 血红蛋白检测：守护儿童的营养与健康

血红蛋白检测是一种简单而有效的检测方法用于评估儿童的贫血程度以及制定治疗方案。通过检测儿童血液中的血红蛋白含量，我们可以了解其营养状况和健康状况，从而为制定有针对性的营养干预措施提供依据。

（1）评估贫血程度：血红蛋白是红细胞中负责运输氧气的重要蛋白质，其含量直接反映了血液的携氧能力。如果儿童血液中的血红蛋白含量低于正常范围则说明其存在贫血情况。通过血红蛋白检测，我们可以准确地评估儿童的贫血程度，从而为制定治疗方案提供依据。

（2）指导营养干预：贫血是儿童常见的营养问题之一，其发生与铁、叶酸、维生素 B_{12} 等营养素的缺乏密切相关。通过血红蛋白检测，我们可以了解儿童是否存在这些营养素的缺乏，从而指导家长和医生制定合理的营养干预措施以改善其贫血状况。

（3）监测治疗效果：对于已经接受治疗的贫血儿童，血红蛋白检测还可以用于监测其治疗效果。通过定期检测血红蛋白含量，我们可以了解治疗效果是否显著以及是否需要调整治疗方案以确保儿童能够尽快恢复健康。

（4）血红蛋白检测通常是通过采集儿童的指血样本来进行的。这种方法具有无痛、快速、简便等优点，因此广泛应用于儿童健康监测中。具体来说，检测过程如下：

准备工作：需要准备好采血工具（如一次性采血针、无菌棉签等）以及检测试剂（如血红蛋白试纸等）。需要确保采血部位（如手指）干净、无创伤以确保采集到的血液样本质量可靠。

采集血液样本：在采集血液样本前需要对儿童进行安抚以减少其紧张和恐惧情绪。然后，使用一次性采血针轻轻刺破儿童的指尖皮肤，使其流出少量血液。接着，使用无菌棉签轻轻擦拭掉第一滴血（因为第一滴血可能含有较多的组织液和杂质），然后采集第二滴血作为检测样本。

进行检测：将采集到的血液样本滴在血红蛋白试纸上并按照说明书上的操作步骤进行检测。一般来说，检测过程需要等待几分钟时间以便试纸上的化学反应充分进行。然后，可以通过观察试纸上的颜色变化来判断儿童的血红蛋白含量是否正常。

解读结果：根据试纸上的颜色变化可以将其与标准比色卡进行对比以得出儿童的血红蛋白含量范围。如果儿童的血红蛋白含量低于正常范围，则说明其存在贫血情况，需要进行进一步诊断和治疗；如果血红蛋白含量在正常范围内，则说明其营养状况良好，可以继续保持健康的饮食习惯和生活方式。

（三）综合评估与干预

在进行儿童生长发育评估时，应综合考虑多个方面的因素，如身高、体重、头围、骨龄、神经系统发育等。对于评估结果异常的儿童，应及时进行干预和治疗。干预措施可能包括调整饮食、增加运动、补充营养、药物治疗等。家长和医生应密切合作，定期监测儿童的生长发育情况，并根据需要进行调整和优化干预方案。

三、生长发育偏离的识别与干预

儿童的生长发育是一个复杂而精细的过程，涉及遗传、环境、营养、疾病等多种因素的相互作用。在这个过程中，儿童可能因各种原因出现生长发育偏离，即其生长轨迹偏离了正常儿童的生长曲线或发育里程碑。生长发育偏离的及时识别与有效干预对保障儿童健康成长具有重要意义。儿童生长发育评估是一个复杂而重要的过程，需要借助多种工具和方法进行全面评估。通过科学的评估和及时的干预，可以确保儿童健康成长并达到最佳的发展水平。

（一）生长发育偏离的识别方法

1. 生长曲线监测

生长曲线图是评估儿童生长发育状况的重要工具。通过定期测量儿童的身高、体重、头围等生长发育指标，并将其绘制在生长曲线图上，可以直观地观察儿童的生长轨迹是否偏离正常范围。医生或家长应密切关注生长曲线的变化趋势，特别是当曲线出现急剧上升或下降时，应警惕生长发育偏离的可能性。

2. 里程碑评估

除生长曲线监测外，里程碑评估也是识别生长发育偏离的重要手段。儿童在成长过程中会按照一定的顺序和时间表达各种发育里程碑，如抬头、翻身、坐立、爬行、行走、说话等。如果儿童在达到这些里程碑时明显落后于同龄儿童，或者出现倒退现象，应视为生长发育偏离的警示信号。

3. 体检与筛查

定期进行体检和专项筛查也是识别生长发育偏离的必要措施。体检可以全面评估儿童的健康状况，包括心肺功能、神经系统发育、骨骼肌肉发育等；专项筛查则针对特定的生长发育问题进行深入检查，如听力筛查、视力筛查、自闭症筛查等。通过体检和筛查，可以及早发现潜在的生长发育问题并采取相应的干预措施。

（二）生长发育偏离的常见类型

1. 生长迟缓

生长迟缓是儿童生长发育偏离中最常见的类型之一。它表现为儿童的身高、体重等生长发育指标明显低于同龄儿童的平均水平，且生长速度缓慢。生长迟缓可能由多种因素引起，包括营养不良、慢性疾病、遗传因素等。

2. 生长过速

与生长迟缓相反，生长过速也是生长发育偏离的一种表现。生长过速的儿童身高、体重等生长发育指标明显高于同龄儿童的平均水平，且生长速度过快。生长过速可能由内分泌疾病（如巨人症）、遗传因素或药物影响等引起。

3. 发育不良

发育不良是指儿童在身体、智力或心理等方面的发展未达到正常水平。这可能是遗传因素、孕期并发症、营养不良、疾病或环境因素等多种原因导致的。发育不良的儿童可能表现为运动能力、语言能力、社交能力等方面的落后。

（三）生长发育偏离的原因分析

1. 遗传因素

遗传因素是影响儿童生长发育的重要因素之一。父母的身高、体重等遗传因素会在一定程度上影响子女的生长发育水平。然而，遗传因素并非决定性的，环境和其他非遗传因素同样重要。

2. 营养因素

营养是儿童生长发育的物质基础。营养不良或营养过剩都可能导致生长发育偏离。营养不良会影响儿童的身高、体重等生长发育指标，而营养过剩则可能导致儿童肥胖和生长过速。

3. 疾病因素

疾病是导致儿童生长发育偏离的常见原因之一。慢性疾病（如先天性心脏病、慢性肾病等）、内分泌疾病（如生长激素缺乏症、甲状腺功能异常等）以及感染性疾病等都可能影响儿童的生长发育。

4. 环境因素

环境因素也是影响儿童生长发育的重要因素之一。不良的生活环境（如污染、噪音等）、家庭氛围（如家庭暴力、亲子关系紧张等）以及社会经济状况等都可能对儿童的生长发育产生负面影响。

（四）生长发育偏离的干预策略

1. 营养干预

对于因营养不良导致的生长发育偏离，营养干预是首要措施。应根据儿童的年龄、生长发育状况及营养需求制定合理的饮食计划，确保儿童获得充足的营养。对于营养过剩的儿童，则应控制饮食量、调整饮食结构、增加运动量等以控制体重。

2. 疾病治疗

对于因疾病导致的生长发育偏离，应针对原发病进行治疗。通过药物治疗、手术治疗等手段控制病情发展，改善儿童的生长发育状况。加强护理和康复训练也是促进儿童康复的重要措施。

3. 心理干预

心理干预对改善儿童的生长发育状况同样重要。对于因家庭氛围不良或心理压力过大导致的生长发育偏离，应给予儿童足够的关爱和支持，建立良好的亲子关系。开展心理辅导和心理健康教育等活动也有助于提高儿童的心理健康水平。

4. 教育与训练

对于发育不良的儿童，教育与训练是促进其全面发展的重要手段。通过早期教育、特殊教育等方式，提高儿童的认知能力、语言能力和社交能力等。加强体育锻炼和康复训练也有助于改善儿童的身体素质和运动能力。

5. 社会支持

社会支持是保障儿童健康成长的重要保障。政府、社会组织和家庭应共同努力为儿童提供良好的生活环境和教育资源。加强儿童保健服务体系建设，提高儿童健康保障水平，加强儿童权益保护等也是促进儿童健康成长的重要措施。

第二节 儿童营养与膳食指导

一、儿童营养需求与膳食原则

儿童期是人生长发育的关键时期，这一阶段的营养状况不仅影响当前的健康水平，还对未来成年后的身体素质和智力发展产生深远影响。因此，确保儿童获得全面、均衡、适量的营养至关重要。儿童营养需求与膳食原则的制定应基于儿童生长发育的特点和营养需求的特点。通过均衡膳食、充足蛋白质、适量脂肪、碳水化合物为主、多吃新鲜蔬菜和水果、适量饮水、合理安排餐次和进食量以及培养良好的饮食习惯等措施，可以确保儿童获得全面、均衡、适量的营养，促进其健康成长。家长和教育工作者应密切关注儿童的营养状况，及时调整膳食结构，为儿童提供科学、合理的膳食指导。

（一）儿童营养需求的特点

1. 能量需求高

儿童正处于快速生长发育阶段，新陈代谢旺盛，对能量的需求相对较高。随着年龄的增长和活动量的增加，能量需求也会逐渐增大。因此，合理安排膳食，保证充足的能量供应是儿童健康成长的基础。

2. 营养素需求全面

儿童生长发育需要多种营养素的共同参与，包括蛋白质、脂肪、碳水化合物、维生素、矿物质和水等。这些营养素在儿童的生长发育过程中各自发挥着不可替代的作用。例如，蛋白质是构成人体组织的基本物质，脂肪是能量储存和细胞膜构成的重要成分，维生素和矿物质则参与多种生理代谢过程。

3. 营养素比例适宜

儿童对营养素的需求不仅要求全面，还要求比例适宜。不同年龄段、不同性别的儿童对营养素的需求存在差异,因此,应根据儿童的实际情况,合理安排膳食结构,确保各种营养素之间的比例平衡。

4. 膳食多样化

膳食多样化是满足儿童营养需求的重要途径。不同食物所含的营养素种类和数量不同,通过多样化的膳食可以确保儿童获得多种营养素,避免营养缺乏或过剩。

(二)儿童膳食原则

1. 均衡膳食

均衡膳食是指膳食中各种营养素的比例适当,能够满足儿童生长发育的需要。在安排儿童膳食时,应确保蛋白质、脂肪、碳水化合物等宏量营养素的摄入量合理,注重维生素和矿物质的补充。此外,还应注意膳食纤维的摄入,以促进肠道蠕动,预防便秘。

2. 充足蛋白质

蛋白质是儿童生长发育的重要物质基础,对维持机体正常生理功能具有重要作用。儿童对蛋白质的需求量相对较高,且优质蛋白质应占一定比例。优质蛋白质主要来源于动物性食物(如瘦肉、鱼、蛋、奶等)和豆类及其制品。在安排儿童膳食时,应确保每天摄入足够的优质蛋白质。

3. 适量脂肪

脂肪是儿童能量的重要来源之一,也是细胞膜和神经组织的重要组成成分。然而,过量摄入脂肪会增加肥胖和心血管疾病的风险。因此,在安排儿童膳食时,应控制脂肪的摄入量,尤其是饱和脂肪和反式脂肪的摄入。应增加不饱和脂肪酸(如亚油酸、α-亚麻酸等)的摄入,以促进儿童的生长发育和智力发展。

4. 碳水化合物为主

碳水化合物是儿童能量的主要来源,占儿童总能量摄入的50%以上。在安排儿童膳食时,应以谷类食物为主,如大米、面粉、玉米等。这些食物富含碳水化合物,且易于消化吸收。此外,还应注意粗细搭配,适量增加粗粮和杂粮的摄入,以增加膳食纤维的摄入量。

5. 多吃新鲜蔬菜和水果

蔬菜和水果富含维生素、矿物质和膳食纤维等营养素,对儿童的生长发育具有重要作用。在安排儿童膳食时,应鼓励儿童多吃新鲜蔬菜和水果,以补充身体所需的营养素。此外，还应注意蔬菜和水果的多样化，以确保摄入多种营养素。

6. 适量饮水

水是维持生命活动的重要物质，对儿童的生长发育同样重要。儿童对水的需求量相对较大，且易受环境温度和活动量的影响。因此，在安排儿童膳食时，应确保儿童每天摄入足够的水分。此外，还应注意饮水的卫生和质量，避免饮用未经处理或受污染的水。

7. 合理安排餐次和进食量

儿童的胃容量相对较小，但生长发育迅速，对营养素的需求量大。因此，在安排儿童膳食时，应合理安排餐次和进食量。一般来说，儿童每天应进食三餐两点（早餐、午餐、晚餐和上午、下午各一次点心），以保证营养的均衡摄入。此外，还应注意餐次之间的时间间隔和进食量的控制，避免过饱或过饥。

8. 培养良好的饮食习惯

良好的饮食习惯是儿童健康成长的重要保障。在安排儿童膳食时，首先，应注重培养儿童的饮食习惯，应让儿童养成定时、定量进餐的习惯。其次，应鼓励儿童细嚼慢咽、不挑食、不偏食。最后，还应注意养成餐前、餐后的卫生习惯，如洗手、漱口等。

二、婴幼儿辅食添加与喂养指导

婴幼儿时期是宝宝生长发育的重要阶段，合理的辅食添加与喂养对宝宝的健康成长至关重要。婴幼儿辅食的添加与喂养是一个循序渐进的过程，需要家长们耐心细致地进行。在添加辅食时，应遵循从少到多、从一种到多种、从细到粗、从软到硬的原则，注重食物的营养搭配和卫生安全。要密切观察宝宝的反应和生长发育情况，及时调整辅食的种类和量。通过科学合理的辅食添加与喂养指导，可以帮助宝宝健康成长，为未来的生活打下坚实的基础。

（一）辅食添加的时机

婴幼儿辅食的添加时间通常建议在宝宝满 6 个月大时开始，但最早不早于 4 个月，最晚不晚于 8 个月。具体的添加时机可以根据宝宝的生长发育情况来判断，主要包括以下几个方面。

1. 体重达标

在宝宝成长的里程碑中，体重、食欲、发育状况及吞咽能力的变化都是极为重要的观察点。当宝宝的体重稳步上升，达到出生体重的 2 倍，大约 6 千克时，这不仅是营养摄入充足的直观体现，也是其健康成长的重要标志。

2. 食欲增强

宝宝的食欲也日益增强，即便喂奶次数有所增加，他们仍可能因快速成长的需求而频繁感到饥饿，这是身体发出的自然信号，提醒家长需及时满足其营养需求。

3. 发育达标

在发育方面，宝宝的身高稳步增长，体重与月龄标准相符，神经功能的发育也达到了相应阶段的标准，比如能够更稳定地抬头、翻身，甚至开始尝试坐起，这些都是大脑与身体协调发展的良好迹象。

4. 吞咽能力

吞咽能力是宝宝准备接受辅食的重要一步。家长可以尝试在医生或专业人士的指导下，用极少量、细腻易吞咽的食物，如米糊或果蔬泥来测试宝宝的反应。如果宝宝表现出对新食物的好奇与尝试吞咽的意愿，那么这标志着他们的口腔肌肉和吞咽机制已经相对成熟，可以安心地逐步引入辅食，为宝宝的饮食多样化奠定基础。

（二）辅食添加的原则

1. 从少到多

"从少到多"的原则是确保宝宝消化系统能够平稳过渡的关键。开始时，只需提供一小勺或两小勺的辅食，观察宝宝的接受程度及消化状况，再逐渐增加分量，避免给宝宝带来不必要的负担。

2. 从一种到多种

"从一种到多种"则是对宝宝过敏反应的预防。每种新食物初次尝试时，都应连续喂食几天，以便家长有足够的时间观察宝宝是否出现皮疹、呕吐、腹泻等过敏症状。一旦发现异常，应立即停止喂食并咨询医生。通过这种方式，我们可以逐一排除潜在的过敏原，为宝宝构建一个安全的饮食环境。

3. 从细到粗

"从细到粗"的辅食质地变化，是宝宝学习咀嚼和吞咽的重要步骤。初期的泥状、茸状食物易于宝宝吞咽，而随着宝宝口腔肌肉和牙齿的发育，逐渐过渡到碎末状、颗粒状，可以锻炼宝宝的咀嚼能力，为日后进食固体食物打下基础。

4. 从软到硬

"从软到硬"则顺应了宝宝牙齿萌出和咀嚼功能发展的自然规律。初期软烂的食物有助于保护宝宝的牙龈，而随着宝宝牙齿的逐渐长出，适当增加辅食的硬度，可以促进牙齿的生长和咀嚼肌的发育，使宝宝的口腔功能更加完善。

5. 单独制作

"单独制作"辅食是出于对食物安全和卫生的考虑。宝宝的消化系统尚未发育完全，对食物中的添加剂和调味品较为敏感。因此，在为宝宝准备辅食时，应尽量避免使用过多的调味品，特别是食盐，以免增加宝宝肾脏的负担。单独制作辅食也能确保食物的新鲜度和营养价值，为宝宝的健康成长保驾护航。

（三）辅食添加的顺序与方法

1. 高铁米粉

宝宝应添加的是高铁米粉，而不是自制的米粉。市售的高铁米粉含铁量高，有助于预防宝宝缺铁性贫血。米粉的冲调方法如下：

（1）比例

第1~3天，一勺米粉加50mL水。

（2）水温

使用60℃左右的温水，避免水温过高导致米粉起坨。

（3）搅拌

将温水倒入盛有米粉的碗中，用勺子顺时针搅拌，直至完全冲散。

（4）试温

在喂宝宝之前，用手腕试一下温度，确保不会烫伤宝宝。

2. 蔬果泥

米粉吃1周左右，可以开始添加蔬果泥。蔬果泥的制作方法如下：

（1）根茎类蔬菜

如土豆、胡萝卜等，去皮后切小块，放蒸锅中蒸熟，然后用料理棒打成泥，加入冲调好的米糊中，量不要超过米糊的1/2。

（2）叶类蔬菜

将整根的菜叶放入滚开的水中焯水30秒左右，待绿色菜叶变成深绿色且稍稍变软后，用料理棒打成泥。

（3）水果泥

6个月的宝宝可以吃的水果有苹果、香蕉、梨、牛油果等，可以直接打泥喂食。水果泥可以单独喂，也可以加在米糊中。

3. 辅食油

宝宝添加辅食1周后，可以开始添加辅食油，首选核桃油，尝试一段时间后与亚麻籽油交替食用。这两种油适合凉拌，不能热炒。

（四）辅食添加的注意事项

（1）观察反应

添加新的辅食后，要密切观察宝宝是否有腹泻、呕吐、皮肤出疹子或潮红等过敏反应。

（2）避免强迫进食

如果宝宝不愿意吃某种食物，不要强迫喂食，可以尝试改变制作方式或选择其他食物。

（3）餐具选择

宝宝的餐具应选择柔软、材质安全、容易清洗及方便加热。喂食的勺子最好选用顶端比较软的，避免损伤宝宝的牙龈。

（4）注意卫生

制作辅食的工具，如锅碗、刀具等应注意消毒，最好备有专用菜板。

（5）逐步过渡

辅食的添加应从流质、半流质逐渐过渡到固体食物，如米糊→粥→软饭等。

（五）辅食的种类与营养搭配

婴幼儿的辅食种类丰富多样，包括稀粥、蛋黄、蛋羹、配方奶、菜泥、鱼肝油等。在添加辅食时，应注重食物的营养搭配，确保宝宝获得全面的营养。

（1）蛋白质

蛋黄、豆腐、鱼肉等都是优质的蛋白质来源。

（2）碳水化合物

米粉、粥、面条等是宝宝主要的碳水化合物来源。

（3）维生素与矿物质

蔬菜泥、水果泥富含各种维生素和矿物质，有助于宝宝的生长发育。

（4）脂肪

适量的辅食油有助于宝宝的大脑发育和视力保护。

（六）辅食喂养的误区与纠正

（1）过早或过晚添加辅食

过早添加辅食可能导致宝宝消化不良，过晚则可能导致宝宝营养不良，应根据宝宝的生长发育情况适时添加。

（2）辅食种类过多或过少

辅食种类过多可能导致宝宝消化不良或过敏，过少则可能导致营养不均衡，应逐步增加辅食种类，让宝宝逐渐适应。

（3）强迫宝宝进食

强迫宝宝进食可能导致宝宝对食物产生抵触情绪，影响食欲和进食习惯，应尊重宝宝的意愿，引导其自主进食。

（4）辅食过于精细

长期给宝宝吃过于精细的食物可能影响其咀嚼能力和牙齿发育，应逐渐增加辅食的粗糙度，帮助宝宝学习咀嚼。

三、特殊营养需求儿童（如过敏、贫血）的饮食管理

在儿童的成长过程中，部分儿童可能会因体质差异或特定健康状况而面临特殊的营养需求挑战。其中，食物过敏和贫血是两种较为常见的特殊营养需求情况。这些状况不仅影响儿童的生长发育，还可能对其生活质量产生深远影响。因此，针对这些特殊营养需求的儿童，制定科学合理的饮食管理方案显得尤为重要。

（一）食物过敏儿童的饮食管理

1. 识别过敏原

对于食物过敏儿童而言，识别并避免过敏原是饮食管理的核心。过敏原可能包括但不限于牛奶、鸡蛋、大豆、花生、坚果、小麦、鱼类、甲壳类海鲜等。家长和医生应密切合作，通过详细的过敏史询问、皮肤点刺试验、血清特异性 IgE 检测等手段，准确识别出儿童的过敏原。

2. 制定无过敏原饮食计划

一旦确定了过敏原，就需要为儿童制定一个无过敏原的饮食计划。这通常意

味着要剔除所有含有该过敏原的食物，并从其他食物中寻找替代品以确保营养的均衡摄入。例如，对于牛奶过敏的儿童，可以选择大豆、杏仁、椰奶等作为替代品；对于小麦过敏的儿童，则需寻找无麸质食品，如玉米面、藜麦等。

3.仔细阅读食品标签

由于许多加工食品中可能含有未明确标注的过敏原成分，因此家长在为食物过敏儿童选购食品时必须仔细阅读食品标签。特别注意查看配料表、添加剂列表以及可能含有过敏原的警示语。此外，还应关注食品生产过程中的交叉污染风险，尽量选择信誉良好的品牌和生产商。

4.应对意外暴露

尽管我们努力避免过敏原的接触，但意外暴露仍有可能发生。因此，家长应了解并准备应对过敏反应的急救措施，如使用抗过敏药物、立即就医等。教育儿童认识自己的过敏症状并学会在紧急情况下求助也是非常重要的。

5.监测生长发育

食物过敏可能导致儿童对某些营养素的吸收受限，从而影响其生长发育。因此，家长应定期监测儿童的生长发育情况，包括身高、体重、头围等指标的变化，以及是否出现营养不良的体征和症状。如有必要，可咨询营养师或医生，有针对性地给予个性化的营养补充建议。

（二）贫血儿童的饮食管理

1.明确贫血类型及原因

贫血儿童的饮食管理需要明确其贫血的类型及原因。贫血可分为多种类型，如缺铁性贫血、巨幼细胞性贫血等，每种类型的贫血对营养素的需求和治疗方案均有所不同。因此，在进行饮食管理之前，必须通过血液检查等手段明确贫血的类型及原因。

2.补充缺乏的营养素

（1）缺铁性贫血

对于缺铁性贫血儿童，应重点补充富含铁质的食物，如红肉（牛肉、羊肉、猪肉）、禽类（鸡肉、鸭肉）、鱼类（三文鱼、鲈鱼）、豆类（黑豆、红豆、绿豆）、绿叶蔬菜（菠菜、芥蓝、油菜）等。此外，还应增加维生素C的摄入以促进铁的吸收，如柑橘类水果、草莓、猕猴桃等。

（2）巨幼细胞性贫血

对于巨幼细胞性贫血儿童，则需补充叶酸和维生素 B_{12}。富含叶酸的食物包括绿叶蔬菜、豆类、坚果等，而维生素 B_{12} 则主要存在于动物性食物中，如肉类、鱼类、禽类、蛋类和奶制品等。

3. 合理搭配膳食

在补充缺乏的营养素的同时，还应注意膳食的合理搭配。例如，在摄入富含铁质的食物时，应避免食用含有抑制铁吸收物质的食物，如咖啡、茶、巧克力等。此外，还应根据儿童的年龄、性别、体重等因素合理计算每日所需能量和各种营养素的摄入量，确保膳食的均衡和充足。

4. 监测治疗效果

在进行饮食管理的家长应定期带儿童进行血液检查以监测治疗效果。通过比较治疗前后血红蛋白、红细胞计数等指标的变化情况来评估饮食管理的效果。如有必要，可根据检查结果调整饮食计划或考虑其他治疗手段。

5. 教育和引导

对于年龄较大的贫血儿童，家长和教育工作者还应加强对其健康饮食的教育和引导。通过讲解贫血的危害、预防和治疗措施等知识来提高儿童的健康意识和自我保护能力。鼓励儿童积极参与饮食计划的制定和执行过程中，培养其良好的饮食习惯和生活方式。

特殊营养需求儿童的饮食管理是一项复杂而细致的工作，需要家长、医生、营养师等多方面的共同努力和配合。针对食物过敏和贫血等不同类型的特殊营养需求儿童，我们应根据其具体情况制定个性化的饮食管理方案，并通过科学合理的饮食安排来保障其营养的全面均衡摄入和健康成长。加强健康教育和监测评估也是确保饮食管理效果的重要手段。

第三节 儿童心理行为发展

一、心理行为发展的阶段性特征

儿童心理行为的发展是一个复杂而连续的过程，它伴随着年龄的增长和经验的积累而逐渐展开。在这个过程中，儿童的心理和行为表现出明显的阶段性特征，每个阶段都有其独特的发展任务和特点。从婴儿期的感知觉、动作和情绪情感的发展到青少年期的生理、认知、情感和社会性的全面发展，儿童的心理行为在不断地成熟和完善。在这个过程中，家长、教师和社会各界都应该关注儿童的心理行为发展特点，提供适当的支持和引导，帮助儿童健康成长并顺利过渡到下一个发展阶段。

（一）婴儿期（0~2岁）

婴儿期是儿童心理行为发展的起点，也是感知觉、动作和情绪情感等基础心理功能迅速发展的时期。

1. 感知觉的发展

婴儿出生后，通过感官来认识和探索世界。视觉、听觉、触觉等感知觉在婴儿期发展迅速。新生儿已能对光线、声音和触摸做出反应，随着月龄的增长，这些感知觉能力逐渐增强，开始能够区分不同的颜色、声音和质地。

2. 动作的发展

动作的发展是婴儿期另一个显著的特征。从最初的无条件反射（如吸吮反射、抓握反射）到后来的有意动作（如伸手抓物、翻身、坐立、爬行、站立和行走），婴儿的动作能力在不断地提高和完善。这些动作的发展不仅促进了婴儿的身体发育，也为其后续的认知和社会性发展奠定了基础。

3. 情绪情感的发展

婴儿期的情绪情感发展主要表现为基本情绪（如快乐、悲伤、愤怒、恐惧）的逐渐分化和复杂化。婴儿通过面部表情、声音和身体动作来表达自己的情感，也开始学习和理解他人的情感表达。母婴之间的情感交流对婴儿情绪情感的发展具有重要影响。

（二）幼儿期（2~6岁）

幼儿期是儿童心理行为发展的关键时期，也是自我意识、想象力和创造力开始萌发的阶段。

1. 自我意识的发展

幼儿期是自我意识形成的重要时期。儿童开始意识到自己是一个独立的个体，具有自己的意愿、需求和感受。他们开始使用"我"这个词来指代自己，并逐渐发展自我评价和自我控制的能力。

2.想象力和创造力的发展

幼儿期的儿童具有丰富的想象力和创造力。他们能够通过游戏、绘画、手工等方式表达自己的想象力和创造力。这种想象力和创造力不仅有助于儿童认知的发展，也为其未来的学习和生活提供了重要的动力。

3.社会性发展

幼儿期的社会性发展主要表现为同伴关系和亲子关系的建立与发展。儿童开始与同伴进行互动和游戏，学会分享、合作和竞争等社交技能。他们也开始理解并遵守家庭和社会的规则和规范。

（三）学龄前期（6~7岁）

学龄前期是儿童从幼儿园向小学过渡的关键时期，也是认知、语言和社会性等方面快速发展的阶段。

1.认知发展

学龄前期的儿童开始进入具体运算阶段，能够运用具体的实物和图像进行逻辑思维和问题解决。他们的注意力、记忆力和思维能力都有了显著的提高，开始能够理解简单的因果关系和逻辑关系。

2.语言发展

学龄前期的儿童语言能力得到了极大的发展。他们不仅掌握了大量的词汇和句型，还能够进行复杂的对话和叙述。他们也开始学习阅读和书写，为进入小学后的学习做好准备。

3.社会性发展

学龄前期的儿童社会性发展更加复杂和深入。他们开始理解并尊重他人的观点和感受，学会了更加复杂的社交技能和策略。他们也开始形成自己的价值观和道德观念，为未来的社会适应奠定基础。

（四）学龄期（7~12岁）

学龄期是儿童接受正规教育的时期，也是认知、情感和社会性等方面全面发展的阶段。

1.认知发展

学龄期的儿童认知能力继续提高，开始进入形式运算阶段。他们能够进行抽象思维和逻辑推理，解决更加复杂的问题。他们也开始关注自己的学习和成绩，形成了初步的学习动机和策略。

2. 情感发展

学龄期的儿童情感发展更加稳定和丰富。他们开始能够理解和表达自己的复杂情感，如自尊、自信、羞耻和尴尬等。他们也开始关注与同伴的关系和友谊，形成了更加稳定的同伴群体。

3. 社会性发展

学龄期的儿童社会性发展更加成熟和复杂。他们开始理解和遵守更加复杂的社会规范和道德准则，形成了初步的社会责任感和道德感。他们也开始关注自己在社会中的地位和角色，为未来的职业选择和社会适应做好准备。

（五）青少年期（12～18岁）

青少年期是儿童向成人过渡的关键时期，也是身心发展迅速且充满矛盾的阶段。

1. 生理发展

青少年期是身体发育的高峰期，身高、体重和性器官等方面都发生了显著的变化。这些生理变化对青少年的心理和行为产生了深远的影响。

2. 认知发展

青少年期的认知发展达到了新的高度。他们能够进行更加深入和抽象的思维，开始思考人生的意义和价值。他们也开始形成自己的世界观和价值观，对周围的事物有了更加独立和批判性的看法。

3. 情感发展

青少年期的情感发展充满了矛盾和冲突。他们开始经历更多的情感波动和情感体验，如爱情、友谊、失落和挫折等。他们也面临着自我认同的危机和角色冲突的挑战，需要不断地探索和尝试来找到适合自己的身份和角色。

4. 社会性发展

青少年期的社会性发展表现为更加独立和自主的社交行为。他们开始与同龄人建立更加紧密和复杂的社会关系网络，也开始尝试与成人世界进行互动和沟通。在这个过程中，他们逐渐形成了自己的社交风格和社交策略，为未来的社会适应和职业发展奠定了基础。

二、早期情感与社会性发展

儿童早期的情感与社会性发展是一个复杂而关键的过程,涉及多个方面的成长和变化。家长和教育者应该关注儿童的情感和社会性发展需求,提供适当的支持和引导,促进儿童健康成长和全面发展。

(一)情感发展的特点

1.情感的逐渐分化

随着年龄的增长,儿童的情感体验从简单的愉悦、愤怒等基础情感,逐渐分化为更复杂的情感,如同情、感激、羞愧等。这种情感的分化使儿童能够更好地理解和应对周围环境和人际关系中的复杂情况。

2.情感表达的逐渐社会化

儿童在成长过程中,逐渐学会根据社会规范和情境来表达和控制自己的情感。例如,在公共场合控制自己的情绪表现,以符合社会期望。这种情感表达的社会化是儿童社会适应的重要方面。

3.情感的理解和分享

学前儿童开始能够理解和分享他人的情感。他们可以通过观察他人的表情、行为来理解别人的情感状态,并尝试以适当的方式回应。这种情感的理解和分享能力有助于儿童建立更加积极、和谐的人际关系。

4.情感自我调节能力的增强

随着大脑的成熟和认知能力的发展,儿童开始学会使用各种策略来调节自己的情绪,如深呼吸、离开现场等,以帮助他们更好地处理情感冲突。这种情感自我调节能力的增强是儿童情绪管理的重要表现。

(二)社会性发展的特点

1.依恋情感的形成和发展

依恋是儿童早期与主要照顾者建立的一种特殊的情感联系。这种依恋关系对儿童的情感发展有着重要的影响。随着年龄的增长,儿童会将对照顾者的依恋转化为对其他家庭成员和朋友的情感联系。这种依恋情感的建立和发展是儿童社会性发展的基础。

2.同伴关系的情感互动

学前儿童开始与同伴建立更深层次的情感联系。他们在与同伴的互动中学会了合作、分享和冲突解决，这些经验有助于使他们情感变得成熟。同伴关系的情感互动是儿童社会性发展的重要途径之一。

3. 自我概念的发展

在儿童早期，新的心理表征能力使儿童能够反思自己，形成自我概念。他们开始理解自己的心理状态、能力、态度和价值系统，这是一个人用来说明自己是一个什么样的人所必需的。自我概念的发展是儿童社会性发展的重要方面之一。

4. 道德情感的初步形成

儿童在这个阶段开始形成对善恶、公正、非公正的基本判断，并由此产生相应的情感反应。例如，他们可能会因为做出了一件好事而感到自豪。道德情感的初步形成是儿童社会性发展的重要标志之一。

（三）其他相关因素

1. 家庭环境

家庭环境对儿童早期情感与社会性发展有着重要影响。父母的教养方式、家庭氛围、亲子关系等都会对儿童的情感发展和社会性发展产生影响。因此，家长应该注重营造和谐、温馨的家庭环境，为儿童提供良好的成长条件。

2. 社会文化

社会文化也是影响儿童早期情感与社会性发展的重要因素之一。在不同的社会文化背景下，儿童的情感表达方式和社会行为规范会有所不同。因此，在教育和培养儿童时，需要充分考虑社会文化因素的影响。

三、常见心理行为问题（如分离焦虑、依恋障碍）的识别与干预

儿童常见心理行为问题，如分离焦虑和依恋障碍，是儿童心理发展中可能遇到的重要挑战。对于儿童常见心理行为问题如分离焦虑和依恋障碍的识别和干预，需要家长、照顾者以及专业人员的共同努力和关注。通过提供稳定的安全感、逐渐适应分离、培养独立能力、心理支持以及构建良好的依恋关系等方法，可以有效地帮助儿童克服这些心理行为障碍，促进其健康成长和发展。

（一）分离焦虑

1. 识别

分离焦虑是儿童在面对与亲人分离或离开熟悉环境时产生的过度担忧、恐惧

和不安情绪。具体表现可能包括：

（1）哭闹不止，情绪难以安抚。

（2）胆怯，害怕陌生环境或陌生人。

（3）食欲下降，甚至出现身体不适症状。

（4）睡眠质量下降，夜间易醒或难以入睡。

2. 干预

（1）建立稳定的安全感

安全感是儿童心理发展的基石。父母作为儿童最亲近的依靠，应当在日常的亲子互动中展现出无条件的关爱与支持。这不仅仅是物质上的满足，更重要的是情感上的交流与共鸣。通过拥抱、亲吻、温柔的话语和耐心的倾听，父母能够向孩子传递出"我在这里，我关心你，我支持你"的信息。这种积极的情感交流能够让孩子感受到被爱与被接纳，从而建立起稳固的安全感。在这样的环境中成长的孩子，更有可能形成积极的自我认知，勇敢地面对生活中的挑战。

（2）逐渐适应分离

分离焦虑是儿童成长过程中常见的心理现象，尤其是在进入幼儿园或小学初期，为了帮助孩子顺利度过这一阶段，家长可以逐步进行分离练习。开始时，可以从短暂的分离开始，比如让孩子在房间里独自玩耍几分钟，然后逐渐增加分离的时间。在分离期间，家长可以设定一个明确的回归时间，并在承诺的时间内准时返回，给予孩子一个可靠的预期。这样的练习不仅能够帮助孩子逐渐适应与亲人的短暂分离，还能够增强他们的心理承受能力，为未来的独立生活打下基础。

（3）培养独立能力

独立能力的培养是儿童成长的重要任务之一。家长应当鼓励孩子参与力所能及的日常活动，如自己穿衣、吃饭、整理玩具等。这些看似简单的任务，实际上蕴含着丰富的教育意义。通过自己动手完成任务，孩子能够体验到成功的喜悦和满足感，从而提升自信心和自尊心。独立能力的培养也有助于孩子减少对亲人的过度依赖，更加自信地面对生活中的各种挑战。

（4）心理支持

对于分离焦虑较为严重的儿童，家长不应忽视其心理需求。此时，寻求专业的心理咨询或治疗师的帮助显得尤为重要。心理专家能够通过专业的评估和指导，为孩子提供个性化的心理支持方案。他们可能会采用认知行为疗法、游戏疗法等方法，帮助孩子调整情绪、缓解焦虑、增强自我控制力。在心理专家的帮助下，孩子能够更好地理解自己的情感，学会应对压力，培养积极的心态，为未来的成长奠定坚实的基础。

（二）依恋障碍

1. 识别

依恋障碍是指个体难以形成爱、持久和亲密关系的一种症状。在儿童中，依恋障碍可能表现为：

（1）自我封闭，不愿意与他人建立亲密关系。

（2）情绪不稳，容易发脾气或哭闹。

（3）社交不良，难以与同伴建立良好的社交关系。

（4）注意力不能集中，行为冲动或难以控制。

2. 干预

（1）构建良好的依恋关系

在儿童的成长旅程中，构建良好的依恋关系是其心理健康与社会性发展的基石。这一过程不仅要求父母或主要照顾者展现出无条件的爱与关怀，更需他们具备高度的敏感性和即时反应性，以精准捕捉并满足儿童细腻的情感与生理需求。一个良好的依恋关系，能够让儿童感受到稳定与安全感，为他们探索世界、建立自我认同提供坚实的后盾。

（2）游戏疗法

游戏疗法作为一种寓教于乐的方式，在促进儿童情感发展和社交能力提升方面发挥着重要作用。通过亲子游戏、角色扮演等互动形式，不仅能够加深儿童与照顾者之间的情感联系，还能帮助儿童学习如何与他人建立信任、分享与合作。游戏中的欢笑与互动，为儿童提供了一个表达自我、学习社交规则和情感交流的平台，有助于他们逐渐形成健康的社交模式。

（3）家庭治疗

对于部分面临严重依恋障碍的儿童而言，单纯依靠家庭环境和日常互动可能难以彻底解决问题。此时，家庭治疗作为一种专业的干预手段显得尤为重要。家庭治疗师通过深入了解儿童及其家庭环境，帮助家庭成员认识到儿童行为背后的深层原因，如情感忽视、过度保护或不一致的教养方式等。治疗师会与家庭成员共同制定个性化的干预计划，提供情感支持、沟通技巧和行为调整等方面的指导，旨在改善家庭氛围，增强家庭成员间的相互理解和支持，从而为儿童创造一个更加有利于其依恋关系修复和发展的环境。

（4）心理教育

心理教育也是不可忽视的一环。通过向家长和照顾者普及依恋障碍的相关知识，包括其成因、表现、影响及干预策略等，可以显著提升他们的自我觉察能力和育儿技能。心理教育不仅能帮助他们更好地理解儿童的需求和行为模式，还能激发他们的积极态度与行动，主动参与到儿童的心理健康建设中来。这种双向的、合作式的努力，无疑将为儿童的健康成长注入更强的动力。

第四节 儿童口腔保健

一、乳牙与恒牙的生长发育特点

儿童乳牙与恒牙的生长发育特点在多个方面存在差异。了解这些特点有助于家长和医生更好地关注儿童的口腔健康状况，及时采取预防和干预措施。

（一）乳牙的生长发育特点

1. 萌出时间与顺序

乳牙的萌出是儿童生长发育的重要标志之一，这一过程充满了生命的活力与奇迹。一般而言，从宝宝出生后约6个月起，第一颗乳牙随时可能破土而出，标志着宝宝正式踏入了乳牙列的形成阶段。接下来的时间里，乳牙按照既定的顺序逐渐萌出，直至2岁半左右，20颗乳牙全部就位，排列成行，为儿童的口腔健康打下坚实的基础。这一过程的时长因人而异，但总体上遵循着一定的自然规律，体现了儿童生长发育的个体差异性和独特性。

2. 牙冠与牙釉质

乳牙的牙冠相较于恒牙而言，显得更为小巧精致，但其牙釉质的矿化程度却相对较低，这意味着乳牙在抵御外界侵蚀方面较为脆弱。牙釉质中的无机物含量较少，而有机物含量较高，这种独特的化学组成赋予了乳牙更加洁白的外观，但同时也使得乳牙在面对酸性物质时更容易发生脱矿，进而引发龋齿。因此，家长应特别注意儿童的饮食结构，减少甜食和碳酸饮料的摄入，以免对乳牙造成不可逆的损害。

3. 冠根形态

乳牙的牙冠形态独特，呈现出短而宽的特点，这种设计不仅有利于儿童在咀嚼过程中更好地分散力量，还使得乳牙的牙颈部内收明显，形成了一种独特的视觉效果。此外，部分乳牙的牙冠与牙根界限分明，这种清晰的分界有助于家长和医生在口腔检查时更容易地识别乳牙的健康状况。

4. 牙髓特点

乳牙的牙髓组织丰富而活跃，其牙髓角位置较高，靠近牙冠，这意味着乳牙在受到外界刺激时更容易产生反应。乳牙的根尖孔较大，为牙髓的血液循环提供了便利，但也使得牙髓的炎症容易通过根尖孔扩散到根尖部的牙槽骨内。因此，一旦乳牙发生龋齿或其他口腔疾病，家长应及时带儿童就医治疗，以免病情恶化影响儿童的口腔健康及身体发育。

5. 功能与作用

乳牙在儿童的成长过程中扮演着至关重要的角色。它们不仅影响着儿童的面型发育和心理健康，还直接关系到儿童的咀嚼功能和颌骨发育。健康的乳牙能够帮助儿童更好地咀嚼食物、促进消化吸收；通过咀嚼运动还能刺激颌骨的生长发育，为未来的恒牙列形成打下良好的基础。此外，乳牙的存在还有助于维持儿童的发音清晰度和自信心。因此，家长应高度重视乳牙的健康状况，从儿童出生起就应注重口腔卫生的培养和教育，为儿童的健康成长保驾护航。

（二）恒牙的生长发育特点

1. 萌出时间与顺序

恒牙通常在 6~12 岁开始萌出，这一过程伴随着乳牙的逐步替换。恒牙的萌出也是按照一定的顺序进行的，这一过程受到遗传和环境因素的共同调控。

2. 形态与自洁性

儿童期的恒牙因萌出不久，磨耗少，形态清晰。但相比成人恒牙，其自洁性较差，因此更容易受到龋齿等口腔疾病的侵袭。

3. 牙釉质与钙化程度

儿童恒牙的牙釉质较薄，且钙化程度低，渗透性强。这使得恒牙在受到酸蚀等外界刺激时更容易发生龋坏，且龋坏发展速度快，多为急性龋。

4. 牙髓组织特点

儿童恒牙的牙髓组织比成人恒牙疏松，血管丰富，生命力旺盛。这使得牙髓的抗病能力及修复功能比较强，有利于控制感染和消除炎症。但由于其抵抗力强，炎症可能被局限而呈慢性过程，且牙髓组织疏松、根尖孔大、血运丰富也是感染容易扩散的条件。

5. 牙根发育

刚刚萌出的恒牙，牙根的发育程度约为牙根全长的 1/3 ~ 1/2。恒压萌出后，牙根会继续发育，约 35 年才能完全形成，根尖孔才会缩小。

二、口腔健康习惯的培养

儿童口腔健康是整体健康的重要组成部分，它不仅关乎到孩子的咀嚼、发音和面部发育，还直接影响到孩子的自信心和社交能力。因此，从小培养儿童养成良好的口腔健康习惯至关重要。培养儿童养成良好的口腔健康习惯是一个长期而艰巨的任务，需要家长、学校和社会各界的共同努力。通过认识口腔健康的重要性、家长的积极参与、日常护理的细致入微、饮食习惯的合理调整、定期口腔检查的坚持以及特殊口腔问题的及时预防与处理，我们可以为孩子们营造一个卫生、整洁的口腔环境，让他们拥有更加灿烂的笑容和更美好的未来。在这个过程中，家长的作用尤为关键，他们的言传身教将直接影响到孩子一生的口腔健康习惯，让我们携手努力，共同为孩子们的口腔健康保驾护航！

（一）认识口腔健康的重要性

家长和教师应充分认识到口腔健康对儿童成长的重要性。口腔是消化道的入口，健康的口腔能够确保食物的充分咀嚼，促进营养的吸收。口腔健康与全身健康密切相关，如龋齿、牙周病等口腔疾病可能引发或加重全身性疾病，如心血管疾病、糖尿病等。良好的口腔健康状态还能提升孩子的自信心，促进社交能力的发展。

（二）家长的角色

在培养儿童口腔健康习惯的过程中，家长扮演着至关重要的角色。家长应成为孩子的榜样，自己要养成良好的口腔健康习惯，如早晚刷牙、饭后漱口、定期口腔检查等。家长应积极参与孩子的口腔健康护理，如帮助孩子刷牙（特别是在孩子无法独立完成时）、监督孩子养成良好的饮食习惯等。家长还应关注孩子的口腔发育情况，及时发现并处理口腔问题。

（三）日常护理

1. 刷牙习惯

从孩子长出第一颗乳牙开始，家长就应帮助孩子养成刷牙习惯。初期可使用指套牙刷或软毛牙刷轻轻擦拭牙齿表面，待孩子能够独立握持牙刷时，应教会孩子正确的刷牙方法，即"巴氏刷牙法"，确保每个牙面都能得到有效清洁。建议早晚各刷一次牙，每次刷牙时间不少于 2 分钟。

2. 使用牙线

随着孩子年龄的增长和牙齿的逐渐长齐，家长应引导孩子使用牙线清洁牙缝，以去除牙刷难以触及的食物残渣和牙菌斑。

3. 漱口

饭后漱口可以清除口腔内的食物残渣和细菌，避免口腔疾病的发生。家长应鼓励孩子养成饭后漱口的习惯，但需注意，对于 6 岁以下的孩子，应避免使用含氟漱口水，以免误吞。

4. 定期更换牙刷

牙刷使用一段时间后，刷毛会磨损变形，影响清洁效果。因此，建议家长定期为孩子更换牙刷，一般建议每 3 个月更换一次。

（四）饮食习惯

饮食习惯对口腔健康有着直接影响。家长应引导孩子形成均衡饮食的习惯，多摄入富含纤维的食物（如蔬菜、水果），以促进唾液分泌，帮助清洁口腔；减少高糖、高酸性食物的摄入，以降低发生龋齿的风险；鼓励孩子多喝水，保持口腔湿润，减少细菌滋生。

（五）定期口腔检查

定期口腔检查是预防和治疗口腔疾病的重要手段。家长应定期带孩子到口腔医院或诊所进行口腔检查，一般建议每年至少检查一次。通过口腔检查，医生可以及时发现并处理口腔问题，如龋齿、牙周病等，给予家长和孩子专业的口腔健康指导。

（六）特殊口腔问题的预防与处理

1. 龋齿

龋齿是儿童最常见的口腔疾病之一。为了预防龋齿，家长应严格控制孩子的糖分摄入，特别是含糖饮料和零食的摄入；定期带孩子进行口腔检查，及时发现并处理龋齿；对于已经发生的龋齿，应尽早治疗，防止病情恶化。

2. 错颌畸形

错颌畸形不仅影响美观，还可能影响咀嚼功能和面部发育。为了预防错颌畸形，家长应关注孩子的口腔发育情况，及时发现并纠正不良习惯（如吮指、吐舌等）；对于已经形成的错颌畸形，应及时就医，根据具体情况制订治疗方案。

3. 口腔外伤

儿童活泼好动，容易发生口腔外伤。家长应教育孩子注意安全，避免摔倒或碰撞导致口腔受伤；一旦发生口腔外伤，应及时就医处理，防止感染等并发症的发生。

三、龋齿、牙周病等口腔疾病的预防与治疗

儿童龋齿和牙周病的预防与治疗需要家长、学校和医疗机构的共同努力。通过加强健康教育、改善饮食习惯、定期口腔检查等措施，可以有效预防口腔疾病的发生；而一旦发生口腔疾病，则应及时就医，接受专业的治疗。

（一）预防

1. 龋齿的预防

（1）孕期营养

预防龋齿应从孕期开始，孕妇应及时补充高蛋白质、钙质、维生素等营养物质，以保证胎儿牙胚的正常发育。

（2）良好卫生习惯

教育儿童养成良好的口腔卫生习惯，如饭后漱口、早晚刷牙，特别是睡前不吃糖和零食。推荐使用含氟牙膏，因为氟化物能够增强牙齿表面的硬度，提高抗酸蚀能力，从而预防龋齿。

（3）合理饮食

控制糖分摄入，减少进食高糖食物（如糖果、饮料等）的频率和数量。提倡

均衡饮食，多吃蔬菜、水果和富含钙元素的食物，如牛奶或排骨，以提供牙齿发育所需的营养物质。

（4）定期检查

定期进行口腔检查可以早期发现并处理潜在的问题。建议2～5岁儿童每2～3个月查一次，6～12岁儿童每隔半年查一次，12岁以上儿童每年查一次。

（5）窝沟封闭

对于存在较多窝沟点隙且容易发生龋坏的牙齿，可在专业医生指导下考虑进行窝沟封闭，以保护牙齿不受细菌侵蚀。

2.牙周病的预防

（1）饭后漱口

这一习惯看似简单，实则意义重大。食物残渣在口腔内长时间停留，容易成为细菌滋生的温床，进而引发口腔异味、龋齿及牙周疾病。因此，饭后及时用清水或漱口水漱口，能有效清除牙缝间的食物碎屑，降低细菌繁殖的风险，保持口腔清新。

（2）坚持刷牙

刷牙是日常口腔清洁的基础。选择适合自己的牙刷和牙膏，确保每次刷牙都能覆盖到每一颗牙齿的每一个面，特别是难以触及的后牙和牙缝区域。刷牙时，应采用巴氏刷牙法，轻柔而彻底地刷洗牙齿表面及牙龈线附近，有效去除牙菌斑和软垢，减少牙结石的形成。每次刷牙时间不少于3分钟，确保清洁效果。

（3）定期洗牙

尽管日常刷牙和漱口能够去除大部分口腔内的细菌和污垢，但仍有部分顽固的牙菌斑和牙结石难以自行清除。这些物质长期积累，会对牙龈造成刺激，引发牙龈炎甚至牙周炎。因此，定期到专业的口腔医院或诊所进行洗牙，利用超声波洁牙器等设备彻底清除牙菌斑和牙结石，是预防牙周病的重要手段。一般建议成年人每年至少洗牙一次，具体频率可根据个人口腔状况由医生决定。

（二）治疗

1.龋齿的治疗

（1）药物治疗

药物治疗作为初期龋齿的首选方法，其原理在于利用药物的化学作用直接作用于龋坏组织，抑制细菌生长，促进牙齿再矿化。氨硝酸银作为经典药物之一，通过专业医师的精细操作，以棉球蘸取适量药液，轻柔涂擦于龋坏区域，不仅能够有效杀灭致病菌，还能在一定程度上促进牙体组织的自我修复，为牙齿健康筑起第一道防线。

（2）充填治疗

当龋坏进一步发展，形成明显缺损时，充填治疗便成为主流方案。这一过程需先彻底清除龋坏组织，随后根据牙齿形态和缺损大小，精心制备出适宜的固位洞形，以确保充填材料的稳固性。现代牙科材料，如复合树脂、玻璃离子等，不仅色泽自然、与牙齿组织相容性好，还能有效恢复牙齿的咀嚼功能和美观度。充填治疗不仅解除了患者的疼痛困扰，更恢复了牙齿的完整形态，提升了生活质量。

（3）磨除治疗

对于那些龋坏面积广泛、难以通过常规充填手段修复的牙齿，磨除治疗则提供了一种有效的解决方案。该方法侧重于对牙齿表面的精细处理，通过磨除过锐的牙尖、牙边缘以及表层龋坏组织，消除潜在的刺激因素，减轻症状，并阻止龋坏进一步向深层发展。虽然磨除治疗不能恢复牙齿的原始形态和功能，但它能有效缓解患者的痛苦，为后续治疗创造有利条件。在磨除过程中，医生需具备高超的技术和丰富的经验，以确保治疗的安全性和有效性。

2.牙周病的治疗

牙周病的治疗是一个系统而综合的过程，旨在消除病因、控制炎症、恢复牙周组织的健康，并尽可能保存牙齿及其支持组织的功能与美观。基础治疗作为牙周病治疗的第一步，其核心在于彻底清除牙齿表面及根面的牙菌斑和牙结石，这是导致牙周病发生和发展的主要因素。通过定期的洁牙（超声波洁牙或手动洁牙）和根面平整（刮治），可以有效减少口腔内的细菌数量，改善牙龈的炎症状态，为后续的治疗奠定良好基础。

对于病情较重，基础治疗效果不佳的患者，手术治疗成为必要的选择。牙周翻瓣术是其中常见的一种，通过翻开牙龈组织，直接暴露并清除深藏于牙周袋内的病变组织及牙结石，同时修整牙槽骨形态，为牙周组织的再生创造条件。此外，植骨术也是针对牙槽骨吸收严重的患者而设计的，通过植入人工骨粉或自体骨组织，促进骨组织的再生与修复，恢复牙周组织的稳定性。

在牙周病得到有效控制后，修复治疗便成为关注的焦点。这一阶段的治疗旨在恢复牙齿的咀嚼功能、改善外观，并预防疾病的复发。根据患者的具体情况，可能需要采用冠修复、桥体修复、种植牙等多种方式来重建缺失的牙齿或修复受损的牙体组织。定期的复查与维护也是保障治疗效果、预防疾病复发的关键。通过专业牙医的指导和监督，患者可以更好地管理自己的口腔健康，享受更高质量的生活。

第五节 儿童眼保健与视力保护

一、儿童视觉发育的关键期

在儿童的成长历程中，视觉发育占据着举足轻重的地位。它不仅是儿童感知外界、认知世界的主要途径，更是影响儿童智力、情感、社交能力等多方面发展的重要因素。儿童视觉发育的关键期，指的是一个特定的时间段，在此期间，儿童的视觉系统对外部刺激尤为敏感，经历着快速而复杂的发展变化。

儿童视觉发育的关键期是一个充满机遇与挑战的时期。为儿童提供丰富的视觉刺激、良好的用眼环境、充足的营养支持以及专业的视力保健服务，以促进其视觉能力的全面发展。我们还应关注儿童可能出现的视觉问题，及时采取有效措施进行预防和处理，确保儿童能够拥有一个健康、明亮的视觉世界。

（一）儿童视觉发育关键期的定义与特点

1. 定义

儿童视觉发育关键期，通常指的是从出生到大约 6 岁这一时间段，但具体的时间范围可能因个体差异而有所不同。在这一时期，儿童的视觉系统经历着从模糊到清晰、从简单到复杂的逐步发展过程，逐渐建立起对颜色、形状、大小、深度、运动等视觉信息的准确感知和理解能力。

2. 特点

（1）敏感性高

儿童视觉发展的关键期，是一个充满奇迹与活力的阶段，其视觉系统仿佛一块未经雕琢的璞玉，对周围环境中的每一丝光线、每一种色彩、每一个形状都保持着高度的警觉与好奇。这种敏感性，是生命赋予儿童探索世界的独特礼物，它不仅仅体现在对物理刺激的即时反应上，更深层次地，它驱动着儿童大脑中的神

273

经网络进行快速连接与重构，以适应并理解这个多彩的世界。

在这个阶段，即便是最细微的视觉变化，如光线的微弱调整、物体位置的微妙移动，都能激发儿童视觉系统内的强烈反应。这种敏感性不仅帮助儿童快速建立对周围环境的认知地图，还促进了其认知、情感和社交能力的发展。例如，婴儿通过注视母亲的脸庞，能够识别并回应母亲的表情，从而建立起早期的情感联系；幼儿则通过观察周围环境中的颜色、形状和图案，逐渐发展对美的感知和欣赏能力。

（2）可塑性强

儿童视觉系统的可塑性，是自然赋予其无限潜力的关键所在。与成人相比，儿童的视觉皮层尚未完全定型，神经元之间的连接更加灵活多变，这为视觉能力的发展提供了广阔的空间。在这个关键期内，适当的视觉刺激和训练如同催化剂，能够加速视觉神经元的成熟与分化，促进视觉功能的优化与提升。

例如，通过提供丰富的视觉刺激材料，如彩色卡片、积木、拼图等，可以激发儿童对颜色、形状和空间的认知兴趣，促进其视觉感知能力的发展。早期的阅读、绘画和音乐等艺术活动也能有效促进视觉与大脑的协调发展，提升儿童的视觉加工速度和准确度。反之，如果儿童在关键期内缺乏必要的视觉刺激或遭受不良刺激（如长时间接触电子产品、光线不足等），其视觉发展可能会受到严重影响，导致出现视力下降、注意力不集中等问题。

（3）发展迅速

在视觉发展的关键期内，儿童的视觉能力经历了从混沌到清晰，从模糊到精确的飞跃式发展。这一过程不仅仅是视觉器官的简单成熟，更是大脑与视觉系统之间复杂交互作用的结果。从最初只能感知到光线的明暗变化，到逐渐能够识别出不同的颜色，分辨出物体的细微差别，理解空间的深度与距离，儿童的视觉能力在不断地突破与进步中达到了前所未有的高度。

这种迅速的发展不仅体现在视觉感知能力的提升上，更深刻地影响着儿童的认知、思维和行为方式。随着视觉能力的增强，儿童开始能够更准确地理解周围环境的结构与规律，更高效地获取信息并进行加工处理。这为他们日后的学习、工作和生活奠定了坚实的基础。视觉能力的发展也促进了儿童语言、记忆、想象等高级认知功能的发展，使得他们能够更加全面、深入地认识和理解这个世界。

(二) 影响儿童视觉发育的因素

1. 遗传因素

遗传因素在儿童视觉发育中起着基础性作用。父母的视力状况、遗传基因等都会对儿童的视觉发育产生一定影响。然而，遗传因素并非决定性的，后天的环境和教育同样重要。

2. 环境因素

环境因素是影响儿童视觉发育的关键因素之一。良好的照明条件、丰富的视觉刺激、适宜的视觉距离等都能促进儿童的视觉发展。相反，昏暗的照明、单调的视觉环境、过近或过远的视觉距离等则可能阻碍儿童的视觉发展。

3. 营养因素

营养是儿童生长发育的基础，也是视觉发育的重要保障。充足的维生素A、DHA等营养素对儿童的视觉发育至关重要。缺乏这些营养素可能导致出现夜盲症、视力下降等视觉问题。

4. 疾病与损伤

眼部疾病和损伤是影响儿童视觉发育的严重障碍，如先天性白内障、斜视、弱视等眼部疾病，以及眼外伤等损伤，都可能对儿童的视觉发育造成不可逆的损害。

(三) 促进儿童视觉发育的策略

1. 提供丰富的视觉刺激

家长和教育者应为儿童提供丰富多样的视觉刺激，如色彩鲜艳的图片、玩具、书籍等，以激发儿童的视觉兴趣和探索欲望。鼓励儿童多接触自然环境，观察花草树木、动物昆虫等，以丰富其视觉经验。

2. 保持良好的用眼习惯

教育儿童养成良好的用眼习惯，如保持正确的读写姿势、控制用眼时间、定期进行眼保健操等。这些习惯有助于减轻眼部疲劳，预防近视等视觉问题的发生。

3. 合理安排饮食

保证儿童获得充足的营养是促进其视觉发育的重要措施之一。家长应合理安排儿童的饮食，确保摄入足够的维生素A、DHA等有益于视觉发育的营养素。

4. 定期进行视力检查

定期带儿童进行视力检查是及时发现和纠正视觉问题的有效途径。家长应关注儿童的视力变化，一旦发现异常应及时就医。

5.开展视觉训练

针对存在视觉问题的儿童，如斜视、弱视等，可以开展专业的视觉训练。通过特定的视觉刺激和训练方法，帮助儿童改善视觉功能，提高视觉质量。

（四）常见视觉问题的预防与处理

1.近视的预防与处理

近视与斜视作为儿童视觉健康的两大挑战，其预防与处理策略至关重要。在近视的防控上，除上述提到的减少长时间近距离用眼，确保正确的阅读、书写姿势以及增加户外活动以接受自然光照射外，家长和教育者还应鼓励孩子进行定期的眼保健操，以缓解眼部疲劳。保持均衡的饮食，摄入富含维生素 A、维生素 C 和维生素 E 以及 Omega-3 脂肪酸的食物，也有助于维护眼睛健康。

2.斜视的预防与处理

对于斜视的预防，除纠正不良用眼习惯，如避免长时间单侧注视、保持双眼协同工作外，定期进行眼科检查也是早期发现斜视的关键。眼科医生能够通过专业检查评估儿童的眼位情况，及时干预。在斜视的治疗上，除手术和眼镜矫正外，对于某些类型的斜视，如调节性内斜视，还可通过光学矫正或视觉训练来改善双眼视觉功能，促进双眼的协调与融合。这些综合措施的实施，旨在最大限度地保护儿童的视觉健康，确保他们拥有清晰的视界和健全的双眼视觉功能。

3.弱视的预防与处理

弱视是指儿童在视觉发育过程中由于单眼斜视、屈光参差、高度屈光不正以及形觉剥夺等异常视觉经验引起的单眼或双眼最佳矫正视力低于相应年龄正常儿童，且眼部检查无器质性病变的疾病。预防弱视的关键在于定期进行视力检查，及时发现并处理潜在的视觉问题。对于已经弱视的儿童，应尽早进行专业的视觉训练和治疗。

二、眼保健检查的内容与频率

儿童眼保健检查是确保儿童视力健康、预防眼部疾病及早期发现视觉问题的重要措施。随着科技的进步和生活方式的改变，儿童面临的视力挑战日益增多，因此，定期进行眼保健检查显得尤为重要。通过定期的检查和科学的干预措施，我们可以有效预防眼部疾病的发生，及时发现并纠正视力问题，为儿童的健康成

第六章 儿童早期综合发展与保健

长保驾护航。

（一）儿童眼保健检查的重要性

儿童时期是视觉系统发育的关键时期，也是许多眼部疾病和视力问题的高发期。通过定期的眼保健检查，可以及时发现并纠正视力问题，预防眼部疾病的发生，维护儿童的视力健康。眼保健检查还能帮助家长和教育者了解儿童的视觉需求，提供个性化的视觉训练和指导，促进儿童的全面发展。

（二）儿童眼保健检查的内容

在儿童的成长发育过程中，视力健康是不可忽视的重要环节。一个全面的眼健康检查不仅能够及时发现并处理潜在的视力问题，还能为儿童的未来学习与生活奠定坚实的基础。以下，我们将对视力评估及儿童眼健康检查中的各项内容进行深入扩写，以期帮助家长和教育者更好地理解这一过程的重要性与复杂性。

1. 视力评估：洞察儿童视觉世界的窗口

视力评估是眼健康检查的第一步，也是最为直观的一环。通过使用标准化的视力表（如 Snellen 视力表）或图形视力表（如 Landolt C 环），眼科医生能够评估儿童的远视力和近视力。这一过程不仅要求儿童能够清晰辨认出图表上的字母、符号或图形，还需要他们具备一定的配合度和理解能力。对于年幼的儿童，医生可能会采用更为生动有趣的图形视力表，如动物、水果等图案，以吸引他们的注意力，确保测试的准确性。

视力评估的结果直接反映了儿童的视力状况，是判断其是否存在近视、远视、散光等屈光不正问题的重要依据。它也为后续的眼健康检查提供了方向，指导医生进行更加深入的检查与诊断。

2. 眼位检查：守护双眼的协调之美

眼位检查旨在确认儿童的眼球位置是否正常，是否存在斜视现象。斜视不仅影响美观，更重要的是它可能干扰双眼视觉功能的正常发展，导致弱视、立体视觉缺失等严重后果。因此，及时发现并纠正斜视至关重要。

在眼位检查中，医生会使用专业的设备和技术，如遮盖试验、角膜映光法等来观察儿童双眼的注视情况。通过这些检查，医生可以判断儿童是否存在内斜视（俗称"斗鸡眼"）、外斜视、上斜视或下斜视等不同类型的斜视问题。一旦确诊，医生会根据具体情况制定个性化的治疗方案，包括佩戴眼镜、视觉训练或手术治疗等。

3. 眼球运动检查：灵动双眸的幕后舞者

眼球运动检查是评估儿童眼球运动功能的重要手段。一个健康的眼球应该能够灵活、协调地在各个方向上运动，以捕捉来自不同角度的视觉信息。通过观察儿童眼球的运动轨迹、速度、幅度以及双眼的协同性，医生可以判断其眼球运动功能是否正常。

眼球运动障碍可能由多种原因引起，如神经系统疾病、眼部肌肉病变等。因此，在发现眼球运动异常时，医生需要进一步追查病因，并采取相应的治疗措施。对于轻度的眼球运动障碍，视觉训练可能是一个有效的干预手段；而对于严重的病例，则可能需要手术干预或其他综合治疗。

4. 屈光状态检查：揭开视力模糊的迷雾

屈光状态检查是了解儿童是否需要配镜来矫正视力的重要依据。通过使用验光仪等精密仪器，医生可以测量出儿童眼球的屈光力，包括近视、远视、散光等屈光不正的度数和轴向。这些数据对制定个性化的矫正方案至关重要。

在屈光状态检查中，医生通常会先让儿童进行初步的主观验光（如插片验光），以了解其大致的屈光状态。然后，再使用客观验光仪器（如自动验光仪）进行精确测量。最后，医生会根据主客观验光的结果综合判断，为儿童开具合适的眼镜处方或推荐其他矫正方法（如角膜塑形镜、激光手术等）。

5. 眼底检查：窥探眼内世界的奥秘

眼底检查是评估儿童眼底健康的重要手段。通过使用眼底镜或眼底照相机等设备，医生可以清晰地观察到儿童眼底的血管、神经、视网膜等结构是否正常。这些结构是维持视力正常的重要基础，一旦受损就可能导致视力下降甚至失明。

在眼底检查中，医生会特别注意观察眼底是否有出血、渗出、水肿等异常现象，以及视网膜是否有裂孔、脱离等严重病变。对于发现的眼底病变，医生会根据具体情况制定治疗方案，包括药物治疗、激光治疗或手术治疗等。

6. 眼压测量：守护眼球内部的稳定压力

眼压测量是评估儿童是否患有青光眼等眼压相关疾病的重要步骤。青光眼是一种严重的致盲性眼病，其发病与眼压升高密切相关。因此，定期测量眼压对早期发现青光眼具有重要意义。

在眼压测量中，医生通常会使用非接触式眼压计或接触式眼压计等设备。这些设备能够迅速、准确地测量出儿童眼球内部的压力值。一旦发现眼压异常升高，医生就会进一步追查原因，并采取相应的治疗措施以降低眼压、保护视神经免受损害。

7. 色觉检查：解锁色彩世界的钥匙

色觉检查是评估儿童对颜色辨别能力是否正常的重要环节。通过使用色觉图等工具，医生可以测试儿童是否能够准确识别出不同颜色或颜色组合下的图案或数字。这一检查对排除色盲、色弱等色觉障碍具有重要意义。

色觉障碍虽然不会影响儿童的日常生活和学习，但在某些职业（如画家、设计师等）中却可能成为限制因素。因此，及早发现并进行干预对保护儿童的未来职业发展具有重要意义。在色觉检查中，医生会根据儿童的年龄和认知水平选择合适的测试方法，并耐心指导其完成测试。

8. 双眼视功能检查：构建立体视觉的桥梁

双眼视功能检查是评估儿童双眼协同工作能力的重要手段。双眼视功能包括立体视觉、融合功能等多个方面，是维持正常视觉体验的重要基础。通过双眼视功能检查，医生可以了解儿童的双眼是否能够协同工作以形成清晰的立体视觉和稳定的注视状态。

在双眼视功能检查中，医生通常会使用立体视觉检查图、同视机等设备来测试儿童的立体视觉和融合功能。通过这些检查，医生可以判断儿童是否存在双眼视功能异常的问题，并制定相应的治疗方案以提高其双眼协同工作能力。

（三）儿童眼保健检查的频率

儿童眼保健检查的频率应根据儿童的年龄、视力状况、家族遗传史以及用眼习惯等因素综合考虑。一般来说，建议按照以下频率进行眼保健检查：

1. 新生儿期

新生儿出生后不久，应进行首次眼保健检查，以排除先天性眼部疾病和视力障碍。此后，可根据医生建议进行复查。

2. 婴幼儿期（0~3岁）

此阶段是儿童视觉发育的关键时期，建议每年至少进行一次眼保健检查。对于存在视力问题或家族遗传史的儿童，应增加检查频率。

3. 学龄前期（3~6岁）

随着儿童进入幼儿园和学前班，用眼需求增加，建议每年进行1~2次眼保健检查。此阶段应重点关注儿童的视力发育情况和用眼习惯。

4. 学龄期（6~12岁）

学龄期是儿童学习负担加重、用眼时间延长的时期，也是近视等视力问题的高发期。建议每年至少进行2次眼保健检查，以及时发现并纠正视力问题。

5. 青少年期（12岁以上）

青少年期是视力发育相对稳定但用眼压力最大的时期，建议每年至少进行1次眼保健检查，并根据个人情况适时增加检查频率。

需要注意的是，以上频率仅为一般性建议，具体检查频率应根据儿童的实际情况和医生建议确定。对于存在视力问题或家族遗传史的儿童，应适当增加检查频率，以便及时发现并处理潜在问题。

（四）促进儿童眼保健的建议

除定期进行眼保健检查外，家长和教育者还可以采取以下措施促进儿童的眼保健：

1. 培养良好的用眼习惯

良好的用眼习惯是预防近视等视力问题的基石。家长和教育者应从小引导儿童树立正确的读写姿势，确保眼睛与书本保持适当的距离，避免头部前倾或歪斜。要严格控制儿童的用眼时间，尤其是长时间盯着电子屏幕的时间，应适时安排休息，通过远眺、闭眼或做眼保健操等方式缓解眼部疲劳。此外，鼓励儿童多参与户外活动，让眼睛在自然光线下得到充分的休息和放松，有助于促进视觉系统的健康发展。

2. 保证充足的营养摄入

营养是视力发育的重要保障。儿童的饮食应均衡多样，特别要注重摄入富含维生素A、DHA等对视力有益的营养素。维生素A是构成视网膜感光物质的重要成分，对维持正常视觉功能至关重要；DHA则有助于促进视网膜细胞的发育和成熟。家长在安排儿童饮食时，应多选择富含这些营养素的食物，如胡萝卜、菠菜、鱼肝油、深海鱼等，为儿童的视力健康提供坚实的营养基础。

3. 注意眼部卫生

眼部卫生直接关系到眼睛的健康状况。家长和教育者应教育儿童养成良好的卫生习惯，如勤洗手、不随意揉眼等。揉眼不仅可能将手上的细菌带入眼内而引发感染，还可能损伤角膜和结膜等眼部组织。此外，应避免使用不洁的毛巾或手帕擦拭眼睛，以防止交叉感染。定期清洁和更换毛巾、手帕等个人用品，也是保持眼部卫生的重要措施。

4. 关注儿童心理健康

心理健康与视力健康之间存在着密切的联系。长期处于焦虑、抑郁等不良情绪状态下的儿童，其视力健康也容易受到影响。因此，家长和教育者应密切关注儿童的心理健康状况，及时发现并疏导不良情绪。通过沟通、鼓励、陪伴等方式，帮助儿童建立积极向上的心态，减轻其心理压力，从而维护视力健康。

5. 加强视力保护教育

视力保护教育是提高儿童自我保护意识的关键。学校和家庭应携手合作，通过课堂讲解、宣传册、视频等多种形式，向儿童普及视力保护知识。内容可以包括正确的用眼姿势、用眼时间的控制、眼部卫生的注意事项、营养与视力健康的关系等。通过生动的案例和实用的方法，激发儿童对视力保护的兴趣和重视，培养其良好的用眼习惯和生活方式。

三、近视、弱视等视力问题的预防与矫治

在当今社会，随着电子产品的普及和学习压力的增大，儿童近视、弱视等视力问题日益严峻，已成为影响儿童健康成长的重要因素之一。这些问题不仅影响儿童的日常生活和学习，还可能对其未来的职业选择和生活质量造成长远影响。因此，采取有效措施预防和矫治儿童近视、弱视等视力问题显得尤为重要。儿童近视、弱视等视力问题的预防与矫治需要全社会的共同努力和关注。通过加强健康教育、改善学习环境、推广科学用眼习惯、加强视力监测与干预以及营造全社会关注视力健康的氛围等措施，我们可以有效预防和矫治儿童视力问题，为儿童的健康成长保驾护航。

（一）儿童近视的预防

1. 控制用眼时间，合理安排休息

长时间近距离用眼是儿童近视的主要原因之一。家长和教育者应引导孩子合理安排学习和娱乐时间，避免长时间连续用眼。每用眼40~50分钟后，应远眺或闭眼休息5~10分钟，以缓解眼部疲劳。

2. 保持正确的用眼姿势

正确的用眼姿势对预防近视至关重要。儿童在阅读、写字或使用电子产品时，

应保持眼睛与书本或屏幕的距离约为一尺（约33cm），保持背部挺直，避免弯腰驼背。此外，还应注意光线充足且柔和，避免在过强或过弱的光线下用眼。

3. 增加户外活动时间

户外活动是预防儿童近视的有效手段之一。研究表明，每天至少2小时的户外活动可以显著降低儿童近视的风险。户外活动有助于儿童眼睛接受自然光线的照射，促进视网膜细胞的发育和代谢，也有助于缓解眼部疲劳和紧张情绪。

4. 均衡饮食，保证营养摄入

均衡的饮食对儿童的视力健康同样重要。家长应确保孩子摄入足够的维生素A、DHA、叶黄素等有益于视力发育的营养素。这些营养素可以帮助保护视网膜、减轻眼睛疲劳、提高视觉敏感度等。

5. 定期进行眼保健检查

定期进行眼保健检查是预防和发现儿童视力问题的重要途径。家长应定期带孩子到医院进行专业的眼保健检查，以了解孩子的视力状况和发展趋势。对于已经发现近视倾向的儿童，应及时采取干预措施，防止近视进一步发展。

（二）儿童弱视的矫治

1. 早期发现，及时治疗

弱视是一种在视觉发育期内由于单眼斜视、屈光参差、高度屈光不正以及形觉剥夺等异常视觉经验引起的单眼或双眼最佳矫正视力低于相应年龄正常儿童，且眼部检查无器质性病变的疾病。弱视的矫治关键在于早期发现、早期治疗。家长应密切关注孩子的视力发育情况，一旦发现孩子有视力下降、斜视等异常表现，应及时带孩子到医院进行检查和治疗。

2. 屈光矫正

对于屈光不正引起的弱视，如近视、远视、散光等，需要进行屈光矫正。通过佩戴合适的眼镜或角膜塑形镜等矫正工具，使儿童的视力得到清晰呈现，为后续的视觉训练和治疗打下基础。

3. 遮盖疗法

遮盖疗法是治疗单眼弱视的常用方法之一。通过遮盖健眼，强迫弱视眼进行视觉活动，以刺激其视觉系统的发育和恢复。遮盖的时间和方法应根据儿童的年龄、弱视程度等因素进行个性化调整。

4. 视觉训练

视觉训练是矫治弱视的重要手段之一。通过特定的视觉刺激和训练方法，如精细目力训练、融合功能训练等，可以提高弱视眼的视觉敏感度和视功能水平。视觉训练应在专业医生的指导下进行，并根据儿童的实际情况进行个性化定制。

5. 药物治疗与手术

对于部分难治性弱视或伴有其他眼部疾病的儿童，可能需要采用药物治疗或手术治疗等方法进行综合治疗。然而，这些治疗方法应在医生的指导下进行，并充分考虑儿童的年龄、身体状况和治疗效果等因素。

（三）综合防治策略与实践

1. 加强健康教育

通过课堂讲解、宣传册、网络平台等多种渠道，向儿童及其家长普及视力保护知识，提高其对近视、弱视等视力问题的认识和重视程度。加强学校与家庭的合作，共同营造良好的视力保护氛围。

2. 改善学习环境

学校和家庭应努力改善儿童的学习环境，确保室内光线充足且柔和，避免过强或过弱的光线对眼睛造成刺激。合理布置教室和书桌椅的高度和距离，为儿童提供舒适的用眼条件。

3. 推广科学用眼习惯

倡导儿童养成良好的用眼习惯，如定时休息、远眺放松、保持正确姿势等。鼓励儿童多进行户外活动，减少长时间近距离用眼的时间。

4. 加强视力监测与干预

建立健全的视力监测体系，定期对儿童进行视力检查，及时发现并干预视力问题。对于已经发现近视或弱视的儿童，应制定个性化的矫治方案，并跟踪治疗效果，及时调整治疗方案。

5. 营造全社会关注视力健康的氛围

通过政府、学校、家庭、社会等各方面的共同努力，营造全社会关注儿童视力健康的良好氛围。加强政策引导和支持，推动视力保健相关产业的发展和创新，为儿童提供更加便捷、高效的视力保健服务。

第六节 儿童免疫接种与疾病预防

一、国家免疫规划疫苗接种程序

国家免疫规划疫苗接种程序是确保儿童健康成长的重要措施之一，是确保儿童免受多种传染病侵害的重要措施。家长应严格按照接种程序和时间要求，带孩子到正规接种单位进行接种，并密切关注孩子的健康状况和接种反应。

（一）接种起始年龄与推荐接种时间

国家免疫规划疫苗的接种起始年龄和推荐接种时间通常按照儿童的生理发育和疾病感染风险来确定。以下是一些主要疫苗的接种时间（以2021年版为例）：

1. 乙肝疫苗（HepB）

第1剂：出生后24小时内完成。

第2剂：1月龄时接种。

第3剂：6月龄时接种。

2. 卡介苗（BCG）

接种1剂：小于3月龄完成。

3. 脊髓灰质炎疫苗（IPV/bOPV）

IPV：2月龄、3月龄各接种1剂。

bOPV：4月龄、4周岁各接种1剂。

4. 百白破疫苗（DPT）

第1剂：小于3月龄完成。

第2剂：小于4月龄完成。

第3剂：小于5月龄完成（通常与乙肝疫苗、脊灰疫苗等联合接种）。

第4剂：小于18月龄完成。

5. 麻腮风疫苗（MMR）

第1剂：小于12月龄完成。

第2剂：小于24月龄完成。

6. 乙脑疫苗（JE）

减毒活疫苗第 1 剂或灭活疫苗第 2 剂：小于 12 月龄完成。

减毒活疫苗第 2 剂或灭活疫苗第 3 剂：小于 3 周岁完成。

灭活疫苗第 4 剂：小于 7 周岁完成。

7. A 群流脑多糖疫苗（MPV-A）

第 1 剂：小于 6 月龄完成。

第 2 剂：小于 18 月龄完成。

8. A 群 C 群流脑多糖疫苗（MPV-AC）

第 1 剂：小于 4 周岁完成。

第 2 剂：小于 7 周岁完成。

9. 甲肝疫苗（HepA）

减毒活疫苗或灭活疫苗第 1 剂：小于 24 月龄完成。

灭活疫苗第 2 剂：小于 3 周岁完成。

（二）接种原则与注意事项

1. 优先接种原则

优先保证按照免疫规划疫苗规定的免疫起始年龄、免疫程序、接种间隔等要求，完成全程接种。当免疫规划疫苗与非免疫规划疫苗的接种时间发生冲突时，应优先保证接种免疫规划疫苗或者受种方自主选择的可替代相应免疫规划疫苗的非免疫规划疫苗。

2. 知情、自愿原则

非免疫规划疫苗是居民自愿接种的其他疫苗。受种方在知情同意情况下，自主选择接种非免疫规划疫苗。

3. 疫苗接种原则

除疫苗说明书中有特别说明的情况外，两种及以上注射类疫苗可在不同部位接种。严禁将两种或多种疫苗混合吸入同一支注射器内接种。

4. 补种原则

未按照推荐年龄完成接种的儿童，应尽早进行补种，尽快完成全程接种。只需补种未完成的剂次，无需重新开始全程接种。

（三）接种途径与剂量

疫苗接种途径通常为口服、肌内注射、皮下注射和皮内注射。具体接种途径和剂量请参考每种疫苗的使用说明。

（四）接种后注意事项

接种后应在候诊室观察 30 分钟，无反应后方可离开。

接种部位可能出现轻微红肿、疼痛等反应，一般不需特殊处理即可恢复。如发现孩子不适，应咨询医生，必要时及时就诊。

二、疫苗接种的注意事项与不良反应处理

疫苗接种是预防和控制传染病最经济、最有效的手段之一，通过刺激机体产生特异性免疫力，从而保护个体免受相应病原体的侵害。然而，疫苗接种并非毫无风险，了解并遵循疫苗接种的注意事项，以及掌握不良反应的处理方法，对确保疫苗接种的安全性和有效性至关重要。

疫苗接种是预防和控制传染病的重要手段之一，但在接种过程中需遵循一定的注意事项，以确保接种的安全性和有效性。对于可能出现的不良反应，需有充分的认识和准备，以便及时采取有效的处理措施。通过科学合理的疫苗接种管理和不良反应处理机制的建立和完善，可以最大限度地降低疫苗接种的风险和危害，保障人民群众的生命安全和身体健康。

随着疫苗技术的不断发展和完善，新型疫苗的研发和应用将为传染病防控提供更加有力的支持。因此，我们应积极关注疫苗领域的最新进展和研究成果，不断提高自身的疫苗接种意识和科学素养水平，为构建健康中国贡献自己的力量。

（一）疫苗接种的注意事项

1. 接种前准备

（1）健康状况评估

接种前应详细询问受种者的健康状况，包括过敏史、既往疫苗接种史、家族遗传病史等，以评估是否适合接种。对于存在发热、急性疾病、慢性疾病急性发作期等情况的个体，应暂缓接种。

（2）知情同意

接种前应向受种者或其监护人充分解释疫苗的种类、作用、接种程序、可能的不良反应及注意事项等，确保其在知情同意的基础上自愿接种。

（3）接种证件准备

携带好身份证、预防接种证等必要证件，以便核对个人信息和接种记录。

2.接种现场注意事项

（1）现场观察

接种后应在接种现场留观30分钟，以便及时发现并处理可能出现的急性过敏反应。

（2）接种部位护理

接种后应注意保持接种部位清洁、干燥，避免搔抓和摩擦，以防感染。

（3）饮食与休息

接种后应注意饮食均衡，避免进食辛辣刺激性食物，保证充足休息，以促进身体康复。

3.特殊人群接种注意事项

（1）孕妇与哺乳期妇女

部分疫苗在孕期和哺乳期接种需谨慎，应咨询专业医生意见。

（2）免疫功能低下者

如HIV感染者、器官移植受者等，接种前应评估免疫功能状态，选择合适的疫苗和接种时机。

（3）过敏体质者

对疫苗成分过敏者严禁接种，对其他物质过敏者需谨慎评估风险。

（二）疫苗接种的不良反应处理

疫苗接种后可能出现的不良反应大致可分为局部反应和全身反应两类，根据症状的轻重程度，采取不同的处理措施。

1.局部反应

局部反应主要表现为接种部位的红肿、疼痛、硬结、瘙痒等，一般症状轻微，无需特殊处理，可自行缓解。若症状较重，可采取以下措施：

（1）冷敷或热敷

接种后24小时内可局部冷敷，以减轻红肿和疼痛；24小时后改为热敷，以促进血液循环和硬结消散，但需注意避免直接接触伤口，以防感染。

（2）保持清洁、干燥

保持接种部位清洁、干燥，避免搔抓和摩擦，以防感染。

（3）局部用药

若瘙痒难忍，可遵医嘱外用炉甘石洗剂等止痒药物，但需注意避免使用激素类药物，以免影响疫苗效果。

2. 全身反应

全身反应主要包括发热、头痛、乏力、恶心、呕吐、腹泻、皮疹等，一般症状轻微，可自行缓解。若症状较重或持续不退，应及时就医处理。

（1）发热处理

接种后发热是常见的不良反应之一，一般体温不超过38.5℃时，可采用物理降温方法，如温水擦浴、贴退热贴等，若体温超过38.5℃或持续不退，可遵医嘱口服退热药物，如布洛芬、对乙酰氨基酚等。但需注意避免使用阿司匹林等可能影响血小板功能的药物。

（2）其他症状处理

对于头痛、乏力等症状，可通过休息和补充水分来缓解；恶心、呕吐、腹泻等症状较重时，可遵医嘱口服止吐、止泻药物；出现皮疹等过敏反应时需及时就医处理，必要时给予抗过敏治疗。

3. 严重不良反应处理

虽然严重不良反应较为罕见，但一旦发生需立即就医处理。严重不良反应包括过敏性休克、血管神经性水肿、高热惊厥等，可能危及生命安全。

（1）过敏性休克

立即停止接种，迅速将患者平卧，保持呼吸道通畅，给予吸氧和抗过敏治疗；建立静脉通道，快速补充血容量；如症状持续不缓解或加重，需及时转送医院进行救治。

（2）血管神经性水肿

多见于颜面部和四肢等部位，表现为局部肿胀、疼痛等；应立即给予抗过敏治疗，并密切观察病情变化；如症状持续不缓解或加重，需及时就医处理。

（3）高热惊厥

多见于婴幼儿接种后高热时发生，应立即给予降温处理，如物理降温和口服退热药物；保持呼吸道通畅，防止窒息；如惊厥持续不缓解或反复发作，需及时就医处理。

三、常见传染病的预防与控制

儿童作为社会中的弱势群体，其免疫系统尚未完全发育成熟，因此更容易受到各种传染病的侵袭。传染病不仅严重影响儿童的身体健康，还可能对其心理发展和社会交往产生负面影响。因此，加强儿童常见传染病的预防与控制工作至关重要。儿童常见传染病的预防与控制需要全社会的共同努力和关注。通过加强疫苗接种、个人卫生、环境卫生、健康监测和宣传教育等措施的实施，以及建立健全的疫情监测与报告、应急响应、密切接触者管理、社区防控和国际合作等控制策略的制定和执行，我们可以有效预防和控制儿童传染病的发生和传播，保障儿童的健康成长。

（一）传染病的基本知识

传染病，作为公共卫生领域的重要议题，其本质在于病原体的传播与感染。这些病原体，无论是微小的细菌、狡猾的病毒，还是复杂的寄生虫，都能巧妙地利用各种渠道在生物体间穿梭，引发疾病的扩散。传染病的流行，犹如一场无声的战役，其成功与否，往往取决于三大要素的紧密配合与相互作用：首先，传染源作为"战场"的起点，是疾病传播的最初源头。其次，传播途径如同战场上的运输线，决定了病原体能否顺利抵达下一个目标。最后，易感人群则是这场战役中最脆弱的防线，他们的免疫屏障一旦失效，便可能成为新的传染源，进一步扩大疫情的蔓延。因此，了解并控制这三大要素，是有效预防和控制传染病传播的关键所在。

（二）儿童常见传染病种类

儿童常见传染病种类繁多，其中一些具有高度的传染性和致病性，对儿童的健康构成严重威胁。以下列举几种常见的儿童传染病：

1. 麻疹

麻疹，作为历史上曾造成全球广泛流行的传染病之一，其危害不容小觑。尽管随着麻疹疫苗的普及，该病的发病率已大幅下降，但在一些疫苗接种率低的地区，麻疹疫情仍时有发生。麻疹的传染性极强，一旦感染，患者不仅会出现高热、咳嗽、皮疹等典型症状，还可能因并发症（如肺炎、脑炎等）而危及生命。因此，加强麻疹疫苗的接种工作，确保高覆盖率，是预防麻疹传播的关键。提高公众对麻疹的认识，减少不必要的聚集活动，也是控制疫情扩散的有效手段。

2. 水痘

水痘，这一名字听起来或许带有几分童趣，但其背后的病痛却不容忽视。水痘-

带状疱疹病毒不仅会导致皮肤上的疱疹和结痂，还可能引发发热、乏力等全身症状。对于婴幼儿和学龄前儿童来说，水痘的威胁尤为严重，因为他们的免疫系统尚未完全发育成熟，更容易受到病毒的侵袭。幸运的是，水痘疫苗的问世为预防水痘提供了可靠的保障。通过接种水痘疫苗，可以有效降低儿童感染水痘的风险，减轻疾病负担。此外，保持室内空气流通，避免与水痘患者密切接触，也是预防水痘传播的重要措施。

3. 手足口病

手足口病，这个听起来似乎与儿童日常活动紧密相关的疾病，实则是由肠道病毒引起的一种急性传染病。它主要通过消化道、呼吸道和密切接触等途径传播，多发生于5岁以下儿童。手足口病的症状虽然看似温和，但其潜在的并发症却不容忽视。心肌炎、肺水肿、无菌性脑膜脑炎等严重并发症的发生，可能给患儿的生命安全带来巨大威胁。因此，预防手足口病的关键在于加强个人卫生和环境卫生管理，教育儿童养成良好的卫生习惯，如勤洗手、不随地吐痰等。在手足口病高发季节，家长应密切关注孩子的身体状况，一旦发现异常应及时就医。

4. 流感

流感，这个每年冬季都会如约而至的"老朋友"，其威力不容小觑。流感病毒变异迅速，传播能力强，儿童作为易感人群，更容易受到其侵扰。流感的症状包括高热、乏力、头痛、咳嗽等，严重时可导致肺炎、心肌炎等并发症。为了有效预防流感，接种流感疫苗是首要选择。流感疫苗能够刺激机体产生特异性抗体，从而增强人体对流感病毒的抵抗力。此外，保持良好的个人卫生习惯，如勤洗手、戴口罩等，也是预防流感传播的重要措施。

5. 流行性腮腺炎

流行性腮腺炎，这个以腮腺肿大、疼痛为主要特征的疾病，同样不容忽视。腮腺炎病毒主要通过飞沫传播，人群普遍易感。对于儿童来说，腮腺炎不仅会影响其日常生活和学习，还可能引发脑膜炎、胰腺炎等严重并发症。为了预防腮腺炎的发生，接种腮腺炎疫苗是最佳选择。腮腺炎疫苗能够有效预防腮腺炎病毒的感染，减轻疾病负担。加强个人卫生和环境卫生管理，减少与腮腺炎患者的接触机会，也是预防腮腺炎传播的重要措施。

（三）预防措施

1. 疫苗接种

疫苗接种是预防传染病最直接、最有效的手段。家长应按照国家免疫规划程序，及时带儿童接种各类疫苗，确保儿童获得足够的免疫力。

2. 个人卫生

培养儿童良好的个人卫生习惯，如勤洗手、不随地吐痰、不共用毛巾等。教育儿童在咳嗽、打喷嚏时用手帕或纸巾捂住口鼻，防止飞沫传播。

3. 环境卫生

保持家庭和学校环境的清洁卫生，定期开窗通风，保持空气流通。对玩具、餐具等儿童常用物品进行定期消毒处理。

4. 健康监测

家长和学校应密切关注儿童的健康状况，一旦发现儿童出现发热、咳嗽等症状，应及时就医并告知医生儿童的接触史和旅行史等信息。

5. 宣传教育

加强传染病防治知识的宣传教育，提高家长和儿童的防病意识。通过讲座、宣传册、网络等多种形式，普及传染病预防知识，引导家长和儿童树立正确的健康观念。

（四）控制策略

1. 疫情监测与报告

疫情监测与报告是传染病防控的第一道防线。建立健全的监测体系意味着要利用现代信息技术，如大数据、云计算和人工智能，对公共卫生数据进行实时收集、分析和预警。这不仅包括传统的医疗机构报告系统，还应涵盖社交媒体监测、移动健康应用等多元化数据源，以捕捉潜在的疫情信号。一旦发现疑似或确诊病例，应立即按照既定流程进行报告，确保信息的准确性和时效性。建立透明的信息发布机制，及时向公众通报疫情进展，缓解恐慌情绪，增强社会信任度。

2. 应急响应

应急响应机制的启动是应对疫情升级的关键步骤。根据疫情的发展态势，科学评估风险等级，迅速启动相应级别的应急响应机制。这要求政府、卫生部门、医疗机构等多方协同作战，迅速调配医疗资源，包括医护人员、医疗设备、药品和防护物资等。建立高效的指挥调度系统，确保各项防控措施能够迅速落地执行。此外，加强舆情监控，及时回应社会关切，稳定民心，为疫情防控营造良好的社会氛围。

3. 密切接触者管理

对传染病患者的密切接触者进行有效管理是防止疫情扩散的重要环节。通过流行病学调查，迅速确定密切接触者范围，并实施严格的隔离观察措施。这包括设立专门的隔离点，提供必要的生活保障和医疗服务，同时加强心理疏导，减轻被隔离者的心理压力。此外，利用现代科技手段，如健康码、行程追踪等，提高密切接触者管理的效率和精准度，确保不漏一人，不错一人。

4. 社区防控

社区是传染病防控的基础单元。加强社区防控工作，首先要提高居民的自我防护意识和能力，通过广泛的健康教育活动，普及传染病防治知识，引导居民养成良好的卫生习惯。其次要加强环境卫生整治，特别是针对公共场所和重点区域进行定期消毒和清洁，减少病毒传播的风险。对于学校、幼儿园等儿童聚集场所，要特别加强防控措施，如实施错峰上下学、增加户外活动时间、加强通风换气等，确保孩子们的健康安全。

5. 国际合作

在全球化的今天，传染病防控已成为全球性的挑战。加强与国际社会的合作与交流，对共同应对跨国传染病的威胁具有重要意义。各国应建立信息共享机制，及时分享疫情信息和防控经验，为国际社会提供有益的借鉴和参考。加强技术合作和人员培训，共同提升全球传染病防控能力。此外，在疫苗研发、药物研制等方面开展跨国合作，加速科研成果的转化和应用，为全球公共卫生安全贡献力量。

第七节 儿童伤害预防与安全教育

一、儿童常见伤害类型与原因分析

儿童期是人生中一个充满探索与好奇的阶段，但也是意外伤害高发的时期。由于儿童的身体发育尚未成熟，对危险的认知能力和自我保护能力相对较弱，因此容易受到各种伤害。儿童常见伤害类型多样且原因复杂多样。为了保障儿童的安全和健康，我们需要从改善环境、加强监护、加强安全教育、选购安全产品和建立应急机制等多个方面入手来制定切实可行的预防措施。只有这样，我们才能为儿童营造一个安全、健康、快乐的成长环境。

（一）儿童常见伤害类型

1. 跌倒与坠落

跌倒与坠落是儿童最常见的伤害类型之一，尤其常见于婴幼儿和学龄前儿童。这类伤害可能发生在家庭、幼儿园、学校或户外活动中，如从床、沙发、楼梯、窗台等高处跌落，或在不平坦的地面上行走时摔倒。跌倒与坠落轻者可能导致皮肤擦伤、淤青，重者则可能引发骨折、脑震荡等严重后果。

2. 烧烫伤

烧烫伤是儿童伤害中的另一大类，常见于厨房、浴室等家庭环境中。儿童可能因接触热水、热汤、热油、火源等而被烧伤或烫伤。电熨斗、电热毯等家用电器的不当使用也可能导致儿童烧烫伤。这类伤害不仅会给儿童带来身体上的痛苦，还可能留下瘢痕，影响美观和心理健康。

3. 溺水

溺水是儿童意外死亡的主要原因之一，尤其在水域丰富的地区更为常见。儿童可能因在河流、湖泊、池塘、游泳池等水域玩耍时不慎落水而溺水。由于儿童的体能和自救能力有限，一旦溺水往往难以自救，因此预防溺水尤为重要。

4. 交通事故

随着城市化进程的加快，交通事故已成为儿童伤害的重要原因之一。儿童可能由于在马路上追逐打闹、横穿马路不遵守交通规则、乘坐不安全车辆等原因而发生交通事故。这类伤害往往具有突发性强、后果严重的特点，给家庭和社会带来巨大痛苦和损失。

5. 中毒

中毒是儿童伤害中较为严重的类型之一，常见于误食有毒物质、药物或化学品等情况。儿童可能因好奇心强而误食家中存放的药品、清洁剂、农药等有毒物质，导致中毒。中毒症状轻者可能表现为恶心、呕吐、腹泻等消化道症状，重者则可能引发昏迷、呼吸衰竭等严重后果。

6. 异物吸入与窒息

异物吸入与窒息是婴幼儿常见的伤害类型之一。婴幼儿可能因将小玩具、食物残渣等异物放入口中而误吸入呼吸道,导致窒息。被褥、衣物等物品也可能因覆盖过紧或不当使用而引发窒息。这类伤害往往发生突然,且后果严重,需要家长和看护人员高度警惕。

（二）原因分析

1. 环境因素

环境因素是导致儿童伤害的重要原因之一。家庭环境中的安全隐患,如家具摆放不当、地面湿滑、电线裸露等都可能增加儿童跌倒、触电等伤害的风险。户外环境中的交通状况、水域安全等也是影响儿童安全的重要因素。

2. 监护缺失

监护缺失是导致儿童伤害的另一重要原因。儿童在无人看管或监护不力的情况下容易发生意外伤害。例如,家长在忙碌时可能无暇顾及儿童的安全,导致儿童独自玩耍时发生跌倒、溺水等事故。幼儿园、学校等教育机构在安全管理上的疏忽也可能导致儿童受到伤害。

3. 儿童自身因素

儿童自身因素也是导致伤害的重要原因之一。儿童的好奇心强,探索欲旺盛,但缺乏足够的危险认知能力和自我保护能力。他们可能因对新鲜事物好奇而尝试危险行为,如攀爬高处、触摸火源等。儿童的体能和反应能力相对较弱,在遭遇危险时往往难以迅速做出正确的反应。

4. 教育不足

教育不足是导致儿童伤害的重要间接原因。家长和教育机构在安全教育方面的疏忽或不足可能导致儿童缺乏必要的安全知识和技能。例如,家长可能未向儿童传授交通安全知识、防火知识等;教育机构可能未将安全教育纳入教学计划或教学内容不够生动、有趣,难以激发儿童的兴趣和引起重视。

5. 产品设计缺陷

产品设计缺陷也是导致儿童伤害的原因之一。一些儿童玩具、家具等产品设计不合理或存在安全隐患,如边缘锋利、材料有毒等,都可能对儿童造成伤害。一些家用电器、厨房用具等也可能因设计不当而增加儿童触电、烫伤等风险。

（三）预防措施

1. 改善环境

家长和教育机构应定期检查家庭和学校环境的安全性,消除潜在的安全隐患。

例如，保持地面干燥、整洁，家具摆放稳固，电线隐蔽等；在户外活动中选择安全的场所和设施，避免儿童接触危险物品和区域。

2. 加强监护

家长和教育机构应加强对儿童的监护力度，确保儿童在成人视线范围内活动。家长在忙碌时应尽量安排专人照看儿童；教育机构应建立完善的安全管理制度和应急预案，确保儿童在校期间的安全。

3. 加强安全教育

家长和教育机构应加强对儿童的安全教育，提高儿童的安全意识和自我保护能力。通过生动、有趣的教学方式向儿童传授交通安全、防火知识、防溺水知识等；教育儿童识别危险物品和区域并学会正确应对危险情况。

4. 选购安全产品

家长在选购儿童玩具、家具等产品时应选择正规渠道和品牌产品，并仔细查看产品说明书和安全警示标识。避免购买存在安全隐患的产品，如边缘锋利、材料有毒等；在使用家用电器、厨房用具等时也应了解安全使用方法和注意事项。

5. 建立应急机制

家长和教育机构应建立完善的应急机制，制定应急预案并定期进行演练。在发生意外伤害时，能够迅速做出反应并采取有效的救助措施；加强与医疗机构的联系和合作以便及时救治受伤儿童。

二、家庭、学校与社区的安全防范措施

在儿童的成长过程中，家庭、学校和社区作为三大主要环境，对其安全与健康起着至关重要的作用。为了构建一个全方位、多层次的儿童安全防护网，我们需要在这3个领域分别采取有效的安全防范措施。家庭、学校和社区在保障儿童安全方面各自扮演着重要角色。通过制定并执行有效的安全防范措施，我们可以为儿童营造一个安全、健康、快乐的成长环境。这需要家庭、学校和社区三方面的共同努力和协作配合，形成强大的安全防护网。只有这样，我们才能确保每一个孩子都能在安全的环境中茁壮成长。

（一）家庭安全防范措施

家庭是儿童成长的摇篮，也是儿童安全的第一道防线。因此，家庭安全防范措施的制定与执行至关重要。

1. 环境安全检查

（1）定期检查家中的电线、插座、燃气管道等，确保无裸露、老化或损坏现象，防止触电、火灾等事故的发生。

（2）清理家中杂物，保持地面干燥、整洁，避免儿童因绊倒而受伤。

（3）将尖锐物品、化学制剂、药品等存放在儿童触及不到的地方，并贴上醒目的警示标签。

2. 儿童监护与教育

（1）家长应时刻关注儿童的活动范围，确保其在成人视线范围内活动，避免发生意外。

（2）教育儿童识别危险物品和区域，如电源插座、开水壶、刀具等，并告知其潜在的危险性。

（3）培养儿童的安全意识，教会他们基本的自我保护技能，如遇到陌生人时应如何应对，遇到火灾或地震时应如何逃生等。

3. 安全设施配备

（1）在家中安装烟雾报警器、一氧化碳报警器等安全设备，以便在火灾、煤气泄漏等紧急情况下及时报警。

（2）在楼梯、阳台等易发生跌落事故的区域安装防护栏或安全网。

（3）为儿童配备适合其年龄和身高的安全座椅、床护栏等防护用品。

4. 急救知识普及

（1）家长应掌握基本的急救知识和技能，如心肺复苏术、止血包扎等，以便在紧急情况下能够迅速采取有效措施。

（2）定期参加社区或医疗机构组织的急救知识培训，提高应对突发事件的能力。

（二）学校安全防范措施

学校是儿童接受教育、社交互动的重要场所，其安全防范措施同样不容忽视。

1. 校园安全管理

（1）建立完善的校园安全管理制度和应急预案，明确各岗位职责和应急处置流程。

（2）加强校园门禁管理，严格控制外来人员进入校园，确保校园安全。

（3）定期对校园进行安全隐患排查和整改工作，如检查教室、实验室、体育器材等设施的安全性。

2. 学生安全教育

（1）将安全教育纳入学校教学计划之中，通过课堂教学、主题班会、实践活动等多种形式来加强学生的安全意识教育。

（2）教授学生基本的交通安全、消防安全、网络安全等知识，提高他们的自我保护能力。

（3）定期开展应急演练活动，如火灾逃生演练、地震疏散演练等，提高学生的应急反应能力。

3. 师生心理健康关注

（1）建立健全的师生心理健康教育和辅导机制，关注学生的心理健康状况，及时发现并干预心理问题。

（2）加强对教师的职业培训和心理健康支持，提高他们应对学生问题的能力和技巧。

4. 家校合作

（1）加强家校之间的沟通和合作，共同关注孩子的安全与健康问题。

（2）定期召开家长会或安全知识讲座，向家长普及安全知识和教育方法。

（3）鼓励家长参与学校的安全管理和监督工作，形成家校共育的良好氛围。

（三）社区安全防范措施

社区是儿童生活的重要环境之一，其安全防范措施对保障儿童安全具有重要意义。

1. 社区环境整治

（1）加强社区环境卫生整治工作，清理垃圾、杂草等易燃物品，减少火灾隐患。

（2）对社区内的道路、照明、排水等基础设施进行定期检查和维护，确保其正常运行。

（3）在社区内设置明显的安全警示标识和提示语，提醒居民注意安全。

2. 公共安全宣传

（1）通过宣传栏、广播、网络等多种渠道向社区居民普及安全知识和法律法规知识。

（2）定期开展安全知识讲座、应急演练等活动，提高居民的安全意识和应急反应能力。

（3）鼓励居民参与社区安全巡逻和志愿服务活动，共同维护社区安全。

3. 儿童友好型社区建设

（1）在社区内设置适合儿童玩耍的游乐设施和活动场所，并加强管理和维护。

（2）组织开展丰富多彩的儿童活动和文化教育项目，丰富儿童的课余生活。

（3）建立儿童保护机制和社会支持网络，为需要帮助的儿童提供及时、有效的援助。

4. 多方协作与联动

（1）加强与公安、消防、医疗等部门的合作与联动机制建设，确保在紧急情况下能够迅速响应并有效处置。

（2）鼓励社会组织、企业等各方力量参与社区安全防范工作，形成全社会共同关注儿童安全的良好氛围。

三、伤害发生后的急救处理与心理支持

在儿童的成长道路上，意外伤害如同潜伏的阴影，时刻威胁着他们的安全与健康。当不幸发生时，迅速而正确的急救处理能够有效减轻伤害程度，为后续治疗赢得宝贵时间；而及时的心理支持则能帮助儿童重建心理平衡，促进身心全面康复。儿童伤害发生后的急救处理与心理支持是相辅相成的两个方面。通过及时、有效的急救处理和全面细致的心理支持，我们可以最大限度地减轻伤害对儿童造成的负面影响，促进他们的全面康复和健康成长。这需要家庭、学校、社区以及专业医疗机构等多方面的共同努力和协作配合。

（一）儿童伤害发生后的急救处理

急救处理是儿童伤害发生后的首要任务，它直接关系到儿童的生命安全和健康恢复。在急救处理过程中，家长或照顾者应保持冷静，迅速而准确地判断伤害类型，并采取相应的急救措施。同时，也要注意保障儿童的安全，避免在急救过程中受到二次伤害。以下是一些常见的儿童伤害类型及其急救处理方法：

1. 窒息与异物吸入

海姆立克急救法：对于年龄稍大的儿童，若发生食物或其他异物卡喉导致的窒息，应立即采用海姆立克急救法。站在儿童身后，双手环抱其腰部，一手握拳，拇指侧顶住其腹部中线位置，另一只手握住此拳，快速向上并向内冲击腹部，直

至异物排出。对于婴幼儿，则可采用背部拍击和胸部按压相结合的方式。

注意：在进行急救的同时，应尽快拨打急救电话，寻求专业医疗救助。

2. 烧烫伤

（1）冷水冲洗：冷静应对，科学降温

当皮肤遭受热源直接作用，如沸水、火焰或高温物体接触时，首要任务是迅速降低受伤部位的温度，以减缓热力对皮肤的进一步损害。此时，应立即寻找流动的冷水源，如自来水龙头，确保水质清洁、无污染。将受伤部位完全置于冷水下，水流速度应适中，既能有效带走热量，又不至于因冲击力过强而加重伤害，特别是当皮肤表面已出现水泡时，更要小心避免水流直接冲击而导致水泡破裂，增加感染风险。冲洗时间一般建议持续15～30分钟，其间可轻轻移动受伤部位，确保水流均匀覆盖所有受伤区域。这一步骤不仅有助于减轻疼痛和肿胀，还能减少热力向深层组织的渗透，为后续治疗创造有利条件。

（2）去除衣物：细心操作，避免二次伤害

在冷水冲洗的同时或之后，如果受伤部位覆盖有衣物，需要小心而迅速地去除。这一步骤的目的是减少衣物对受伤皮肤的摩擦和压迫，防止因长时间接触而导致热量积蓄或进一步损伤。操作时应尽量轻柔，避免用力拉扯，以免皮肤因粘连而撕裂。如果衣物与皮肤紧密粘连，切勿强行剥离，这可能会撕脱皮肤组织，造成更严重的伤害。此时，可以使用剪刀从远离受伤部位的边缘开始，小心地将衣物剪开，留下与皮肤粘连的部分以待医护人员处理。在剪除衣物时，要注意不要剪到皮肤或周围健康组织。

（3）覆盖伤口：无菌防护，预防感染

去除衣物后，应立即用干净的纱布、无菌敷料或干净的毛巾轻轻覆盖在伤口上。这一步的目的是保护受伤部位免受外界污染，减少细菌侵入的机会，从而降低感染的风险。覆盖时应避免用力按压伤口，以免造成额外的疼痛或损伤。如果现场没有现成的无菌敷料，可以使用清洁的衣物或纸巾等临时替代，但务必确保所用物品干净、无异物。要注意不要涂抹任何药膏、油脂或其他不明物质在伤口上，以免影响医生对伤口的判断和处理。

（4）送医治疗：专业处理，促进康复

完成初步处理后，应立即将伤者送往最近的医疗机构进行进一步治疗。在送往医院的过程中，要注意保持伤者的体温稳定和呼吸通畅，避免剧烈震动或颠簸而导致伤口恶化。要安抚伤者的情绪，减轻其紧张和恐惧情绪。到达医院后，医生会根据伤口的具体情况采取相应的治疗措施，如清创、消毒、包扎、使用抗生素等，以防止感染、促进伤口愈合。对于严重的烧烫伤患者，还可能需要进行补液、抗休克、植皮手术等治疗手段。因此，及时送医治疗是保障伤者生命安全、促进康复的关键。

3.跌倒与骨折

（1）保持静止

在面对儿童跌倒或疑似骨折的紧急情况时，迅速而恰当的初步处理措施对保护儿童免受进一步伤害至关重要。首先，保持静止是首要原则，这意味着一旦发现儿童受伤并怀疑有骨折可能，应立即停止任何可能加重伤势的动作，包括但不限于移动、扶起或触碰受伤部位。家长或旁观者需保持冷静，用温和的语言安抚儿童，减少其因疼痛或恐慌而产生的挣扎，从而避免对受伤部位造成二次伤害。

（2）固定伤肢

固定伤肢是减轻疼痛和防止骨折断端进一步移位的关键步骤。可以利用身边可得的硬物，如木板、硬纸板、书本甚至折叠的衣物等，对受伤部位进行临时固定。固定时，应确保固定物与受伤部位之间有足够的衬垫（如软布、衣物等），以防对皮肤造成压迫或擦伤。固定范围应适当扩大，不仅限于骨折部位本身，还要包括其上、下两个关节，以增加稳定性。固定完成后，应检查固定是否牢固，同时确保不会限制儿童的呼吸或血液循环。

（3）及时就医

及时就医是确保儿童得到专业治疗的关键。在初步处理完毕后，应立即拨打急救电话或将儿童平稳地转移到安全的地方，随后迅速送往医院。在送医途中，应避免颠簸和震动，以免加重伤势。到达医院后，家长应详细向医生描述事故发生的过程、受伤部位的症状以及初步处理的情况，以便医生能够迅速、准确地做出诊断和治疗决策。通过及时的医疗干预，可以有效减轻儿童的痛苦，促进骨折的愈合，并降低并发症的发生风险。

4.切割伤与出血

（1）压迫止血：迅速而有效的初步措施

当遇到出血情况时，无论是轻微还是严重，首要任务是控制出血。对于轻微出血，如小划伤或擦伤导致的少量渗血，可使用干净的纱布、无菌棉球或干净的纸巾，轻轻但持续地按压在伤口上方，即出血点附近，直到出血明显减缓或停止。这种直接压迫的方法能够有效地减缓血流速度，促进凝血因子的聚集，从而加速止血过程。

然而，对于严重出血，如动脉破裂导致的喷射状出血，简单的直接压迫可能不足以控制出血。此时，需要迅速找到并压迫相应的止血点，这些点通常是靠近心脏端的血管分支处。如果无法准确找到止血点，或压迫效果不佳，应立即采用加压包扎的方法，即使用厚实的纱布、绷带或其他干净的布料，紧紧包裹住伤口，并施加适当的压力，以压迫血管，减少出血量。注意，加压包扎时应避免过紧，以免影响血液循环，造成远端肢体缺血。

（2）清洁伤口：预防感染的关键步骤

止血后，接下来是清洁伤口，这是预防感染的重要措施。使用温和的肥皂水和流动的清水，轻轻清洗伤口周围的皮肤，去除附着的污垢、血液和异物。注意，在清洗过程中应避免直接冲洗伤口内部，以免将细菌带入伤口深处，增加感染风险。如果伤口内有明显的异物，如玻璃碎片、石子等，应先用镊子或干净的钳子小心取出，再进行清洗。

（3）包扎伤口：保护创面，促进愈合

清洁伤口后，应尽快进行包扎，以保护创面免受外界污染，减少感染机会，并有助于伤口的愈合。包扎时，应选用无菌纱布或干净的布条，避免使用带有绒毛或容易掉屑的材料，以免刺激伤口或引起感染。包扎时，应注意松紧适度，既要确保纱布紧贴伤口，又能让伤口周围的皮肤保持一定的血液循环。包扎的层数也不宜过多，以免影响伤口的透气性和观察伤口的情况。

（4）观察病情：及时就医，避免延误

完成包扎后，应密切观察伤口的情况和患者的整体状况。如果伤口持续出血、肿胀加剧、疼痛难忍或出现发热、寒战等感染症状，应及时就医处理。特别是对于那些伤口较深、较大或位于重要部位（如头部、颈部、胸腹部）的伤口，更应高度警惕，因为这些伤口更容易发生严重的并发症，如感染、破伤风等。及时就医，接受专业医生的诊断和治疗，是确保患者安全、促进伤口顺利愈合的关键。

5. 中毒

（1）脱离毒源：迅速而果断的行动

一旦发现儿童中毒，首要任务是立即将儿童从中毒现场转移至安全地带，远离任何可能继续释放有毒物质的源头。这一行动必须迅速且果断,因为每多一秒的停留都可能增加毒素对儿童的伤害。如果中毒发生在室内,应立即打开门窗通风,以降低室内有毒物质的浓度。要注意自身的安全,佩戴防护装备(如手套、口罩),避免在转移过程中自身也受到伤害。

(2)清除毒物:根据中毒物质特性采取相应措施

清除毒物是减少毒素吸收、降低中毒程度的关键步骤。对于固体或液体中毒物质,如果尚未被完全吸收,可以尝试用清水漱口(针对口腔摄入),或进行催吐(但需谨慎,因为某些物质催吐后可能加重伤害,如强酸、强碱)。然而,催吐和洗胃都是专业性很强的操作,应在医生或急救人员的指导下进行,以免因操作不当而造成二次伤害。对于气体中毒,最重要的是迅速将儿童移至空气新鲜、流通良好的地方,避免继续吸入有毒气体。

(3)记录信息:为医生提供宝贵的诊断依据

在紧急处理过程中,尽可能多地了解并记录中毒的相关信息,这对于后续的医疗救治至关重要。这些信息包括中毒物质的种类(如药物、化学品、有毒植物等)、接触方式(口服、吸入、皮肤接触等)、接触时间、中毒后的症状表现等。这些信息不仅有助于医生快速判断中毒类型和严重程度,还能指导医生采取针对性的解毒措施。因此,家长或旁观者应保持冷静,尽可能详细地询问和记录相关信息,必要时可拍照或录像作为证据。

(4)送医救治:时间就是生命

完成初步处理后,应尽快将儿童送往医院接受专业治疗。在送医途中,家长应继续观察儿童的生命体征,如呼吸、心跳、意识等,并随时准备应对可能出现的紧急情况。到达医院后,应详细向医生描述中毒经过和已采取的措施,提供记录的信息和证据,以便医生能够迅速、准确地做出诊断和治疗决策。此外,家长还应积极配合医生的治疗方案,遵循医嘱进行护理和康复锻炼,以促进儿童尽快恢复健康。

(二)儿童伤害发生后的心理支持

除身体上的伤害外,儿童在经历意外伤害后往往还会面临心理上的冲击和挑战。因此,及时的心理支持对促进儿童的心理康复同样重要。

1. 情绪安抚与表达

（1）情感支持

在儿童的成长过程中，面对各种挑战和情绪波动时，情感支持与情绪表达是不可或缺的。家长或照顾者应当成为他们最坚实的后盾，通过温暖的拥抱和轻柔的抚摸，无声地传递出深厚的关爱与安全感，让儿童深切感受到无论遇到什么困难，都有人愿意陪伴在他们身边。

（2）情绪表达

积极营造一个开放包容的环境，鼓励儿童勇敢地说出自己的心声，不论是内心的恐惧、压抑的愤怒，还是深深的悲伤。倾听，不仅仅是耳朵在工作，更是心灵的贴近，需要家长耐心、细致地捕捉儿童言语背后的情感需求，给予真诚的理解和接纳，让儿童明白每一种情绪都是正常且值得被尊重的，从而学会更加健康地管理自己的情绪。

2. 心理教育与引导

（1）解释伤害

在处理儿童遭遇伤害的情况时，解释与正面引导是不可或缺的两个环节。首先，用儿童能够理解的语言，温和而清晰地阐述伤害的原因和经过，能够帮助他们构建起对事件的初步认知，减少因未知而产生的不安与恐惧。这样的解释如同为他们点亮了一盏灯，照亮了前行的道路，让他们明白自己所经历的一切并非无因之果。

（2）正面引导

正面引导的重要性不言而喻。我们要让儿童明白，伤害只是生命中的一段小插曲，它虽然带来了痛苦，但绝非不可逾越的障碍。通过及时、有效的治疗，身体可以逐渐康复，生命也能重新焕发生机。用那些勇敢战胜困难、最终迎来美好结局的同龄人故事作为激励，可以进一步激发儿童的内在力量，让他们学会以积极的心态去面对生活中的每一个挑战，相信风雨之后总会有彩虹。

3. 专业心理干预

（1）评估与诊断

在应对受伤较重或心理受创较深的儿童时，及时且专业的心理干预显得尤为重要。首先，寻求一位经验丰富的心理医生进行全面的心理评估是至关重要的一步。这一过程中，心理医生会运用专业的工具和方法，深入了解儿童的心理状态、情绪变化、行为模式以及他们内在的需求与困扰。通过细致入微的观察与交流，心理医生能够准确把握儿童的心理状况，为后续的治疗提供科学依据。

（2）心理治疗

根据评估结果，心理医生会精心制定一套个性化的心理治疗方案。这些方案可能包括认知行为疗法，旨在帮助儿童识别并改变消极的思维模式，培养积极应对挑战的能力；或是游戏疗法，通过游戏这一儿童熟悉且喜爱的形式，引导他们在轻松、愉快的氛围中表达情感、释放压力、增强自我认知与情绪调节能力。在治疗过程中，心理医生会耐心陪伴儿童，给予他们充分的支持与鼓励，帮助他们逐步调整心态，缓解焦虑与恐惧情绪，重新找回自信与希望，为未来的成长之路奠定坚实的心理基础。

4. 家庭与社会支持

（1）家庭支持

家庭成员应共同努力为儿童营造一个温馨、和谐的家庭氛围。家长应给予儿童足够的关注和支持，鼓励他们表达自己的感受和需求。同时，也要避免在儿童面前争吵或表达消极情绪，以免对他们造成负面影响。

（2）学校与社区支持

学校和社区也应为受伤儿童提供必要的支持。学校可以安排老师或同学进行探访和陪伴，帮助儿童缓解孤独感；社区可以组织志愿者为受伤儿童提供生活上的帮助和关怀。此外，还可以加强安全教育和宣传，提高儿童的安全意识和自我保护能力。

5. 长期关注与随访

（1）定期随访

在促进儿童身心康复的征途中，定期随访与持续支持是两大不可或缺的支柱。家长、学校、社区与专业医疗机构需携手构建起一套完善的关怀网络，确保对儿童康复进程的持续关注与跟踪。通过定期的随访，我们不仅能及时了解儿童身心的恢复情况，还能敏锐捕捉那些可能潜藏的心理问题，从而采取有针对性的干预措施，防患于未然。

（2）持续支持

对于那些需要长期康复治疗的儿童，我们更应给予他们坚定不移的支持与鼓励。这不仅仅局限于医疗层面的专业指导，更包括引导他们积极参与社交活动，让他们在与人交往中重拾自信与快乐；鼓励他们培养兴趣爱好，让心灵在艺术的熏陶下得到滋养与升华。如此，我们方能助力儿童在康复之路上稳步前行，最终实现身心的全面康复与成长。

第八节 儿童特殊保健需求

一、残疾儿童的康复与特殊教育

残疾儿童作为社会中的特殊群体，其成长与发展面临着诸多挑战。通过科学的康复训练和特殊教育，这些孩子不仅能够克服身体上的障碍，还能在智力、情感和社会交往等方面得到全面发展。残疾儿童的康复与特殊教育是促进社会公平、实现教育公平的重要组成部分。通过科学的康复训练和特殊教育服务，我们可以帮助这些孩子克服身体上的障碍，发掘他们的潜能，培养他们的自信心和社会适应能力，为他们创造一个更加美好的未来。这需要政府、学校、家庭和社会各界的共同努力和协作配合。让我们携手前行，为残疾儿童的成长与发展贡献自己的力量。

（一）残疾儿童康复的重要性

残疾儿童康复是指通过医学、教育、心理、社会等多学科的综合手段，对残疾儿童进行功能恢复、潜能开发和社会适应能力的训练，以提高其生活质量和社会参与度。其重要性体现在以下几个方面：

1. 促进身体健康

针对残疾儿童的身体状况，制定个性化的康复计划，如物理治疗、作业治疗等，有助于改善其身体功能，减轻疼痛，预防并发症，提高生活质量。

2. 增强生活自理能力

通过日常生活技能训练，如穿衣、吃饭、洗漱等，残疾儿童能够逐渐掌握基本的生活技能，增强自我照顾能力，减轻家庭和社会的负担。

3. 促进心理发展

残疾儿童在成长过程中往往面临更多的心理压力和挑战。康复过程中的心理辅导和干预，有助于他们建立积极的心态，增强自信心，缓解焦虑和抑郁情绪。

4. 提高社会适应能力

通过社交技能训练、职业训练等，残疾儿童能够逐步融入社会，参与社会活动，建立人际关系，提高社会适应能力，为未来的独立生活打下坚实基础。

（二）特殊教育的实施策略

特殊教育是针对残疾儿童特殊需求而设计的教育模式，旨在为他们提供适合其身心特点的教育环境和教学内容。以下是一些实施特殊教育的关键策略：

1. 个别化教学计划

根据残疾儿童的个体差异，制定个别化教学计划（IEP），明确教学目标、教学内容、教学方法和评估方式，确保每个儿童都能得到最适合自己的教育。

2. 多学科团队合作

特殊教育需要医学、教育、心理、社会等多学科的专业人员共同参与。通过建立多学科团队，整合各方资源，为残疾儿童提供全方位的支持和服务。

3. 融合教育

在可能的情况下，推动残疾儿童与普通儿童在同一教育环境中学习，通过融合教育以促进相互理解和尊重，增强残疾儿童的社会交往能力和自信心。

4. 技术支持与辅助工具

利用现代科技手段，如助听器、矫形器、电子辅助设备等，为残疾儿童提供必要的技术支持和辅助工具，帮助他们克服身体障碍，更好地参与学习和生活。

5. 家庭与社区参与

特殊教育不仅仅是学校的责任，家庭和社区也扮演着重要角色。通过加强家校合作、社区融合等方式，为残疾儿童营造一个包容、支持的成长环境。

（三）面临的挑战与解决方案

尽管残疾儿童的康复与特殊教育取得了显著进展，但仍面临诸多挑战：

1. 资源分配不均

不同地区、不同学校之间的资源分配存在差异，导致部分残疾儿童无法获得高质量的康复教育和特殊教育服务。解决方案包括加大政府投入、优化资源配置、推动区域均衡发展等。

2. 专业人才短缺

特殊教育需要专业的教师和康复师团队。然而，目前专业人才短缺问题较为突出。解决方案包括加强专业人才培养，提高教师待遇，吸引更多优秀人才投身特殊教育事业等。

3. 社会认知偏见

部分社会成员对残疾儿童存在认知偏见和歧视，影响了他们的社会融入和心理健康。解决方案包括加强宣传教育，提高公众意识，营造包容和谐的社会氛围等。

4. 家庭支持不足

残疾儿童的家庭往往面临较大的经济和心理压力，难以提供足够的支持和陪伴。解决方案包括建立家庭支持体系，提供经济援助和心理疏导等服务，以减轻家庭负担。

5. 教育评估与监测体系不完善

特殊教育需要科学的教育评估与监测体系来确保教育质量和效果。然而，目前该体系尚不完善。解决方案包括建立科学的教育评估标准，完善监测机制，加强数据收集和分析等。

二、肥胖儿童的体重管理与健康促进

在当今社会，随着生活方式的快速变化和饮食结构的日益丰富，儿童肥胖问题已成为全球关注的公共卫生挑战之一。肥胖不仅影响儿童的身体健康，还可能导致一系列心理和社会问题，对其未来发展产生深远影响。因此，对肥胖儿童进行科学的体重管理与健康促进显得尤为重要。

（一）肥胖的定义与危害

肥胖是指体内脂肪组织过多，导致体重超过一定标准的状态。在儿童期，肥胖通常表现为体重指数（BMI）超过同年龄、同性别儿童正常值的第95百分位数以上。肥胖对儿童的危害是多方面的：

1. 生理健康

肥胖儿童更容易患上高血压、高血脂、2型糖尿病等慢性疾病，增加患心血管疾病的风险。肥胖还可能影响儿童的呼吸系统功能，导致患哮喘等呼吸系统疾病。

2. 心理健康

肥胖儿童常因体型问题遭受同伴嘲笑和排斥，导致自尊心受损，产生自卑、抑郁等负面情绪。这些心理问题不仅影响儿童的心理健康，还可能进一步影响其社交能力和人际关系。

3. 生长发育

肥胖还可能影响儿童的生长发育，如性早熟、骨龄提前等，对身高和性发育产生不利影响。

（二）体重管理的原则与方法

1. 体重管理原则

（1）综合干预

体重管理不是单一的减肥行为，而是需要综合考虑饮食、运动、心理、行为等多方面的因素，实施综合干预措施。

（2）个体化

每个肥胖儿童的情况都是独特的，应根据其年龄、性别、身高、体重、体脂率等个体特征，制定个性化的体重管理计划。

（3）家庭参与

家庭是儿童成长的重要环境，家长的支持和参与对儿童体重管理的成功至关重要。家长应成为孩子的榜样，共同营造良好的饮食和运动环境。

2. 体重管理方法

（1）饮食调整

控制总能量摄入，减少高糖、高脂肪、高盐食物的摄入，增加蔬菜、水果、全谷物等富含膳食纤维和维生素的食物的摄入。合理安排餐次和食量，避免暴饮暴食和零食摄入过多。

（2）增加体力活动

鼓励儿童参与多种形式的体力活动，如户外运动、游戏、舞蹈等，以提高身体代谢率，消耗多余能量。建议每天至少进行60分钟的中等到高强度体力活动。

（3）行为干预

通过教育和引导，帮助儿童建立良好的饮食和运动习惯。如定时、定量进餐，细嚼慢咽，减少看电视和玩电子游戏的时间等。家长和教师应给予儿童积极的反馈和鼓励，增强其自我管理能力。

（4）心理支持

关注肥胖儿童的心理健康，提供必要的心理支持和干预。通过心理咨询、团体辅导等方式，帮助儿童建立积极的自我认知和情感调节能力，减轻心理压力和缓解负面情绪。

（三）健康促进的策略

除针对肥胖儿童的直接体重管理外，还需要从更广泛的角度出发，实施健康促进策略，以预防和控制儿童肥胖的发生和发展。

（1）政策倡导

政府应制定相关政策法规，加强对食品广告、学校食堂、校外餐饮等方面的监管和管理，减少儿童接触不健康食品的机会。加大对儿童健康教育的投入和支持力度，提高公众对儿童肥胖问题的认识和重视程度。

（2）学校健康教育

学校应将健康教育纳入课程体系，定期开展健康讲座、体育活动和营养教育等活动。通过丰富多彩的教育形式和内容，增强儿童的健康意识和自我保健能力。学校还应加强对学生饮食和运动的指导和监督，确保学生获得充足的营养和进行适量的运动。

（3）社区环境改善

社区应建设和完善体育设施和活动场所，为儿童提供安全、便捷的运动环境。加强社区健康教育宣传力度，鼓励居民参与健康生活方式的活动和讲座。通过营造良好的社区氛围和环境，促进儿童健康行为的形成和发展。

（4）家庭健康促进

家庭是儿童成长的重要环境之一。家长应树立正确的健康观念和生活方式观念，以身作则地引导孩子形成良好的饮食和运动习惯。加强与学校和社区的沟通和合作，共同为孩子的健康成长创造有利条件。

（四）面临的挑战与解决方案

在肥胖儿童的体重管理与健康促进过程中，可能会遇到一些挑战和困难：

（1）社会认知偏见

部分社会成员对肥胖儿童存在认知偏见和歧视，导致儿童在社交和学习环境中遭受排斥和孤立。解决方案包括加强宣传教育，提高公众意识，营造包容和谐的社会氛围等。

（2）家庭支持不足

部分家庭由于经济条件、时间和精力等限制，难以给予儿童足够的支持和陪伴。解决方案包括建立家庭支持体系，提供经济援助和心理疏导等服务，加强家校合作等。

（3）教育资源不均

不同地区和学校之间的教育资源存在差异，导致部分儿童无法获得高质量的健康教育和体重管理服务。解决方案包括加大政府投入，优化资源配置，推动区域均衡发展等。

（4）长期效果保持

体重管理是一个长期的过程，需要持续的努力和坚持。然而，部分儿童在达到初步减重目标后容易放松警惕和自我管理要求，导致体重反弹。解决方案包括加强后续跟踪和管理，提供持续的健康教育和指导等。

三、早产儿、低出生体重儿的长期随访与保健

早产儿和低出生体重儿作为新生儿中的特殊群体，其生理发育和健康状况较足月儿更为脆弱，面临着更高的并发症风险及长期健康挑战。因此，对这些孩子进行长期随访与保健显得尤为重要，旨在通过持续的监测、干预和支持，促进其全面发展，减少潜在的健康问题，提升生活质量。

早产儿和低出生体重儿的长期随访与保健是一项复杂而艰巨的任务，需要政府、医疗机构、家庭和社会各界的共同努力和协作配合。通过科学的随访计划、个性化的保健措施以及有效的挑战应对方案，我们可以为这些孩子提供更好的成长环境和更全面的健康保障，促进其全面发展，实现健康成长的目标。

（一）定义与分类

1. 早产儿

通常指胎龄不足37周即出生的新生儿。根据胎龄的不同，早产儿可进一步细分为极早产儿（胎龄＜28周）、早期早产儿（胎龄28～32周）和晚期早产儿（胎龄32～37周）。

2. 低出生体重儿

指出生体重低于2500克的新生儿，其中，极低出生体重儿（VLBW）指出生体重低于1500克，超低出生体重儿（ELBW）则指出生体重低于1000克。

（二）长期随访的重要性

早产儿和低出生体重儿在出生后的一段时间内,由于身体各系统发育不成熟,

容易发生各种并发症，如呼吸窘迫综合征、感染、黄疸、颅内出血等。即便在新生儿期度过了这些危机，他们仍可能面临长期的健康风险，包括生长发育迟缓、神经系统发育障碍（如脑瘫、智力低下）、视力听力损害、代谢性疾病（如糖尿病、高血脂）以及心理行为问题等。因此，长期随访能够及时发现并处理这些问题，提供必要的干预措施，促进儿童健康成长。

（三）随访内容

在儿童的成长过程中，全面而细致的健康监测与评估是确保其身心健康发展的关键。上述7个方面——生长发育监测、神经系统发育评估、营养状况评估、视力与听力筛查、代谢性疾病筛查、心理行为评估以及家庭与社会环境评估，共同构成了一个多维度、全方位的儿童健康管理体系。下面，我们将对这7个方面进行深入的扩写。

1. 生长发育监测

生长发育监测是儿童保健工作的基础，通过定期测量身高、体重、头围等关键生长指标，并绘制生长曲线图，可以直观地反映儿童的生长趋势。这一过程不仅有助于发现生长迟缓或过快等异常情况，还能为家长提供科学的喂养建议，调整生活方式，促进儿童健康成长。特别是对于早产儿、低出生体重儿等特殊群体，更需加强监测，实施个性化干预措施。

2. 神经系统发育评估

神经系统是儿童智能和行为发展的基础。通过神经行为评估（如新生儿神经行为测定NBNA）、发育里程碑评估（如大运动、精细动作、语言、认知、社交等能力的评估）等手段，可以早期发现神经系统发育异常或发育障碍的迹象。这些评估不仅关注儿童的当前表现，还预测其未来发展趋势，为早期干预提供科学依据。例如，对于自闭症谱系障碍、注意缺陷多动障碍等神经发育性疾病，早期识别并干预可以显著改善预后。

3. 营养状况评估

良好的营养是儿童健康成长的重要保障。营养状况评估不仅关注儿童的喂养方式、食物种类和摄入量，还关注其消化吸收能力。通过定期监测血红蛋白、微量元素等营养指标，可以及时发现并纠正营养不良或营养过剩问题。根据儿童的年龄、生长发育阶段和健康状况，制定个性化的膳食计划，确保营养全面均衡。

4. 视力与听力筛查

视力和听力是儿童感知世界的重要窗口。定期进行视力与听力筛查，可以及时发现并治疗潜在的视力、听力损害，避免因此导致的认知、学习和社会交往障碍。视力筛查包括视力表检查、眼位检查等；听力筛查则常采用耳声发射、自动听性脑干反应等方法。对于筛查结果异常的儿童，应及时转诊至专科进行进一步诊断和治疗。

5. 代谢性疾病筛查

代谢性疾病是影响儿童生长发育和健康的重要原因。通过筛查甲状腺功能低下、苯丙酮尿症等常见代谢性疾病，可以早期发现并治疗，避免病情恶化对儿童造成不可逆的损害。这些筛查通常在新生儿期进行，采用血液样本进行检测。对于筛查结果异常的儿童，需及时给予特殊饮食或药物治疗。

6. 心理行为评估

儿童的心理行为发展同样重要。通过情绪、行为及社交能力等方面的评估，可以及时发现并处理心理行为问题，如焦虑、抑郁、攻击性行为等。这些评估不仅有助于家长了解孩子的内心世界，还能为专业人士提供制定干预计划的依据。对于存在心理行为问题的儿童，应给予心理咨询、行为疗法等干预措施，促进其心理健康发展。

7. 家庭与社会环境评估

家庭和社会环境对儿童成长具有深远的影响。了解家庭支持情况、教育环境及社会环境对儿童成长的影响，可以为家长提供有针对性的指导和支持。例如，对于缺乏亲子互动或教育资源匮乏的家庭，可以提供亲子关系指导、学习资源推荐等服务；对于存在社会适应问题的儿童，可以组织社交技能训练、团体活动等帮助其融入社会。通过改善家庭和社会环境，为儿童创造一个更加有利于成长和发展的空间。

（四）保健措施

1. 营养支持：奠定健康成长基石

儿童时期的营养摄入对其生长发育具有决定性影响。因此，根据每个儿童的具体需求制定个性化的营养方案至关重要。对于新生儿及婴儿期，母乳喂养被视为最佳的营养来源，它不仅能提供丰富的营养物质，还能增强婴儿的免疫力。对于无法母乳喂养或母乳不足的情况，选择适合的早产儿配方奶或婴儿配方奶同样重要，以确保婴儿获得全面均衡的营养。随着儿童年龄的增长，适时添加辅食以满足其不断增长的营养需求也尤为重要。对于存在营养吸收障碍的儿童，如慢性腹泻、先天性代谢疾病等，需通过专业的医疗团队进行评估，并可能需要额外的营养补充或特殊治疗，如肠内营养支持或静脉营养治疗，以确保其获得足够的营养支持。

2.康复训练：促进神经与运动能力发展

对于神经系统发育障碍的儿童，如脑瘫、自闭症谱系障碍等，康复训练是改善其生活质量、促进潜能发挥的重要手段。通过制定个性化的康复训练计划，结合物理治疗、作业治疗、语言治疗等多种手段，旨在改善儿童的神经功能和运动能力，促进其社会交往和认知能力的发展。康复训练强调早期干预、循序渐进、家庭参与的原则，通过持续的训练和刺激，帮助儿童克服障碍，实现最佳的功能恢复。

3.定期随访与监测：保障健康成长

建立规范的随访制度，定期对儿童进行生长发育、神经系统发育、视力听力等方面的监测评估，是预防疾病、及时发现问题并干预的关键。通过定期随访，医生可以了解儿童的生长发育情况，评估其健康状态，并根据需要调整营养方案、康复训练计划等。对于发现的问题，如生长发育迟缓、视力听力障碍等，可以及早进行干预治疗，避免病情恶化，保障儿童的健康成长。

4.健康教育与指导：提升家长照护能力

向家长提供科学的育儿知识和健康指导，是提升家长照护能力和健康素养的重要途径。通过举办家长讲座、发放宣传资料、建立线上交流平台等方式，向家长传授喂养技巧、护理方法、疾病预防等知识，帮助家长掌握正确的育儿方法，提高育儿技能。鼓励家长积极参与儿童的健康管理过程，与医生建立良好的沟通合作关系，共同为儿童的健康成长保驾护航。

5.心理支持：关注儿童与家庭心理健康

儿童及其家庭的心理健康同样不容忽视。面对疾病、生长发育问题或社会适应挑战，儿童及其家庭可能会承受巨大的心理压力。因此，提供必要的心理咨询和支持服务显得尤为重要。通过专业的心理咨询师或心理医生进行心理评估、干预和治疗，帮助儿童及其家庭应对压力和挑战，缓解焦虑、抑郁等负面情绪，促进心理健康发展。加强心理健康教育普及工作，提高社会对儿童心理健康问题的认识度和关注度,为儿童营造一个更加健康、和谐的成长环境。

(五)面临的挑战及解决方案

1. 挑战一

(1)医疗资源分配不均

在一些地区,尤其是偏远或贫困地区,医疗资源相对匮乏,难以满足早产儿和低出生体重儿长期随访与保健的需求。

(2)解决方案

加强基层医疗机构建设,提高医疗水平和服务能力;推动医疗资源下沉,鼓励优质医疗资源向基层流动;利用远程医疗技术,实现跨区域医疗资源共享。

2. 挑战二

(1)家长认知不足

部分家长对早产儿和低出生体重儿的特殊性和长期随访的重要性认识不足,缺乏科学的育儿知识和健康指导。

(2)解决方案

加强健康教育宣传,提高家长对早产儿和低出生体重儿健康问题的认识;开展家长培训活动,普及科学的育儿知识和健康指导;建立家长支持网络,提供相互交流和学习的平台。

3. 挑战三

(1)随访依从性低

由于各种原因(如经济困难、交通不便、家长疏忽等),部分家庭难以坚持完成长期随访计划。

(2)解决方案

建立随访激励机制,如提供随访补贴、减免部分检查费用等;加强随访管理,通过电话、短信等方式提醒家长按时随访;建立随访监督机制,确保随访计划的落实和执行。

第七章 未来前景发展

第一节 精准医疗与个体化治疗

随着现代医学技术的飞速发展,精准医疗与个体化治疗已成为妇产儿科临床的重要发展方向。这一理念强调根据患者的个体差异,包括基因、环境、生活方式等多方面的因素,制定有针对性的诊疗方案,以提高治疗效果,降低副作用,并提升患者的满意度和就医体验。

一、精准医疗与个体化治疗的定义与特点

(一)定义

精准医疗作为现代医学的前沿领域,正逐步重塑医疗健康的未来图景。它不仅仅依赖于传统的疾病诊断与治疗模式,而且深度融合了基因测序、大数据分析、人工智能等先进技术,深入挖掘每位患者的独特生物学特征。通过综合分析患者的遗传背景、特定生物标志物表达水平、日常生活习惯乃至心理状态等多维度信息,应用精准医疗技术能够绘制出患者专属的"健康蓝图",从而制定出前所未有的个性化预防策略、精准诊断路径及高效治疗方案。这种高度定制化的医疗模式,不仅提高了治疗效果,减少了不必要的医疗干预,还极大地提升了患者的生活质量和满意度,引领着医疗行业向更加人性化、智能化的方向迈进。

(二)特点

1. 精准性

精准性作为精准医疗的基石,依托于先进的基因测序技术和生物标志物检测技术,能够深入到疾病的分子层面,揭示疾病发生的根本原因及其演变规律。通过解析患者的遗传信息,我们能够发现那些与疾病发生发展密切相关的基因变异或表达异常,从而实现对疾病的精准诊断和精细分类。这一过程不仅提高了诊断的准确率,还为后续治疗方案的制定提供了坚实的科学依据,确保了治疗的针对

性和有效性。

2. 高效性

高效性是精准医疗的显著优势之一。传统医疗模式往往采用"一刀切"的治疗方法，难以兼顾患者的个体差异，导致治疗效果参差不齐，甚至可能引发不必要的药物副作用。精准医疗则通过深入分析患者的具体情况，包括基因型、疾病状态、生理机能等多个方面，为患者量身定制最佳治疗方案。这种治疗方案不仅更加符合患者的实际需求，还能显著提高治疗效果，减少药物浪费和副作用的发生，从而提升整体医疗效率。

3. 个性化

个性化是精准医疗的灵魂所在。它强调在治疗过程中充分考虑患者的个体差异，包括基因、环境、生活方式等多个方面的影响。通过综合运用多种技术手段和临床信息，精准医疗能够全面评估患者的健康状况和治疗需求，制定出符合其特点的个性化治疗方案。这种治疗方案不仅能够有效缓解患者的症状，还能促进其身心的全面康复，提高生活质量。因此，精准医疗的个性化特征不仅体现了对患者个体的尊重和关怀，也推动了医疗服务向更加人性化、精细化的方向发展。

二、精准医疗与个体化治疗在妇产儿科的重要性

提高诊疗效果：通过精准诊断，医生能够更准确地判断疾病类型和严重程度，从而制定更加有效的治疗方案。个体化治疗则能确保治疗方案的针对性和有效性，提高治疗效果。

（一）降低副作用

在提高诊疗效果方面，精准医疗与个体化治疗展现出前所未有的优势。精准诊断，作为这一切的起点，通过前沿的基因测序、生物标志物检测等技术，为医生提供了疾病类型的精确判断及病情严重程度的客观依据。这种细致入微的诊断，使得医生能够摆脱传统诊疗中的模糊地带，为患者量身打造出更为精准、有效的治疗方案。个体化治疗则进一步强化了这一优势，它不仅仅是对症下药，更是针对患者的具体遗传特征、生理状况及生活环境等个性化因素进行综合考虑，确保治疗方案的高度针对性和有效性，从而显著提升治疗效果，使患者更快恢复健康。个体化治疗在降低副作用方面也发挥着重要作用。传统治疗方法往往采用统一标准，忽略了患者间的个体差异，容易导致药物过量或不足，进而引发不必要的副

作用。个体化治疗则通过精准调整药物剂量、种类及给药方式，最大限度地减少了不必要的药物使用，有效降低了副作用的发生率，保障了患者的安全。这种以患者为中心的治疗理念，不仅体现了医疗技术的进步，更是对患者生命的尊重与保护。

（二）提升患者满意度

个体化治疗还极大地提升了患者的满意度和就医体验。在传统的医疗模式下，患者往往感到被忽视或治疗方案缺乏针对性，导致治疗信心和配合度降低。个体化治疗则让患者感受到医生对其病情的深刻理解和个性化关怀，增强了患者对自身健康的掌控感和治疗的信心。这种积极的心理变化不仅有助于患者更好地配合治疗，还能增进医患之间的信任和促进合作，共同推动治疗进程的顺利进行。

三、精准医疗与个体化治疗在妇产儿科的具体应用

（一）妇科疾病

1. 子宫肌瘤

对于子宫肌瘤，其治疗策略需综合考量肌瘤的体积、生长位置及是否引发明显症状，如月经过多、疼痛等。借助先进的影像学技术和基因检测技术，医生能够更准确地评估肌瘤的特性及患者的生理状态，从而选择最合适的治疗路径。药物治疗，如促性腺激素释放激素类似物可用于缩小肌瘤，减少症状；对于药物治疗无效或肌瘤较大者，则可能需考虑进行保守手术如肌瘤剔除术，乃至全子宫切除术治疗，而手术风险的评估同样依赖于个体化的基因及生理参数分析。

2. 卵巢囊肿

卵巢囊肿的治疗则依赖于囊肿的良恶性判断及大小。通过高分辨率的超声、CT 或 MRI 检查，结合必要的病理诊断，医生能够明确囊肿的性质。对于良性且体积较小的囊肿，常采取保守观察或药物治疗；而对于体积较大、有症状或疑似恶性的囊肿，则需及时行手术干预。手术方式的选择也会根据患者的年龄、生育需求及囊肿特性进行个性化调整。

3. 宫颈炎

宫颈炎的治疗则侧重于控制炎症，防止其进一步发展为慢性疾病或引发其他并发症。根据炎症的严重程度及病原体类型（如细菌、病毒、支原体等），医生会推荐局部药物治疗，如抗生素、抗病毒药物等，并通过药敏试验以确保所选药

物对病原体具有高度敏感性，从而提高治疗效果。此外，物理治疗，如激光、冷冻等也可作为辅助治疗手段，加速炎症消退，促进宫颈恢复健康。

（二）产科疾病

1. 妊娠期高血压疾病

妊娠期高血压疾病的管理是保障母婴健康的关键环节。医护人员会密切监测孕妇的血压波动情况，定期检测尿蛋白含量，结合其他临床信息综合评估病情严重程度。针对每位孕妇的具体状况，如孕周、血压控制效果及并发症情况，制定个性化的降压治疗方案，包括药物选择、剂量调整及用药时机等。制定科学合理的分娩计划，确保在分娩过程中能够有效控制血压，预防子痫等严重并发症的发生，全力保障母婴安全。

2. 胎儿畸形筛查

胎儿畸形筛查是预防出生缺陷的重要措施。随着医学技术的进步，超声检查与基因检测已成为主要的筛查手段。超声检查能够直观显示胎儿的形态结构，及时发现心脏、颅脑、四肢等部位的发育异常。基因检测则能深入遗传层面，筛查出染色体异常、单基因遗传病等潜在风险。根据筛查结果，医生会为孕妇提供个性化的随访建议，包括定期复查、专科咨询等，并根据需要制定干预措施，如终止妊娠或产前治疗，以最大限度地减少出生缺陷的发生。

（三）儿科疾病

1. 新生儿疾病

新生儿疾病的治疗在精准医疗框架下显得尤为重要。由于新生儿生理机能尚未完全成熟，其疾病表现、治疗反应及药物代谢均与成人和较大儿童存在显著差异。因此，针对新生儿，特别是早产儿和低出生体重儿，需实施更为精细化的管理策略。这包括但不限于：根据患儿的具体状况定制营养配方，确保其在生长关键期获得充足而均衡的营养；实施严密的生长发育监测，及时发现并干预任何可能影响其健康成长的因素；以及制定个性化的并发症预防和治疗计划，以减少不良预后的风险。

2. 儿童肿瘤

在儿童肿瘤领域，精准医疗同样发挥着关键作用。通过先进的基因检测技术，医生能够深入了解肿瘤的遗传特征，明确其基因型及恶性程度，从而为患儿量身定制最适合的治疗方案。这包括精准选择化疗药物、优化放疗剂量和照射范围，以及在某些情况下实施精准手术治疗。加强肿瘤治疗的多学科协作，整合儿科、肿瘤学、放射学、病理学等多个领域的专业知识，能够进一步提升治疗效果，改善患儿的生存质量。

四、面临的挑战及解决方案

（一）挑战一

1. 技术成本高昂

基因测序、生物标志物检测等精准医疗技术成本较高，限制了其在临床的广泛应用。

2. 解决方案

加强技术研发和创新，降低技术成本；政府和社会各界应加大对精准医疗的投入和支持力度，推动其普及和应用。

（二）挑战二

1. 数据整合与分析难度大

精准医疗需要整合和分析大量患者的遗传信息、生物标志物、生活习惯等数据，这对数据处理和分析能力提出了很高的要求。

2. 解决方案

利用人工智能、大数据等现代信息技术手段，提高数据整合和分析的效率和准确性；加强跨学科合作与交流，促进研究成果向临床应用的转化。

（三）挑战三

1. 医疗资源分配不均

部分地区和医疗机构医疗资源有限，难以满足精准医疗和个体化治疗的需求。

2. 解决方案

加强基层医疗机构建设，提高医疗水平和服务能力；推动医疗资源下沉和区域医疗资源共享；鼓励优质医疗资源向基层和边远地区流动。

（四）挑战四

1. 患者认知不足

部分患者对精准医疗和个体化治疗的认知不足，缺乏科学的诊疗观念和就医行为。

2. 解决方案

加强健康教育宣传，提高患者对精准医疗和个体化治疗的认识和接受度；开展患者教育和培训活动，普及科学的诊疗知识和就医技能；建立患者支持网络和社会支持系统，为患者提供全面的医疗和心理支持。

第二节 多学科协作与综合治疗

在妇产儿科临床领域，面对复杂多变的疾病挑战，多学科协作与综合治疗已成为提升医疗服务质量、保障母婴健康的重要途径。随着医学技术的不断进步和医疗模式的不断创新，多学科协作模式在妇产儿科临床中的应用日益广泛，为患者提供了更加全面、精准和个性化的诊疗服务。本文将从多学科协作的定义、重要性、具体应用、面临的挑战及解决方案等方面，深入探讨其在妇产儿科临床的实践与前景。

一、多学科协作的定义与特点

（一）定义

多学科协作（Multidisciplinary Team, MDT）是指由来自不同学科背景的专家组成团队，共同为某一患者制定和实施诊疗方案的过程。在妇产儿科临床中，多学科协作通常包括产科、妇科、儿科、新生儿科、麻醉科、重症医学科、影像科、病理科等多个学科的专家共同参与。

（二）特点

1. 综合性

多学科协作能够汇聚各学科的专业知识和技术，为患者提供全面的诊疗服务。

2. 协同性

各学科专家在协作过程中相互沟通、相互支持，共同制定和执行诊疗方案，确保治疗方案的连贯性和有效性。

3. 个性化

根据患者的具体病情和需求，多学科协作能够制定个性化的诊疗方案，提高治疗效果和患者满意度。

二、多学科协作在妇产儿科临床的重要性

（一）提高诊疗水平

多学科协作能够汇聚各学科的精英力量，共同攻克复杂病例，提高诊疗水平和治疗效果。

（二）优化医疗资源

通过多学科协作，可以合理调配医疗资源，避免重复检查和不必要的治疗，提高医疗资源的利用效率。

（三）提升患者满意度

多学科协作能够为患者提供更加全面、精准和个性化的诊疗服务，增强患者对医疗服务的信任感和满意度。

（四）促进学科发展

多学科协作能够促进各学科之间的交流与合作，推动学科交叉融合和创新发展。

三、多学科协作在妇产儿科临床的具体应用

（一）高危孕产妇管理的深度解析

高危孕产妇的管理是妇产儿科临床工作中极具挑战性与重要性的领域，它直接关系到母婴双方的生命安全与长期健康。随着医学技术的进步和跨学科合作的深化，高危孕产妇的管理模式正逐步向更加个性化、精准化的方向发展。

首先，建立多学科协作团队是高危孕产妇管理的基石。这一团队通常由产科医生担任核心，他们负责全面评估孕妇的孕期状况，监测各类生理指标，如血压、血糖、尿蛋白等，及时发现并处理潜在的风险因素。内科医生的加入为控制合并症，如高血压、糖尿病等提供了专业支持，他们根据孕妇的具体情况制定个性化的用药方案，力求在保障母婴安全的前提下有效控制病情。麻醉科和重症医学科医生的参与则确保了分娩过程中的安全，他们具备处理紧急情况的能力，能够在紧急剖宫产、产后出血等危急情况下迅速介入，为母婴安全保驾护航。

在妊娠期高血压疾病的管理中，多学科协作的优势尤为明显。产科医生通过

定期产检,密切监测孕妇的血压变化,评估病情的严重程度,并据此调整治疗方案。内科医生则根据血压控制情况,调整降压药物的种类和剂量,力求在控制血压的同时减少对胎儿的不良影响。此外,针对可能出现的并发症,如子痫前期、HELLP综合征等,多学科团队会提前制定应急预案,确保在紧急情况下能够迅速、有效地进行干预。

除医疗团队的紧密合作外,高危孕产妇的心理护理也不容忽视。孕期的高风险状态往往伴随着孕妇及其家属的焦虑与不安,因此,心理科医生的介入显得尤为重要。他们通过心理疏导、情绪支持等方式,帮助孕妇及其家属建立积极的心态,增强应对挑战的信心和能力。

(二)胎儿畸形与遗传病诊疗的细致探讨

胎儿畸形与遗传病是妇产儿科临床中备受关注的问题,它们不仅影响胎儿的生长发育,还可能对家庭和社会造成沉重的负担。多学科协作在胎儿畸形与遗传病的诊疗中发挥着至关重要的作用。

首先,通过超声检查、基因检测等先进的诊断技术,产科、儿科、遗传咨询、影像科等多学科专家能够共同对胎儿进行全面的评估。超声检查作为无创、可重复的检查手段,能够直观地显示胎儿的结构异常,为初步诊断提供重要依据。基因检测则能够深入到遗传层面,揭示胎儿是否携带某种遗传病基因,为精准诊断提供有力支持。

在诊断明确后,多学科团队会根据患儿的具体情况制定个性化的随访和干预措施。对于可以治疗的遗传病,如某些代谢性疾病,儿科医生会制定详细的治疗方案,包括药物治疗、饮食调整等,以改善患儿的症状和预后。对于无法根治的遗传病,遗传咨询师会向家长提供详尽的遗传咨询,帮助他们了解疾病的遗传规律、再发风险及预防措施,为未来的生育计划提供参考。

此外,多学科团队还会关注患儿的心理健康。面对疾病的挑战,患儿及其家长往往承受着巨大的心理压力。因此,心理科医生的介入同样重要,他们通过心理疏导、家庭治疗等方式,帮助患儿及其家长建立积极的心态,增强应对挑战的能力。

(三)复杂妇科疾病治疗的深入剖析

复杂妇科疾病,如卵巢肿瘤、子宫内膜异位症等,由于其病情复杂、治疗难度大，往往需要多学科协作来制定精准、有效的治疗方案。

在卵巢肿瘤的治疗中，妇科医生首先会对肿瘤进行全面评估，包括肿瘤的大小、位置、性质等，以确定手术方案。对于疑似恶性肿瘤的病例，肿瘤科医生的加入尤为重要，他们通过病理分析、肿瘤标志物检测等手段，为肿瘤的诊断和分期提供重要依据。胃肠外科医生的参与也为手术的成功提供了保障，他们具备处理复杂腹腔手术的技术和经验，能够协助妇科医生完成高难度的肿瘤切除手术。

手术后的治疗同样需要多学科协作。妇科医生会根据手术情况制定术后恢复计划，包括伤口护理、疼痛管理等。肿瘤科医生则根据病理结果和患者的具体情况制定化疗、放疗等辅助治疗方案，以降低肿瘤复发的风险。此外，营养科、康复科等学科的专家也会根据患者的需要提供个性化的营养支持和康复训练方案，促进患者的全面康复。

（四）新生儿重症监护与治疗的全面展望

新生儿重症监护室（NICU）是新生儿科的重要组成部分，它承担着救治早产儿、低出生体重儿、新生儿窒息等重症患儿的重任。在NICU中，多学科协作的重要性不言而喻。

新生儿科医生作为NICU的核心力量，他们具备丰富的临床经验和专业知识，能够迅速判断患儿的病情并采取相应的治疗措施。他们还会与患儿家属保持密切沟通，及时告知病情进展和治疗方案，缓解家属的焦虑情绪。

麻醉科和重症医学科医生的参与则确保了患儿在急救和监护过程中的安全。他们具备处理紧急情况的能力和技术手段，能够在患儿出现呼吸衰竭、循环衰竭等危急情况时迅速介入并实施有效的救治措施。此外，他们还会对患儿进行密切的生命体征监测和评估，确保患儿的生命体征稳定并逐渐恢复。

影像科、病理科等学科的专家在患儿的诊疗过程中也发挥着重要作用。他们通过提供高质量的影像资料和病理诊断结果，为新生儿科医生制定治疗方案提供了重要依据。他们还会与新生儿科医生保持密切合作，共同探讨患儿的病情和治疗方案，确保患儿得到最佳的治疗。

四、面临的挑战及解决方案

（一）挑战一

1.学科间沟通不畅

在多学科协作过程中，各学科之间的沟通和协作是关键。然而，在实际操作中，由于学科间的专业壁垒和沟通机制不健全等原因，往往导致沟通不畅和协作不紧密。

2. 解决方案

建立完善的沟通机制和协作平台，加强各学科之间的交流与合作。通过定期召开多学科协作会议、建立电子病历系统等方式，实现患者信息的共享和诊疗方案的协同制定。

（二）挑战二

1. 医疗资源分配不均

在部分地区和医疗机构中，医疗资源分配不均的问题仍然存在。这导致一些医疗机构难以开展多学科协作和综合治疗工作。

2. 解决方案

加强基层医疗机构建设，提高医疗水平和服务能力。推动医疗资源下沉和区域医疗资源共享，鼓励优质医疗资源向基层和边远地区流动。政府和社会各界应加大对医疗事业的投入和支持力度，提高医疗资源的整体利用效率。

（三）挑战三

1. 患者认知不足

部分患者对多学科协作和综合治疗的认知不足，缺乏科学的诊疗观念和就医行为。这可能导致患者错过最佳治疗时机或选择不恰当的治疗方案。

2. 解决方案

加强健康教育宣传，提高患者对多学科协作和综合治疗的认识和接受度。通过举办健康讲座、发放宣传资料等方式向患者普及相关知识；加强与患者的沟通和交流，解答患者的疑问和顾虑，增强患者对医疗服务的信任感和满意度。

第三节 远程医疗与智能化管理

在当今数字化、信息化的时代背景下，远程医疗与智能化管理正逐步渗透到医疗领域的每一个角落，其中妇产儿科临床也不例外。这些新兴技术的应用不仅极大地扩展了医疗服务的覆盖范围，提高了医疗效率，还为患者提供了更加便捷、个性化的诊疗体验。远程医疗与智能化管理在妇产儿科临床中的应用是医疗领域数字化转型的重要体现之一。它们不仅为患者提供了更加便捷、高效的诊疗服务体验，还促进了医疗资源的优化配置和共享利用。随着技术的不断进步和应用场景的不断拓展，我们有理由相信，远程医疗与智能化管理将在妇产儿科临床中发挥更加重要的作用，为母婴健康保驾护航。

一、远程医疗与智能化管理的定义

（一）远程医疗

远程医疗是指利用现代信息技术手段，如互联网、通信技术等，实现远距离的医疗服务。它打破了地域限制，使得患者无需亲自前往医院，即可接受专业医生的咨询、诊断和治疗建议。在妇产儿科临床中，远程医疗可以应用于产前检查、高危孕妇监护、新生儿远程监护等多个方面。

（二）智能化管理

智能化管理则是指运用人工智能、大数据、云计算等先进技术，对医疗过程进行自动化、智能化控制和优化。在妇产儿科临床中，智能化管理可以涵盖从患者信息管理、诊疗流程优化、医疗资源调配到医疗质量监控等多个环节，旨在提高医疗服务的效率和质量。

二、远程医疗在妇产儿科临床中的应用

（一）远程产前检查与咨询

对于居住在偏远地区或行动不便的孕妇而言，进行传统的产前检查往往面临诸多不便。远程医疗技术的引入，使得孕妇可以通过视频通话、移动医疗 App 等方式，与医生进行远程咨询和检查。医生可以指导孕妇进行自我监测，如测量血压、体重、胎心监护等，并根据上传的数据进行初步评估，给出相应的建议和治疗方案。

（二）高危孕妇远程监护

高危孕妇的监护是妇产儿科临床中的重要环节。通过远程医疗技术，医生可以实时监测孕妇的生命体征、胎儿状况等数据，及时发现异常情况并采取相应的处理措施。医生还可以与孕妇及其家属保持密切联系，提供心理疏导和健康教育，缓解孕妇的焦虑情绪，提高妊娠安全性。

（三）新生儿远程监护

新生儿监护是新生儿科的重要工作之一。通过远程医疗技术，医生可以实现对新生儿的远程监护，包括生命体征监测、喂养指导、黄疸监测等。这不仅可以减轻家长的负担，还可以及时发现新生儿异常情况，为及时干预和治疗提供有力支持。

（四）远程手术与教学

在妇产儿科临床中，一些复杂的手术操作需要高超的技术和丰富的经验。通过远程手术系统，专家可以远程指导手术过程，为基层医院提供技术支持和培训。远程医疗技术还可以应用于医学教育领域，通过直播手术过程、在线讲座等方式，促进医学知识的传播和交流。

三、智能化管理在妇产儿科临床中的实践

（一）患者信息管理

智能化管理系统可以实现对患者信息的全面管理和分析。通过电子病历系统、患者信息管理系统等工具，医生可以方便地查阅患者的病史、检查结果、用药记录等信息，为制定个性化的诊疗方案提供有力支持。系统还可以对患者的健康数据进行统计分析，为医疗质量监控和科研提供数据支持。

（二）诊疗流程优化

智能化管理系统可以优化诊疗流程，提高医疗效率。通过预约挂号系统、智能导诊系统等工具，患者可以提前预约医生、了解就诊流程、减少等待时间。系统还可以根据患者的病情和医生的排班情况，自动分配就诊时间和医生资源，实现医疗资源的合理配置。

（三）医疗质量监控

智能化管理系统可以实现对医疗质量的全面监控和管理。通过数据分析、风险评估等工具，系统可以及时发现医疗过程中的问题和隐患，并采取相应的措施进行改进和优化。系统还可以对医生的诊疗行为进行规范和监督，确保医疗服务的规范性和安全性。

（四）智能化辅助决策

随着人工智能技术的不断发展，智能化辅助决策系统在妇产儿科临床中的应

用也越来越广泛。通过机器学习、深度学习等算法，系统可以对患者的病情进行智能分析和预测，为医生提供精准的诊断和治疗建议。这不仅可以提高医疗服务的准确性和效率，还可以为患者提供更加个性化的诊疗方案。

四、远程医疗与智能化管理的优势

（一）深化医疗服务范围的广度与深度

远程医疗技术的飞速发展，正以前所未有的方式拓宽医疗服务的边界。它不仅让偏远山区的居民能够享受到一线城市顶尖医疗专家的服务，还使得跨国医疗合作成为可能，极大地促进了全球医疗资源的共享与互补。通过高清视频会诊、实时数据传输等先进技术，医生能够远程评估患者病情，进行初步诊断甚至制定治疗方案，这对减少患者长途跋涉、降低就医成本、缓解医疗资源分布不均等问题具有重大意义。此外，远程医疗还涵盖了远程病理诊断、远程影像诊断等多个细分领域，进一步提升了医疗服务的专业性和精确度，使得医疗服务范围在广度和深度上都得到了前所未有的扩展。

（二）加速医疗效率提升，优化诊疗流程

智能化管理系统的引入，如同为医疗机构装上了高效的"大脑"，极大地提升了医疗服务的效率。从患者挂号、就诊、检查到取药，每一个环节都可通过智能化系统进行优化和简化。例如，智能预约挂号系统可以根据医生的排班情况和患者的就诊需求，自动分配就诊时间，有效减少了患者的等待时间；智能导诊系统则能根据患者的症状描述，推荐最合适的科室和医生，避免了盲目就医带来的不便。在诊疗过程中，智能化辅助决策系统通过大数据分析，为医生提供丰富的临床信息和科学的诊疗建议，帮助医生更加快速、准确地做出诊断，制定个性化的治疗方案，从而提高了医疗服务的准确性和效率。

（三）强化患者体验，提升满意度与忠诚度

远程医疗与智能化管理为患者带来了前所未有的便捷与个性化体验。移动医疗 App 的普及，让患者能够随时随地与医生进行沟通交流，无论是健康咨询、病情监测，还是复诊预约，都能在手机上轻松完成。这种即时的互动不仅增强了患者对医疗服务的信任感，也提高了他们的参与度和满意度。智能化管理系统还能根据患者的历史就诊记录、健康数据等信息，为患者提供个性化的健康管理方

案,包括饮食建议、运动指导、用药提醒等,真正实现了从"治疗"到"预防"的全方位健康管理。这种以患者为中心的服务模式,不仅提升了患者的满意度,也增强了他们对医疗机构的忠诚度。

（四）推动医疗资源共享,实现优化配置

远程医疗与智能化管理在促进医疗资源共享方面发挥着重要作用。通过远程手术系统,专家可以跨越地域限制,实时指导偏远地区的医生进行复杂手术,提高了手术的成功率和安全性。在线讲座、远程教学等形式的学术交流活动,也为基层医生提供了宝贵的学习机会,促进了医学知识的普及和医疗技术的提升。此外,智能化管理系统还能根据医疗资源的供需情况,进行自动调配和优化配置,确保医疗资源的合理分布和高效利用。这种以信息化为手段的资源整合方式,为构建更加公平、可及的医疗服务体系提供了有力支持。

五、面临的挑战及解决方案

（一）挑战一

1. 技术难题与数据安全

远程医疗与智能化管理涉及多种先进技术的集成和应用,技术难题和数据安全问题不容忽视。如何确保数据传输的稳定性和安全性,如何保护患者的隐私和数据安全等问题亟待解决。

2. 解决方案

加强技术研发和投入力度,提高系统的稳定性和安全性;建立完善的数据加密和隐私保护机制;加强网络安全监管和应急响应能力。

（二）挑战二

1. 医疗资源分配不均

虽然远程医疗与智能化管理可以扩大医疗服务的覆盖范围和提高医疗效率,但医疗资源分配不均的问题仍然存在。一些偏远地区或基层医院可能缺乏必要的设备和人才支持,难以开展远程医疗和智能化管理工作。

2. 解决方案

加强基层医疗机构建设,提高医疗水平和服务能力;推动医疗资源下沉和区域医疗资源共享;加大对基层医疗机构的扶持力度和政策支持。

(三)挑战三

1. 患者认知与接受度

部分患者对远程医疗和智能化管理的认知不足或存在疑虑,影响其接受度和使用意愿。如何提高患者的认知度和接受度是推广远程医疗和智能化管理的重要任务之一。

2. 解决方案

加强健康教育宣传,提高患者对远程医疗和智能化管理的认识和接受度;通过成功案例展示和体验活动等方式增强患者的信任感和满意度;加强与患者的沟通和交流,解答患者的疑问和顾虑。

第四节 健康管理与疾病预防

在妇产儿科临床领域,健康管理与疾病预防是保障母婴健康、提升儿童成长质量的重要基石。随着医学模式的转变和人们对健康认识的深化,从传统的疾病治疗向健康管理与疾病预防的转型已成为不可逆转的趋势。妇产儿科临床中的健康管理与疾病预防是一项长期而艰巨的任务。需要政府、医疗机构、社会组织以及公众共同努力和配合;通过加强基层医疗体系建设、推动信息化建设、加强健康教育与宣传以及完善疾病预防体系等措施,不断提升健康管理和疾病预防水平,为母婴健康和儿童成长保驾护航。

一、健康管理的定义与重要性

健康管理在妇产儿科临床领域扮演着至关重要的角色,它超越了传统的疾病治疗模式,转而聚焦于预防、促进和维护母婴全生命周期的健康。在这一特殊领域内,健康管理不仅关注孕妇在孕期的营养状况、心理状态、生理变化,还涉及对胎儿发育的密切监测,确保母婴双方都能获得最佳的健康支持。

通过个性化的孕期营养指导,健康管理师能够帮助孕妇建立科学合理的饮食习惯,预防孕期贫血、妊娠期糖尿病等常见并发症,同时促进胎儿健康发育。此外,针对孕妇可能出现的焦虑、抑郁等心理问题,提供及时的心理咨询与干预,对维护孕妇的心理健康至关重要。在儿科方面,健康管理强调,从新生儿期开始,就对孩子进行全面的健康监测与评估,包括生长发育、疫苗接种、疾病预防等多个方面。通过定期的健康体检和专业的健康指导，及时发现并干预潜在的健康问题，如营养不良、生长迟缓、发育障碍等，为孩子的健康成长奠定坚实基础。

健康管理在妇产儿科临床中的应用，旨在通过综合性的服务手段，实现对母婴健康的全方位、全周期的管理与呵护，从而有效提升母婴健康水平，促进家庭幸福与社会和谐。

二、妇产儿科临床中的健康管理实践

（一）孕产妇健康管理

孕期保健，作为母婴健康守护的第一道防线，其重要性不言而喻。在这一特殊时期，孕妇的身体经历着翻天覆地的变化，不仅承载着新生命的孕育，还需面对各种生理与心理的挑战。因此，科学的孕期保健措施显得尤为关键。

定期产检是孕期保健的核心内容之一。这不仅能够帮助医生及时了解孕妇的身体状况及胎儿的发育情况，还能及时发现并处理潜在的健康问题。产检项目涵盖广泛，从基础的体重、血压测量，到更为专业的超声检查、血液检查等，每一项都至关重要。通过这些检查，医生能够评估孕妇是否存在贫血、感染等风险，同时监测胎儿的生长速度、胎盘功能等，确保母婴安全。在营养指导方面，医生会根据孕妇的体质、孕周及胎儿需求，制定个性化的饮食计划。强调均衡摄入各类营养素，如蛋白质、维生素、矿物质等，以满足母婴双方的营养需求。鼓励孕妇多食用新鲜蔬菜、水果等富含膳食纤维的食物，预防出现便秘等孕期常见问题。此外，对于存在营养不良或营养过剩风险的孕妇，医生会给予有针对性的指导和干预，确保母婴健康。

心理支持同样不容忽视。孕期女性由于体内激素水平的变化，容易出现情绪波动、焦虑、抑郁等心理问题。因此，医生及家人在孕期应给予孕妇充分的关爱和支持，鼓励她们表达内心的感受，帮助她们建立积极的心态。必要时，可寻求专业心理咨询师的帮助，进行心理疏导和治疗。

对于高危妊娠的管理，更是需要多学科团队的紧密协作。针对妊娠高血压、糖尿病等高危因素，医生会根据孕妇的具体情况制定个性化的治疗方案，如调整药物剂量、控制饮食、加强监测等。与产科、内科、麻醉科等相关科室保持密切联系，确保在紧急情况下能够迅速启动应急预案，降低并发症的发生风险。产后康复则是母婴健康保障的延续。通过产后访视、母乳喂养指导、产后恢复操等措施,帮助产妇尽快恢复身体机能,调整心理状态。关注新生儿的生长发育情况,提供科学的育儿指导,确保母婴双方都能顺利度过产后这一特殊时期。

(二)儿童健康管理

1. 新生儿保健

新生儿期是生命最脆弱的阶段。通过新生儿听力筛查、先天性代谢病筛查、疫苗接种等措施,及时发现并干预潜在的健康问题。加强喂养指导和护理指导,确保新生儿健康成长。

2. 婴幼儿健康管理

婴幼儿期是生长发育最快的阶段。通过定期的健康体检、生长发育监测、营养指导等措施,及时发现并纠正生长发育偏离的问题。加强家庭育儿指导,提高家长的育儿能力和水平。

3. 学龄前儿童健康管理

学龄前儿童是形成良好生活习惯和行为习惯的关键时期。通过健康教育、口腔保健、视力保健等措施,培养儿童养成良好的生活习惯和增强自我保护能力。加强传染病防控和意外伤害预防工作,确保儿童的安全与健康。

三、疾病预防策略

(一)疫苗接种

疫苗接种是预防传染病最经济、最有效的手段之一。在妇产儿科临床中,严格按照国家免疫规划要求,为儿童接种各类疫苗,可以有效预防麻疹、乙肝、脊髓灰质炎等多种传染病的发生。

(二)健康教育

健康教育是提高公众健康素养、促进健康行为形成的重要途径。通过举办健康讲座、发放宣传资料、利用新媒体平台等方式,向孕产妇和儿童家长普及健康知识,提高他们对疾病预防的认识和重视程度。

(三)生活方式干预

不良的生活方式是导致多种慢性病和传染病的重要因素之一。在妇产儿科临床中,通过营养指导、适量运动、戒烟、限酒等措施,引导孕产妇和儿童家长形成健康的生活方式,降低疾病发生的风险。

(四)早期筛查与干预

早期筛查与干预是预防和控制疾病发生发展的重要手段。在妇产儿科临床中，通过定期的健康体检和疾病筛查，及时发现并干预潜在的健康问题。例如，通过新生儿听力筛查和先天性代谢病筛查，可以早期发现并干预听力障碍和代谢性疾病等问题。

四、面临的挑战

(一)医疗资源分配不均

在我国，医疗资源分配不均是一个长期存在的问题。一些偏远地区和基层医疗机构缺乏必要的医疗设备和人才支持，难以开展有效的健康管理和疾病预防工作。

(二)公众健康素养有待提高

尽管近年来我国公众健康素养有所提升，但仍存在较大的提升空间。部分孕产妇和儿童家长对健康管理的认识不足，缺乏自我保健意识和能力。

(三)疾病预防体系尚需完善

虽然我国已经建立了较为完善的疾病预防体系，但在实际操作中仍存在一些问题。例如，部分传染病防控措施落实不到位，部分慢性病管理缺乏有效的监测和干预手段等。

参考文献

[1] 张雨, 张杰, 董梦迪. 行妇科腹腔镜手术患者术中发生低体温的影响因素及护理对策 [J]. 中西医结合护理 (中英文),2023(03).

[2] 郭勤浩, 余敏, 吴小华.2022 年度妇科肿瘤诊治进展 [J]. 中国癌症杂志 ,2023(01)

[3] 安晓华, 邱服斌, 高哲慧, 等. 体质指数对腹腔镜全子宫切除术中病人低体温发生率的影响 [J]. 护理研究 ,2021(12).

[4]Dean Meara,Ramsay Robert,Heriot Alexander,et al.Warmed, humidified CO2 insufflation benefits intraoperative core temperature during laparoscopic surgery: A meta-analysis[J].Asian journal of endoscopic surgery,2017.

[5]Zhu Jun,Zhang Xue-Rong,Yang Hu.Effects of combined epidural and general anesthesia on intraoperative hemodynamic responses, postoperative cellular immunity, and prognosis in patients with gallbladder cancer: A randomized controlled trial[J]. Medicine,2017.

[6] 钮敏红, 龚喜雪, 卢梅芳. 影响子宫内膜异位症腹腔镜手术患者术中低体温相关因素分析及预防对策 [J]. 中国妇幼保健 ,2021(23).

[7] 杜聚, 陈越火, 高燕. 妇科老年患者手术后医院感染风险因素分析 [J]. 老年医学与保健 ,2019(02).

[8] 蔡辉, 张蕾. 腹腔镜下子宫切除术术中低体温的危险因素分析与护理对策 [J]. 护理实践与研究 ,2019(21).

[9] 陈云超, 张晖, 温秀芬, 等. 循证护理在预防婴幼儿开腹手术中低体温的应用 [J]. 广西医科大学学报 ,2010(05).

[10] 顾美皎. 妇科肿瘤学中的循证医学 [J]. 医学临床研究 ,2003(10).

[11] 张英丽, 张师前. 妇科恶性肿瘤放化疗期间应用聚乙二醇化重组人粒细胞集落刺激因子（PEG-rhG-CSF）的中国专家共识（2023 年版）[J]. 肿瘤药学 ,2023(01).

[12] 郭银谋. 聚乙二醇化重组人粒细胞刺激因子预防宫颈癌和卵巢癌化疗后

粒细胞减少的效果 [J]. 临床医学 ,2020(07).

[13] 李小丹 , 郭红燕 , 李圆 . 初级与次级预防性使用聚乙二醇化重组人粒细胞集落刺激因子在卵巢癌初始肿瘤细胞减灭术后化疗的价值 [J]. 中国微创外科杂志 ,2022(03).

[14] 秦叔逵 , 马军 . 中国临床肿瘤学会（CSCO）肿瘤放化疗相关中性粒细胞减少症规范化管理指南（2021）[J]. 临床肿瘤学杂志 ,2021(07)..

[15] 张经纬 , 李明霞 , 徐祥敏 , 等 . 护理伦理困境的研究进展 [J]. 护理学杂志 ,2021(23).

[16] 张昂 , 侯冷晨 , 陈丹丹 , 等 . 上海市级医院不良事件管理现况及策略 [J]. 中国卫生质量管理 ,2021(11).

[17] 周柳丹 , 聂婷瑶 , 谢小芳 , 等 . 急诊科护士医院伦理氛围与工作投入的现状及其相关性分析 [J]. 当代护士 (下旬刊),2021(11).

[18] 姚睿敏 , 黄薇 , 孙静 . 新生儿科护士核心能力评价指标体系的构建研究 [J] 当代护士 (上旬刊),2021(11).

[19] 梁林 , 仇荣 , 沈红 , 等 . 新生儿科护士时间压力、心理资本对职业倦怠的影响 [J]. 职业与健康 ,2021(13).

[20] 沈洁 , 吴正言 . 国内心理治疗师胜任力评估研究述评 [J]. 医学与哲学 ,2021(12).

[21] 苏家林 , 张赟 , 陈军女 , 等 . 聚乙二醇化重组人粒细胞刺激因子对宫颈癌和卵巢癌化疗后粒细胞减少的预防 [J]. 实用临床医学 ,2018(10).

[22] 李翠娥 , 胡秀学 , 黄波 . 针对性护理干预对温针治疗原发性痛经疗效的影响 [J]. 现代中西医结合杂志 ,2016(14).

[23] 吴雪丹 . 加速康复外科护理在慢性鼻窦炎患者鼻内镜手术围手术期的应用效果 [J]. 河南医学研究 ,2020(19).

[24] 熊家玲 , 刘宇 , 喻琴 . 早期综合干预对早产儿生长发育的影响 [J]. 中国妇幼健康研究 ,2016(09).

[25] 周启立 , 武彦秋 , 刘霞 , 等 . 早期综合干预对早期早产儿体格及运动发育的影响 [J]. 中国妇幼保健 ,2016(09).

[26] 何春 , 付士强 , 罗函渝 , 等 . 早期综合干预对早产低体重儿体格发育和智力发展的影响分析 [J]. 中国妇幼保健 ,2016(05).

[27] 陶敏,江红.医护患一体化健康管理模式对子宫内膜异位症患者术后康复及负性情绪的影响[J].中国药物与临床,2019(06).

[28] 杨祝英,袁丽芳.护理管理中护理安全综合量化管理模式的应用[J].当代医学,2015(26).

[29] 郑利珍,范莲珠,王雅思,等.快速康复外科在腹腔镜手术治疗小儿阑尾炎围术期护理中的应用[J].中国实用医药,2019(21).

[30] 明葛东,朱鸿喜,陈晨,等.加速康复外科在腹腔镜手术治疗儿童复杂性阑尾炎中的应用[J].临床小儿外科杂志,2019(07).

[31] 卢一萍,卢芸,罗筷,等.贵阳市母子健康手册使用情况调查与分析[J].现代预防医学,2021(20).

[32] 李月竹,宋波,狄江丽,等.中国部分地区孕产妇健康知识知晓状况及影响因素分析[J].中国公共卫生,2021(07).

[33] 王溢,夏经炜,薛琨.2018—2019年上海市黄浦区产后妇女母婴健康素养水平调查分析[J].中国健康教育,2021(06).

[34] 冯雪莹,黄伟佳,陈萍好.互联网+在儿童保健签约创新模式中的应用[J].海南医学,2021(10).

[35] 杨梅,江长勇,沈海英,等.家长对儿童口腔保健家庭医生签约服务意愿及影响因素研究[J].中国全科医学,2021(16).

[36] 吴健英.浙江省孕产妇母婴健康素养影响因素调查与管理对策[J].中医药管理杂志,2021(07).

[37] 谈笑,陆一鸣,马文君,等.2017年兰州市孕产妇母婴健康素养状况及影响因素[J].中国初级卫生保健,2021(04).

[38] 苏琳,周恩.《黄帝内经》一词多义英译策略——以"经"为例[J].中国中西医结合杂志,2022(01).

[39] 李涛安,徐宁宁,刘海舟.中医诊断学五字证型术语英译研究[J].中华中医药杂志,2018(10).

[40] 董俭,王天芳,吴青,等.借用西医词汇翻译中医病症名的再思考[J].中华中医药杂志,2018(05).

[41] 曲琳琳,张斌.语言国情学视阈下《金匮要略》病证名英译探析[J].中华中医药杂志,2017(04).

[42] 卢红蓉, 胡镜清.] "瘀血" 与 "血瘀" 辨析 [J]. 中华中医药杂志, 2017(02).

[43] 刘春梅. 浅谈中医四字词组的英译——基于 Ilza Veith 的《黄帝内经·素问》英译本的研究 [J]. 时珍国医国药, 2016(07).

[44] 王兆男, 姚欣. 对比语言学视域下中医典籍英译探析 [J]. 中国中西医结合杂志, 2016(04).

[45] 吴纯瑜, 王银泉. 生态翻译学视阈下《黄帝内经》文化负载词英译研究 [J]. 中华中医药学刊, 2015(01).